实用急诊手册

方铭 胡敏 主编

化学工业出版社

·北京·

本书共九章，包括常见急诊症状的诊断与治疗、危重患者的抢救、内科常见急症、普通外科常见急症、产科常见急症、传染科常见急症、儿科常见急症、耳鼻咽喉科及眼科常见急症、常用急救技术操作等。本书内容全面、注重实用，便于携带，可作为门诊、急诊医师的工具书，也可供临床医师及基层全科医师参考使用。

图书在版编目（CIP）数据

实用急诊手册/方铭，胡敏主编. —北京：化学工业出版社，2018.12（2023.9重印）
ISBN 978-7-122-33398-8

Ⅰ.①实… Ⅱ.①方…②胡… Ⅲ.①急诊-手册
Ⅳ.①R459.7-62

中国版本图书馆CIP数据核字（2018）第273931号

责任编辑：邱飞婵　满孝涵　　　　　　装帧设计：关　飞
责任校对：王　静

出版发行：化学工业出版社
　　　　　（北京市东城区青年湖南街13号　邮政编码100011）
印　　装：大厂聚鑫印刷有限责任公司
787mm×1092mm　1/32　印张13½　字数366千字
2023年9月北京第1版第6次印刷

购书咨询：010-64518888　　售后服务：010-64518899
网　　址：http://www.cip.com.cn
凡购买本书，如有缺损质量问题，本社销售中心负责调换。

定　价：49.00元　　　　　　　　　　　　版权所有　违者必究

编写人员名单

主 编 方 铭 胡 敏
副主编 杨丽霞 刘海江
编者（以姓氏笔画为序）

方 铭	卢斌华	帅水云
刘海江	江宏志	李 进
杨丽霞	何柳青	余国珍
余德元	张国荣	陈 聪
幸 琼	周强平	胡 敏
胡政邦	饶 希	姚伟荣
徐云飞	徐咏书	陶国弟
赖玲玲	詹 锋	魏江涛

前言

急诊科是医院24h就诊的窗口，它的存在保证了广大人民群众在突发疾病或受到意外伤害时，能在最快时间内得到专业、科学的救治。急诊科患者往往发病急，来势凶，年龄性别各异，病种多而复杂，病情变化快，急诊科医师需要迅速判断病情，给予患者适宜治疗。对于危重患者，急诊科医师的知识和技能贮备显得尤为重要。

急诊主要包含紧急救治和抢救。《实用急诊手册》针对临床常见的各种急诊病症、危重病症的诊断及急救要点进行全面、系统的论述。全书共九章，包括常见急诊症状的诊断与治疗、危重患者的抢救、内科常见急症、普通外科常见急症、产科常见急症、传染科常见急症、儿科常见急症、耳鼻咽喉科及眼科常见急症、常用急救技术操作。

本书对急诊科医师具有较高的实用价值和指导意义，是临床急诊科医生的必备参考书、工具书，并适用于临床各科医师以及各类医学工作者。

限于编者水平，书中疏漏及不当之处在所难免，敬请广大读者批评指正。

编者

2018年8月

目录

第一章 常见急诊症状的诊断与治疗 / 1

一、高热 …………………………………………………… 1
二、呼吸困难 ……………………………………………… 5
三、咯血 …………………………………………………… 8
四、晕厥 …………………………………………………… 12
五、昏迷 …………………………………………………… 14
六、眩晕 …………………………………………………… 19
七、抽搐与惊厥 …………………………………………… 24
八、头痛 …………………………………………………… 27
九、胸痛 …………………………………………………… 31
十、急性腹痛 ……………………………………………… 33
十一、急性腹泻 …………………………………………… 40
十二、血尿 ………………………………………………… 43

第二章 危重患者的抢救 / 48

一、休克 …………………………………………………… 48
二、水、电解质代谢紊乱及酸碱平衡失调 ……………… 51
三、心肺脑复苏 …………………………………………… 56
四、急性呼吸衰竭 ………………………………………… 60
五、急性肾衰竭 …………………………………………… 64
六、弥散性血管内凝血 …………………………………… 67
七、急性上消化道出血 …………………………………… 72
八、大咯血 ………………………………………………… 73

第三章 内科常见急症 / 78

第一节 呼吸内科急症 ……………………………………… 78

- 一、支气管哮喘 ······ 78
- 二、重症哮喘 ······ 80
- 三、自发性气胸 ······ 83
- 四、肺血栓栓塞症 ······ 84
- 五、急性心源性肺水肿 ······ 87

第二节 心内科急症 ······ 89
- 一、急性心力衰竭 ······ 89
- 二、急性冠状动脉综合征 ······ 92
- 三、阵发性室上性心动过速 ······ 101
- 四、心房颤动 ······ 103
- 五、室性心动过速 ······ 108
- 六、病毒性心肌炎 ······ 111
- 七、洋地黄中毒 ······ 114
- 八、高血压危象 ······ 115
- 九、心脏压塞 ······ 117

第三节 神经内科急症 ······ 119
- 一、癫痫持续状态 ······ 119
- 二、良性发作性位置性眩晕 ······ 122
- 三、脑血管疾病 ······ 125
- 四、短暂性脑缺血发作 ······ 135
- 五、颅内静脉窦血栓形成 ······ 138

第四节 消化内科急症 ······ 140
- 一、急性单纯性胃炎 ······ 140
- 二、急性肠系膜血管缺血性疾病 ······ 143
- 三、急性出血性坏死性肠炎 ······ 147
- 四、急性胰腺炎 ······ 151
- 五、细菌性食物中毒 ······ 154

第五节 内分泌科急症 ······ 162
- 一、甲状腺危象 ······ 162
- 二、糖尿病急性并发症 ······ 165
- 三、低血糖症 ······ 171
- 四、痛风和高尿酸血症 ······ 174

第六节　泌尿内科急症 ·············· 179
　一、急性肾小球肾炎 ·············· 179
　二、急性肾衰竭 ··············· 181
第七节　其他内科急症 ·············· 183
　一、热射病 ················· 183
　二、溺水 ·················· 185
　三、一氧化碳中毒 ··············· 186
　四、急性有机磷农药中毒 ············ 188
　五、急性酒精中毒 ··············· 191
　六、镇静催眠药中毒 ·············· 193
　七、亚硝酸盐食物中毒 ············· 194
　八、电损伤 ················· 196
　九、毒蛇咬伤 ················ 197

第四章　普通外科常见急症 / 200

第一节　胸外科急症 ··············· 200
　一、气管、支气管异物 ············· 200
　二、食管异物 ················ 203
　三、创伤性气胸 ··············· 205
　四、创伤性血胸 ··············· 207
　五、肋骨骨折 ················ 209
　六、急性脓胸 ················ 211
第二节　腹外科急症 ··············· 213
　一、急腹症 ················· 213
　二、腹部损伤 ················ 216
　三、上消化道出血 ··············· 219
　四、下消化道出血 ··············· 222
　五、胃、十二指肠溃疡急性穿孔 ········· 224
　六、急性胆囊炎 ··············· 225
　七、胆石症 ················· 227
　八、急性梗阻性化脓性胆管炎 ·········· 229
　九、急性肠梗阻 ··············· 232

十、急性阑尾炎·················· 236
　　十一、急性化脓性腹膜炎·········· 239
第三节　泌尿外科急症················ 241
　　一、肾脏损伤···················· 241
　　二、尿道损伤···················· 243
　　三、泌尿系统结石················ 245
　　四、急性尿潴留·················· 249
　　五、泌尿系统感染················ 250
第四节　骨科常见急症················ 252
　　一、骨折························ 252
　　二、关节脱位···················· 254
　　三、手外伤······················ 256
第五节　神经外科急症················ 258
　　一、颅内压增高·················· 258
　　二、头皮损伤···················· 259
　　三、颅骨骨折···················· 262
　　四、脑损伤······················ 263
　　五、脑震荡······················ 265
第六节　烧伤及其他外科急症·········· 266
　　一、烧伤························ 266
　　二、脓毒症与菌血症·············· 269
　　三、破伤风······················ 272

第五章　产科常见急症 / 275

　　一、妊娠剧吐···················· 275
　　二、妊娠高血压疾病·············· 276
　　三、自然流产···················· 279
　　四、前置胎盘···················· 283
　　五、胎盘早剥···················· 285
　　六、早产························ 287
　　七、过期妊娠···················· 289
　　八、妊娠合并心脏病·············· 291

九、胎膜早破 ·· 295
十、脐带先露、脐带脱垂 ······················ 297
十一、臀先露 ······································· 298
十二、肩先露 ······································· 300
十三、持续性枕后位或枕横位 ················ 302
十四、子宫收缩乏力 ····························· 304
十五、骨产道异常 ································ 305
十六、子宫破裂 ···································· 308
十七、产后出血 ···································· 310
十八、胎儿窘迫 ···································· 312
十九、新生儿窒息 ································ 314
二十、异位妊娠 ···································· 316
二十一、羊水栓塞 ································ 319
二十二、产褥感染 ································ 321
二十三、晚期产后出血 ·························· 323
二十四、卵巢囊肿蒂扭转 ······················· 324
二十五、急性盆腔炎 ····························· 325

第六章 传染科常见急症 / 327

一、感染性休克 ···································· 327
二、肝衰竭 ·· 331
三、细菌性痢疾 ···································· 335
四、流行性脑脊髓膜炎 ·························· 338
五、狂犬病 ·· 342

第七章 儿科常见急症 / 345

一、心搏、呼吸骤停 ····························· 345
二、小儿惊厥 ······································· 348
三、小儿呼吸衰竭 ································ 350
四、小儿感染性休克 ····························· 353
五、小儿腹泻病 ···································· 355

  六、肠道病毒EV71感染疾病（手足口病）……… 357
  七、呼吸道异物……… 358

第八章　耳鼻咽喉科及眼科常见急症 / 361

  一、急性喉梗阻……… 361
  二、突发性聋……… 362
  三、眼球穿通伤……… 364
  四、眼球钝挫伤……… 366
  五、化学性眼外伤……… 368
  六、眼部热烧伤……… 370
  七、角膜、结膜异物……… 371
  八、电光性眼炎……… 372

第九章　常用急救技术操作 / 374

  一、心肺复苏……… 374
  二、心脏体外自动除颤器操作……… 377
  三、静脉切开术……… 379
  四、气管内插管术……… 381
  五、气管切开术……… 383
  六、洗胃……… 387
  七、海姆立克急救法……… 389
  八、双气囊三腔管压迫止血术……… 392

附录A　急诊科医生岗位职责 / 394

附录B　常用急救药物 / 396

附录C　儿童用药剂量的计算方法 / 403

附录D　格拉斯哥昏迷评分法 / 405

附录E　临床常用检验正常参考值及意义 / 408

参考文献 / 422

第一章
常见急诊症状的诊断与治疗

一、高 热

【概述】

高热（high fever）在临床上属于危重急症范畴。发热，又称发烧，是由于致热原的作用使体温调定点上移而引起的调节性体温升高（超过0.5℃）。低热，指腋温为37.5～38.0℃、中度热38.1～39.0℃、高热39.1～40.0℃、超高热则为40.0℃以上。

【诊断】

小儿正常体温常以肛温36.5～37.5℃，腋温36.0～37.0℃衡量。通常情况下，腋温比口温（舌下）低0.2～0.5℃，肛温比腋温高0.5℃左右。肛温虽比腋温准确，但因种种原因常以腋温为准。若腋温超过37.4℃，且一日间体温波动超过1.0℃以上，可认定为发热。腋温超过39.1℃以上，可认定为高热。

高热是一些疾病的前驱症状，引起发热的病因可分为急性感染性疾病和急性非感染性疾病两大类。前者最为多见，如细菌、病毒引起的呼吸道、消化道、尿路及皮肤感染等；后者主要由变态反应性疾病如药物热、血清病以及自主神经功能紊乱和代谢疾病所引起。

1. 急性高热

（1）感染性疾病　急性传染病早期，各系统急性感染性疾病。

（2）非感染疾病　暑热症、新生儿脱水热、颅内损伤、惊厥及癫痫大发作等。

（3）变态反应　过敏，异体血清，疫苗接种反应，输液、输血反应等。

2. 长期高热

高热时间超过两周为长期高热。

（1）常见病　败血症、沙门菌属感染、结核、风湿热、幼年型类风湿关节炎等。

（2）少见病　恶性肿瘤（白血病、恶性淋巴瘤、恶性组织细胞增生症）、结缔组织病。

3. 伴随症状

不同的疾病，在发热时常有不同的其他症状。

（1）发热伴寒战　可见于肺炎球菌性肺炎、疟疾发作初期、急性肾盂肾炎、急性胆囊炎、急性肾盂肾炎、急性骨髓炎、丹毒、败血症、流行性脑脊髓膜炎、钩端螺旋体病、药物热及急性溶血性疾病等。

（2）发热伴咳嗽、吐痰、胸痛、气喘等　可见于肺炎、胸膜炎、肺结核或肺脓肿。

（3）发热伴头痛、呕吐　可见于上呼吸道感染、流行性脑脊髓膜炎、流行性乙型脑炎等。

（4）发热伴黄疸　可见于肝脏和胆道系统的疾病。此外，在涉及与胆红素代谢有关的疾病，如溶血性疾病、肿瘤、充血性心力衰竭及胰头癌等，均可引起黄疸。

（5）发热伴淋巴结肿大　可见于传染性单核细胞增多症、淋巴结结核、恙虫病、风疹、白血病、败血症、淋巴瘤、转移癌等。

（6）发热伴肝脾肿大　可见于病毒性肝炎、肝胆系感染、伤寒、疟疾、白血病、败血症、淋巴肉瘤、传染性单核细胞增多症等。

(7) 发热伴关节肿痛　可见于风湿热、结核病、结缔组织病、猩红热、败血症、布氏杆菌病等。

(8) 发热伴腰痛、尿急、尿刺痛　可见于尿路感染、肾结核等。

(9) 发热伴有局部红肿、压痛　可见于脓肿、软组织感染等。

(10) 发热伴出血现象　可见于重症麻疹、斑疹伤寒、恙虫病、流行性出血热、钩端螺旋体病、重症病毒性肝炎、败血症、急性与亚急性心内膜炎、急性再生障碍性贫血、急性白血病等。

不同的发热性疾病各具有相应的热型，根据热型的不同有助于发热病因的诊断和鉴别诊断。但必须注意：①由于抗生素的广泛应用，及时控制了感染，或因解热药或糖皮质激素的应用，可使某些疾病的特征性热型变得不典型或呈不规则热型。②热型也与个体反应的强弱有关。婴幼儿对高热耐受力较强，即使体温高达40℃，一般情况仍相当好，热退后很快恢复。相反，体弱儿、新生儿即使感染很严重，体温可不高甚或不升。老年人休克型肺炎时可仅有低热或无发热，而不具备肺炎的典型热型。

此外，发热还可通过实验室检查协助鉴别，如血常规检查、病原体检查、骨髓检查等。血、尿、粪常见检查为筛选的首选项目。白细胞总数和中性粒细胞分类增高，多考虑为细菌性感染；减低者则偏重于病毒或杆菌感染。若怀疑败血症、肠道及泌尿道感染，需分别送血、粪、尿培养。各种穿刺液除常规检查外，有时需送培养或涂片检查。如流行性脑脊髓膜炎患者皮肤瘀点及脑脊液涂片检查可找到脑膜炎双球菌，疟疾患儿血涂片可查找疟原虫，白喉伪膜涂片检查白喉杆菌。

【急救与治疗】

1. 不急降温

高热待诊者，尽可能查明原因，可暂不给予特殊治疗，否则改变热型，模糊临床征象，延误诊断。发热是体内抵抗感染的机制之一。我们的身体借由升高体温来调动自身的防御系统杀死外来病菌（一般来说，病菌在39℃以上时就会死亡），从而缩短疾病时间、增强抗生素的效果。

2. 物理降温

将患者置放于环境安静、阴凉、空气流通处。用冷湿毛巾或冷水袋，敷头额、双腋及腹股沟等部位，或用布包裹的冰袋枕于头部或放置于上述部位。亦可用冷水（28～30℃）或酒精（30%～50%）于四肢、躯干两侧及背部擦浴。擦浴时如患儿出现皮肤苍白或全身皮肤发凉应立即停止。也可用冷生理盐水（30～32℃）灌肠，对疑为中毒型细菌性痢疾者更为适宜，既可降温，又便于取粪便标本送检。

假使体温不是太高，可以采用热敷来退热。用热的湿毛巾反复擦拭患者额头、四肢，使身体散热，直到退热为止。但是，如果体温上升到39℃以上，切勿再使用热敷退热，应以冷敷处理，以免体温继续升高。

3. 补充液体

高热时不显性水分丢失增多，加之食欲减退，应及时补充水分和电解质。口服有困难者给予静脉补液，并注意热量的供给，使用1∶4（含钠液∶葡萄糖液）液，可适当予以钾盐等。

4. 适当用药

对未成熟儿，小婴儿与体弱儿一般不用解热药降温。常用的解热药有阿司匹林，每次5～10mg/kg。也可用小儿退热栓（对乙酰氨基酚栓），1～6岁，1粒/次，一日1～2次，将栓剂塞入肛门。服用药物时，需先经医师同意。18岁以下的青少年，千万不要服用阿司匹林。阿司匹林可能使发热的儿童爆发瑞氏综合征，这是一种致命性的神经疾病。

5. 病因治疗

对于由感染引起的高热，应根据病情选用有效抗生素治疗。

对局部感染病灶要及时清除。因非感染性疾病所致的高热，也需根据不同病因采取相应的治疗措施。

6. 对症处理

对伴烦躁不安、反复惊厥或一般降温措施效果不显著者，可酌情选用氯丙嗪与异丙嗪。

二、呼吸困难

【概述】

呼吸困难（dyspnea）是指患者主观感到空气不足、呼吸费力，客观上表现为呼吸运动用力，严重时可出现张口呼吸、鼻翼扇动、端坐呼吸、甚至发绀、呼吸辅助肌参与呼吸运动，并且可有呼吸频率、深度、节律的改变。它既是症状又是体征，可分为肺源性呼吸困难、心源性呼吸困难、中毒性呼吸困难、神经精神性呼吸困难和血源性呼吸困难。

【诊断】

呼吸困难患者呼吸频率加快，每分钟超过 24 次，或呼吸频率减慢，每分钟少于 10 次；呼吸深大或表浅；患者感觉呼吸费力，尽最大努力呼吸，然而始终觉得空气不足。

1. 肺源性呼吸困难

呼吸系统疾病引发的通气、换气功能障碍导致缺氧和（或）二氧化碳潴留，进而引起肺源性呼吸困难。临床上常分为以下三种类型。

（1）吸气性呼吸困难　主要特点表现为吸气显著费力，严重者吸气时可见"三凹征"，表现为胸骨上窝、锁骨上窝和肋间隙明显凹陷，此时亦可伴有干咳及高调吸气性喉鸣。常见于喉部、气管、大支气管的狭窄与阻塞。

（2）呼气性呼吸困难　主要特点表现为呼气费力、缓慢、时间明显延长，常伴有呼气期哮鸣音。其发生机制为肺泡弹性减弱和（或）小支气管阻塞（痉挛或炎症）。常见于慢性支气管炎（喘息型）、慢性阻塞性肺气肿、支气管哮喘、弥漫性泛细支气管炎等。

（3）混合性呼吸困难　主要特点表现为吸气期及呼气期均感呼吸费力、呼吸浅而快，可伴有呼吸音异常（减弱或消失）或病理性呼吸音。其发生机制是由于肺部病变广泛，呼吸面积减少，影响换气功能所致。常见于重症肺炎、重症肺结核、大面积肺梗死、弥漫性肺间质疾病、大量胸腔积液、气胸、广泛性胸膜增厚等。

2. 心源性呼吸困难

常见于各种原因所致的左心和/或右心衰竭、心脏压塞、肺栓塞和原发性肺动脉高压等。尤其是左心衰竭时呼吸困难更为严重。左心衰竭呼吸困难的临床特点为：①有引起左心衰竭的基础病因，如高血压心脏病、二尖瓣狭窄、主动脉瓣关闭不全、冠状动脉硬化性心脏病等；②呈混合性呼吸困难，活动时呼吸困难出现或加重，休息时减轻或消失，卧位明显，坐位或立位时减轻，故当患者病情较重时，往往被迫采取半坐位或端坐体位呼吸；③两肺底部或全肺出现湿啰音；④应用强心药、利尿药和血管扩张药改善左心功能后呼吸困难症状随之好转。

急性左心衰竭时，常可出现夜间阵发性呼吸困难，表现为夜间睡觉中突感胸闷气急，被迫坐起，惊恐不安。轻者数分钟至数十分钟后症状逐渐减轻、消失；重者可见端坐呼吸、面色发绀、大汗、呼吸有哮鸣音，咳浆液性粉红色泡沫痰，两肺底有较多湿性啰音，心率加快，可有奔马律，此种呼吸困难称心源性哮喘。

右心衰竭严重时也可引起呼吸困难，但程度较左心衰竭轻，其主要原因为体循环淤血所致。另外，也可见于各种原因所致的急性或慢性心包积液。

3. 中毒性呼吸困难

中毒性呼吸困难系各种中毒所致，如糖尿病酮症酸中毒、吗啡类药物中毒、有机磷杀虫药中毒、氰化物中毒、亚硝酸盐中毒和急性一氧化碳中毒等。其主要特点为：①有药物或化学物质中毒史；②呼吸缓慢、变浅伴有呼吸节律异常，如潮式呼吸或间停呼吸。

4. 神经精神性呼吸困难

神经性呼吸困难主要是由于呼吸中枢受增高的颅内压和供血减少的刺激，使呼吸变得慢而深，并常伴有呼吸节律的改变，如双吸气（抽泣样呼吸）、呼吸遏制（吸气突然停止）等。常见于重症颅脑疾病，如脑出血、脑外伤、脑炎、脑膜炎、脑脓肿、脑肿瘤等。

精神性呼吸困难主要表现为呼吸频率快而浅，伴有叹息样呼吸或出现手足搐搦。常见于癔症患者，可突然发生呼吸困难，由于过度通气而发生呼吸性碱中毒及手足抽搐。

5. 血源性呼吸困难

血源性呼吸困难表现为呼吸浅，心率快。临床常见于重度贫血、高铁血红蛋白血症、硫化血红蛋白血症。此外，大出血或休克时，因缺氧和血压下降，刺激呼吸中枢，也可使呼吸加快。

【急救与治疗】

1. 病因治疗

积极进行病因治疗是综合治疗的基础，如肺炎、肺脓肿的抗菌治疗，心力衰竭的扩血管、强心、利尿治疗等。

2. 对症治疗

（1）取出喉及气管异物　可在喉镜、支气管镜直视下取出。

（2）解除支气管痉挛　长效氨茶碱口服；或氨茶碱加入葡萄糖溶液，静滴。地塞米松加入葡萄糖溶液，静滴。

（3）祛痰　祛痰药如溴己新，或盐酸氨溴索、氯化铵口服；神志清楚者，鼓励咳嗽、咳痰；神志不清楚者，勤翻身、拍背、吸痰或支气管冲洗。

3. 改善通气

（1）呼吸兴奋药的应用　对Ⅱ型呼吸衰竭患者，尤其某些严重二氧化碳潴留中枢呈抑制状态患者，在保持呼吸道通畅的情况的下，适当应用呼吸兴奋药后，二氧化碳潴留及低氧血症可有缓解。

（2）合理使用机械通气　无论何种类型的呼吸衰竭，进行机械通气的目的是给患者以氧合和通气支持，争取时间纠正引起呼吸衰竭的原因或使患者恢复至机械通气前的慢性稳定状态。

（3）氧气疗法　即通过吸入高于空气中的氧来提高 PaO_2，改善 PaO_2，是治疗呼吸困难的重要手段。

4. 监测

重症患者需24h监测血压、心率和呼吸等情况，动态观察病情变化，发现异常及时处理。

三、咯　血

【概述】

咯血（hemoptysis）是指喉及喉以下呼吸道出血经口排出。少量咯血时仅表现为痰中带血，大咯血时血液从口鼻涌出，常可阻塞呼吸道，造成窒息死亡。

【诊断】

1. 病因

（1）呼吸系统疾病　以肺结核最多见，其次为支气管扩张症、肺癌。在我国，引起咯血的首要原因仍为肺结核。其他原因包括肺脓肿、慢性支气管炎、肺炎、肺梗死、支气管结石、肺寄生虫病、肺囊肿、尘肺、支气管异物及韦氏肉芽肿病等。其发生机制主要是炎症、肿瘤、结石致支气管黏膜或毛细血管通透性增加，或黏膜下血管破裂所致。

（2）心血管疾病　常见于二尖瓣狭窄，其次为先天性心脏病所致的肺动脉高压或原发性肺动脉高压，另有肺栓塞、肺血管炎、高血压病等。心血管疾病引起咯血可表现为小量咯血或痰中带血、大量咯血、粉红色泡沫样血痰和黏稠暗红色血痰。其发生机制多因肺淤血造成肺泡壁或支气管内膜毛细血管破裂和支气管黏膜下层支气管静脉曲张破裂所致。

(3) 其他　血液病如白血病、血小板减少性紫癜、血友病、再生障碍性贫血等；某些急性传染病如流行性出血热、肺出血型钩端螺旋体病等；风湿性疾病如结节性多动脉炎、系统性红斑狼疮、贝赫切特综合征（白塞综合征）等；胸部外伤如挫伤、肋骨骨折、枪弹伤、爆炸伤和医疗操作（如胸腔或肺穿刺、活检、支气管镜检查等）；子宫内膜异位症等，均可引起咯血。

其中，肺结核、风湿性心脏病二尖瓣狭窄、支气管扩张症和肺癌为咯血常见的四大病因。

2. 临床表现

(1) 年龄　青壮年咯血常见于肺结核、支气管扩张症、二尖瓣狭窄等。40岁以上有长期吸烟史者，有支气管肺癌的可能性。儿童慢性咳嗽伴少量咯血与低色素贫血，有特发性含铁血黄素沉着症的可能。

(2) 咯血量　每日咯血量＜100mL为小量咯血，100～500mL为中等量咯血，＞500mL（或1次咯血量＞300mL）为大量咯血。1次出血量＞800mL可有血压改变，＞1500mL可发生休克。短时间内大量咯血，血块阻塞气道可引起窒息，表现为突然烦躁不安、极度紧张、端坐呼吸、咯血不畅、发绀、昏迷、抽搐等。

(3) 检查　胸部听诊及酌情选择X线、CT、纤维支气管镜以及支气管动脉造影等检查确定出血部位。

3. 伴随症状

(1) 咯血伴发热　多见于肺结核、肺炎、肺脓肿、流行性出血热、肺出血型钩端螺旋体病、支气管肺癌等。

(2) 咯血伴胸痛　见于肺炎球菌性肺炎、肺结核、肺梗死、支气管肺癌等。

(3) 咯血伴呛咳　见于支气管肺癌、支原体肺炎。

(4) 咯血伴脓痰　见于支气管扩张症、肺脓肿、空洞性肺结核继发细菌感染等。其中干性支气管扩张症则仅表现为反复咯血而无脓痰。

(5) 咯血伴皮肤黏膜出血　见于血液病、风湿病、肺出血型钩端螺旋体病、流行性出血热等。

(6) 咯血伴杵状指（趾）　见于支气管扩张症、肺脓肿、支气管肺癌等。

(7) 咯血伴黄疸　须注意钩端螺旋体病、肺炎球菌性肺炎、肺梗死等。

4. 咯血与呕血的鉴别

咯血与呕血的鉴别要点见表1-1。

表1-1　咯血与呕血的鉴别要点

鉴别项目	咯血	呕血
病因	肺结核、支气管扩张症、肺癌、肺炎、肺脓肿、心脏病等	消化道溃疡、肝硬化、急性胃黏膜病变、胆管出血等
出血前症状	喉部痒感、胸闷、咳嗽等	上腹不适、恶心、呕吐等
出血方式	咳出	呕出，可为喷射状
血色	鲜红	暗红、棕黑，有时鲜红
血中混合物	痰、泡沫	食物残渣、胃液
酸碱度	碱性	酸性
黑便	除非咽下血，否则无	有，柏油样便，呕血停止后仍持续数日
出血后痰性状	常有血痰数日	无痰

【急救与治疗】

1. 小量咯血

应镇静、止咳、保持大便通畅，酌情应用止血药物，如卡巴克络（安络血）片、云南白药等。

2. 中等量及大量咯血

(1) 一般处理　卧床休息（患侧卧位）、镇静、通便、吸氧、监护生命体征等。

(2) 止血

① 药物：垂体后叶素 5U 加入 50％葡萄糖溶液 40mL，缓慢静脉注射。继用 10～20U 加入 50％葡萄糖溶液 500mL 中静脉滴注维持。冠心病、高血压患者及孕妇忌用。普鲁卡因 200～300mg 或酚妥拉明 10～20mg 加入 5％葡萄糖溶液 500mL 静脉滴注。云南白药 0.5g，每日 3 次口服。

② 经纤维支气管镜局部止血：灌注冷生理盐水、凝血酶止血，明胶海绵、Fogarty 气囊压迫止血，或激光止血氩气刀止血等。

③ 支气管动脉栓塞疗法。

④ 反复大量咯血、内科治疗无效者，若出血部位明确、对侧肺无活动性病变，且无手术禁忌证，可行相应肺叶或肺段切除术。

3. 咯血量过多

可根据血压和血红蛋白酌情输注新鲜血。

4. 窒息

(1) 立即取头低脚高体位，拍击患者背部，以便血块排出。

(2) 尽快挖出或吸出口、咽、喉、鼻部血块，保持气道通畅。

(3) 必要时行气管插管术或气管切开术，吸出淤血，解除呼吸道阻塞。

(4) 充分给氧。

(5) 心跳、呼吸停止者，立即予心肺复苏术。纠正酸碱平衡失调。

5. 病因治疗

针对病因，如肺结核、风湿性心脏病二尖瓣狭窄、支气管扩张症和肺癌等，进行积极治疗。

四、晕　厥

【概述】

晕厥（syncope）也称昏厥，是由于一过性脑血流量、供能或供氧不足所引起的短暂性意识丧失。发作时患者因肌张力消失不能保持正常姿势而倒地，表现为面色苍白、四肢发冷、血压降低、短暂的意识丧失，一般为突然发作，无抽搐和眼球变化，无大小便失禁等，迅速恢复，很少有后遗症。

【诊断】

1. 病因

（1）血管舒缩障碍　见于单纯性晕厥、直立性低血压、颈动脉窦综合征、排尿晕厥、咳嗽晕厥及疼痛性晕厥等。

（2）心源性晕厥　见于严重心律失常、心排出受阻及心肌缺血性疾病等，如阵发性心动过速、阵发性心房颤动、病态窦房结综合征、高度房室传导阻滞、主动脉瓣狭窄、先天性心脏病某些类型、心绞痛与急性心肌梗死、原发性肥厚型心肌病等，最严重的为阿-斯（Adams-stokes）综合征。

（3）脑源性晕厥　见于脑动脉粥样硬化、短暂性脑缺血发作、偏头痛、无脉症、慢性铅中毒性脑病等。

（4）血液成分异常　见于低血糖、通气过度综合征、重度贫血及高原晕厥等。

2. 临床特点

（1）血管舒缩障碍

① 单纯性晕厥：多见于年轻体弱女性，发作常有明显诱因（如疼痛、情绪紧张、恐惧、轻微出血、各种穿刺及小手术等），在天气闷热、空气污浊、疲劳、空腹、失眠及妊娠等情况下更易发生。晕厥前期有头晕、眩晕、恶心、上腹不适、面色苍白、肢

体发软、坐立不安、焦虑等症状,持续数分钟,继而突然意识丧失,常伴有血压下降、脉搏微弱,持续数秒或数分钟后可自然苏醒,无后遗症。

② 直立性低血压:表现为在体位骤变,主要由卧位或蹲位突然站起时发生晕厥。

③ 颈动脉窦综合征:表现为发作性晕厥或伴有抽搐,常见的诱因有用手压迫颈动脉窦、突然转头、衣领过紧等。

④ 排尿晕厥:多见于青年男性,在排尿中或排尿结束时发作,持续1～2min,自行苏醒,无后遗症。

⑤ 咳嗽晕厥:见于慢性肺部疾病患者,剧烈咳嗽后发生。

(2) 心源性晕厥 主要表现为心脏停搏5～10s出现晕厥,停搏15s以上可出现抽搐,偶有大小便失禁。

(3) 脑源性晕厥 如短暂性脑缺血发作可表现为多种神经功能障碍症状。由于损害的血管不同而表现多样化,如偏瘫、肢体麻木、语言障碍等。

(4) 血液成分异常

① 低血糖综合征:表现为头晕、乏力、饥饿感、恶心、出汗、震颤、神志恍惚、晕厥甚至昏迷。

② 通气过度综合征:表现为头晕、乏力、颜面四肢针刺感,并可伴有血钙降低而发生手足搐搦。

3. 伴随症状

(1) 晕厥伴有明显的自主神经功能障碍(如面色苍白、出冷汗、恶心、乏力等) 多见于血管抑制性晕厥或低血糖性晕厥。

(2) 晕厥伴有面色苍白、发绀、呼吸困难 见于急性左心衰竭。

(3) 晕厥伴有心率和心律明显改变 见于心源性晕厥。

(4) 晕厥伴有抽搐 见于中枢神经系统疾病、心源性晕厥。

(5) 晕厥伴有头痛、呕吐、视听障碍 提示中枢神经系统疾病。

(6) 晕厥伴有发热、水肿、杵状指(趾) 提示心肺疾病。

(7) 晕厥伴有呼吸深而快、手足发麻、抽搐 见于通气过度综合征、癔症等。

【急救与治疗】

1. 病因治疗

根据不同病因采取相应措施。频发血管抑制性晕厥者应避免久立、疲劳。频发体位性晕厥者，如非药物引起可给予高盐饮食；频发颈动脉窦晕厥者可施行颈动脉窦的神经切除术；排尿晕厥者宜在夜间排尿时取坐位。心动过缓晕厥者可安装心脏起搏器，心动过速晕厥者可药物治疗心律失常或安装抗心律失常起搏器。

2. 对症治疗

绝大部分晕厥者将体位平卧，头部放低，解开患者衣领及腰带，不久可恢复，快速心律失常如室性心动过速、心室颤动者应尽快采取电复律术。若有恶心、呕吐，应将患者头偏向一侧，以免呕吐物误吸入气管或肺内引起吸入性肺炎或窒息，并保持呼吸道通畅。

3. 预防发作

应按其发作类型及发病机制而定。缓慢性心律失常需要安装起搏器，快速性心律失常需要特殊药物治疗。如果是室性心律失常，则需要置入除颤器。颈动脉窦过敏患者需安装起搏器以改善缓慢性心律失常，也可进行颈动脉窦照射以改善血管减压成分。对血容量不足、低血糖、贫血、电解质紊乱或药物中毒患者可按常规处理。老年人不是做主动脉瓣手术的禁忌证，这是老年人中最常见的瓣膜手术。有梗阻性肥厚型心肌病的患者需要用β受体阻滞药、维拉帕米等药物，或进行室间隔心肌切除术，伴有心律失常者可用胺碘酮治疗。

五、昏　迷

【概述】

昏迷（coma）是最严重的意识障碍，完全意识丧失的一种类型，是临床上的危重症。意识障碍可分为四度，即嗜睡、意识模糊、昏睡和昏迷。

【诊断】

昏迷既可由中枢神经系统病变引起（占70%），又可以是全身性疾病的后果，如急性感染性疾病、内分泌及代谢障碍、心血管疾病、中毒及电击、中暑、缺氧、高原病等均可引起昏迷。

昏迷即意识完全丧失，系由于弥漫性大脑皮质或脑干网状结构的损害或功能抑制所致，根据程度分为：①浅昏迷。表现为随意运动丧失，对声、光刺激无反应，但对强烈的疼痛刺激可表现出痛苦表情或肢体退缩等简单的防御性反应，可有部分无意识的自发性动作。生理反射、肌张力基本正常，呼吸、脉搏、血压等生命体征一般无明显改变。②中度昏迷。表现为对周围事物及各种刺激均无反应，对于强烈刺激的反应及各种生理反射减弱，肢体肌张力降低，生命体征亦有相应改变。③深昏迷。表现为全身肌肉松弛，对外界任何刺激全无反应，各种生理反射均消失，呼吸不规则，血压可下降。

还有一种昏迷称为醒状昏迷，亦称"睁眼昏迷"或"去皮质状态"。患者主要表现为睁眼闭眼自如，眼球处在无目的的漫游状态，容易使人误解为患者的意识存在。但是患者的思维、判断、言语、记忆等以及对周围事物的反应能力完全丧失，不能理解任何问题，不能执行任何指令，不能对任何刺激做出主动反应。这种情况就是俗称的"植物人"。醒状昏迷的出现说明患者的脑干功能存在而脑皮质功能丧失，绝大多数情况下因该功能难以恢复，故患者预后较差。

1. 病因

病因可归纳为颅内和颅外（感染与非感染）两大类。

（1）颅内感染性疾病　乙型脑炎、流行性脑炎、结核性脑膜炎等。

（2）颅内非感染性疾病　严重颅脑外伤、颅内占位性病变、脑血管疾病、脑水肿、癫痫持续状态等。

(3) 颅外感染性疾病　全身性感染（如败血症、中毒型细菌性痢疾）所致中毒性脑病及 Reye 综合征。

(4) 颅外非感染性疾病　食物、药物或酒精中毒，严重肝病，肺性脑病，尿毒症，急性循环障碍，糖尿病，酮症酸中毒及高渗状态，低血糖，垂体或甲状腺或肾上腺皮质功能减退危象，高温中暑，触电等。

2. 临床特点

(1) 老年人应更多考虑脑血管意外、心血管疾病、糖尿病等；小儿则不应忽视鼠药或动植物中毒。

(2) 发生形式

① 昏迷起于疾病早期，或以昏迷为首发症状，且昏迷持久不恢复者，常为颅脑损伤、脑卒中、急性中毒、急性脑缺氧等。

② 昏迷起病急、历时短暂多为轻度脑外伤、高血压脑病、阿-斯综合征、癫痫发作等。

③ 发生缓慢，或在某些疾病的基础上逐渐转化的，常见于脑炎、脑膜炎、脑瘤、某些感染中毒性脑病，以及各种慢性器官功能衰竭所致的代谢性脑病等。

3. 伴随症状

(1) 昏迷伴发热　先发热然后有意识障碍，可见于重症感染性疾病；先有意识障碍然后有发热，见于脑出血、蛛网膜下腔出血、巴比妥类药物中毒等。

(2) 昏迷伴呼吸缓慢　是呼吸中枢受抑制的表现，可见于吗啡类、巴比妥类、有机磷杀虫药等中毒，银环蛇咬伤等。

(3) 昏迷伴瞳孔散大　可见于乙醇、氰化物等中毒以及癫痫、低血糖状态等。

(4) 昏迷伴瞳孔缩小　可见于吗啡类、巴比妥类、有机磷杀虫药等中毒。

(5) 昏迷伴心动过缓　可见于颅内高压症、房室传导阻滞以及吗啡类、毒蕈等中毒。

(6) 昏迷伴高血压　可见于高血压脑病、脑血管意外、肾炎、尿毒症等。

（7）昏迷伴低血压　可见于各种原因的休克。

（8）昏迷伴皮肤黏膜改变、出血点、瘀斑和紫癜等　可见于严重感染和出血性疾病；口唇呈樱桃红色提示一氧化碳中毒。

4. 嗜睡、意识模糊、昏睡、昏迷的鉴别

（1）嗜睡　意识无明显障碍，仅觉醒水平下降，表现为过多而深沉的睡眠，醒后能正确回答问题并能配合查体。

（2）意识模糊　觉醒与认识功能障碍、定向障碍、思维和语言不连贯，可有错觉或幻觉、躁动不安、谵语或精神错乱。

（3）昏睡　觉醒水平、意识内容及随意运动均减至最低，强烈的刺激可使患者觉醒，角膜反射、瞳孔对光反应及腱反射等存在。

（4）昏迷　觉醒水平、意识内容及随意运动三者严重丧失，强烈的刺激不能觉醒，角膜反射、吞咽反射、咳嗽反射甚至瞳孔对光反射等均可消失，可引出病理反射，伴大小便潴留或失禁。

【急救与治疗】

无论何种疾病引起的昏迷，首诊一定要先进行初步的急救护理，以防止患者脑功能和基本生命体征的进一步恶化，为进一步处理奠定基础。然后再采集病史和完成所需各种检查，尽早找出昏迷的原因，进行病因治疗。

1. 迅速清理呼吸道，保持气道通畅

昏迷的患者咳嗽和吞咽反射障碍，呼吸道分泌物、口咽部的呕吐物及其他异物极易堵塞呼吸道。所以采取正确体位、及时清除呼吸道异物、保持呼吸道通畅及吸氧是抢救急诊昏迷患者的重要措施。

正确的做法如下。

（1）迅速解开患者的领口，将患者置于侧卧或头偏向一侧，用压舌板或吸引器清理口腔内阻塞物，必要时可用喉镜去除咽喉部异物。

（2）舌后坠严重的患者可去除枕头，抬起患者颈部，使患者头部充分后仰，下颌前移，以保持气道通畅。

（3）应用口咽通气道，不仅能防舌后坠，同时又能有效地防止牙齿和口唇阻碍呼吸。必要时可实施气管插管，或气管切开，以利痰液的清除和呼吸机的使用。

（4）充分给氧，以纠正脑缺氧。呼吸道通畅是氧疗的前提和保障，在实施氧疗前和氧疗过程中，应保持呼吸道通畅，以保证氧疗的效果。浅昏迷患者可用鼻导管给氧，深昏迷患者宜先将下颌向前托起，用鼻导管给氧或面罩给氧，如果效果仍不佳，可予口腔通气管后直接从管口给氧，或行气管插管呼吸机给氧。

（5）血氧饱和度监测　监测血氧饱和度能正确地反应机体动脉血氧合情况，可以判断是否痰阻塞呼吸道而引起组织缺氧。当血氧饱和度<90%，应及时给患者吸痰，以减少因痰液阻塞而发生低氧血症，同时避免了盲目过多操作。

2. 建立静脉通道，维护循环功能

在血糖情况未明时，应以小瓶生理盐水迅速建立静脉通路，有条件的可以使用快速血糖仪来指导用药。对昏迷伴有高血压的患者（如高血压脑病、脑出血等）使用降压药物时，要注意不可把血压降得过低，维持在正常稍高的水平即可；对有休克、心律失常等其他循环障碍情况的要及时予以纠正；对呼吸、心搏骤停者要立即复苏。

3. 迅速控制外出血，保护脊髓

昏迷多见于脑外伤，应迅速控制出血，尽量减少不必要的搬动，必需搬动时要将患者置于硬板床上，保持头部在中间位置，严禁弯曲转动患者身体和转动头部，以免造成脊髓的进一步损伤而危及生命。

4. 处理脑水肿，保护脑功能

使用脱水药的原则是患者有正常的循环功能和肾功能，同时要注意患者水、电解质平衡。常用的脱水药有20%甘露醇250mL

快速静脉滴注，合并心脏和（或）肾功能不全的患者可用呋塞米，脑外伤或炎症引起的脑水肿可给予地塞米松等皮质激素静脉滴注。

5. 严密监护，做好记录

血压每半小时测量1次，必要时随时测量。呼吸监测时，要注意患者呼吸的频率、节律、呼吸的气味，这样有助于疾病的诊断。另外，还应重视体温和脑功能的变化，这样有利于观察昏迷患者的病情发展。如瞳孔缩小，考虑有机磷中毒或桥脑出血；瞳孔散大，对光反射消失，应考虑阿托品中毒或深昏迷的濒死状态；两侧瞳孔不等大，则有脑疝发生的可能。

6. 明确诊断，病因治疗

对因治疗，效果更好。如急诊低血糖昏迷明确诊断后，立即遵医嘱给予50%的葡糖糖注射液20～40mL静脉注射，并予葡萄糖静脉滴注维持等积极治疗，就能有效地抢救患者的生命。对于急性中毒昏迷的患者，应立即终止毒物吸收，切断毒源，迅速消除进入人体内的毒物，根据毒物侵入人体的途径不同，采取相应的措施；及时、准确地使用解毒药或拮抗药等。

六、眩　晕

【概述】

眩晕（vertigo）是因机体对空间定位障碍而产生的一种动性或位置性错觉，患者感到自身或周围环境物体旋转或摇动，常伴有客观的平衡障碍，一般无意识改变。临床上眩晕可分为真性眩晕和假性眩晕。真性眩晕是由眼、本体觉或前庭系统疾病引起的，也叫前庭系统性眩晕，有明显的外物或自身旋转感。假性眩晕多由全身系统性疾病引起，也叫非前庭系统性眩晕，如心血管疾病、脑血管疾病、贫血、尿毒症、药物中毒、内分泌疾病及神经官能症等几乎都有轻重不等的眩晕症状，患者感觉"飘飘荡荡"，没有明确转动感。

【诊断】

1. 病因

（1）周围性眩晕（耳性眩晕） 由内耳迷路或前庭部分、前庭神经颅外段（在内听道内）病变引起的眩晕为周围性眩晕，见于梅尼埃病、迷路炎、内耳药物中毒、前庭神经元炎、位置性眩晕、晕动病等。其特点为：①眩晕为剧烈旋转性，持续时间短，头位或体位改变可使眩晕加重明显。②眼球震颤。眼震与眩晕发作同时存在，多为水平性或水平加旋转性眼震，通常无垂直性眼震，振幅可以改变，数小时或数日后眼震可减退或消失，向健侧注视时眼震更明显。头位诱发眼震多为疲劳性，温度诱发眼震多见于半规管麻痹。③平衡障碍。多为旋转性或上下左右摇摆性运动感，站立不稳，自发倾倒，闭目直立试验多向眼震慢相方向倾倒。④自主神经症状，如恶心、呕吐、出汗及面色苍白等。⑤常伴耳鸣、听觉障碍，而无脑功能损害。

（2）中枢性眩晕（脑性眩晕） 是指前庭神经核、脑干、小脑和大脑颞叶病变引起的眩晕，见于颅内血管性疾病、颅内占位性病变、颅内感染性疾病、颅内脱髓鞘疾病及变性疾病、癫痫等。特点：①眩晕程度相对较轻，持续时间长，为旋转性或向一侧运动感，闭目后可减轻，与头部或体位改变无关。②眼球震颤粗大，可以为单一的垂直眼震和（或）水平、旋转型眼震，可以长期存在而强度不变。眼震方向和病灶侧别不一致，自发倾倒和闭目直立试验倾倒方向不一致。③平衡障碍，表现为旋转性或向一侧运动感，站立不稳，多数眩晕和平衡障碍程度不一致。④自主神经症状不如周围性眩晕明显。⑤无半规管麻痹、听觉障碍等。⑥可伴脑功能损害，如脑神经损害、眼外肌麻痹、面舌瘫、延髓麻痹、肢体瘫痪、高颅压等。

（3）其他原因的眩晕 ①心血管疾病：低血压、高血压、阵发性心动过速、房室传导阻滞等。②血液病：各种原因所致贫血、出血等。③中毒性：急性发热性疾病、尿毒症、严重肝病、糖尿病等。④眼源性：眼肌麻痹、屈光不正。⑤头部或颈椎损伤后。⑥神经官能症。

2. 临床特点

（1）周围性眩晕

① 梅尼埃病：以发作性眩晕伴耳鸣、听力减退及眼球震颤为主要特点，严重时可伴有恶心、呕吐、面色苍白和出汗，发作多短暂，很少超过 2 周，但可复发，梅尼埃病的诊断主要根据发作性眩晕、耳鸣耳聋、恶心呕吐和眼球震颤等四大症状，结合发病年龄、发作形式和反复发作的特点来判断，诊断并无困难。

② 迷路炎：多由于中耳炎并发，症状同上，检查发现鼓膜穿孔，有助于诊断。

③ 内耳药物中毒：多为渐进性眩晕伴耳鸣、听力减退，常先有口周及四肢发麻等。

④ 前庭神经元炎：多在发热或上呼吸道感染后突然出现眩晕，伴恶心、呕吐，一般无耳鸣及听力减退，持续时间较长，但痊愈后很少复发。

⑤ 位置性眩晕：患者头部处在一定位置时出现眩晕和眼球震颤，多数不伴耳鸣及听力减退。

⑥ 晕动病：见于晕船、晕车等，常伴恶心、呕吐、面色苍白、出冷汗等。

（2）中枢性眩晕

① 颅内血管性疾病：多有眩晕、头痛、耳鸣等症状，高血压脑病可有恶心呕吐，重者抽搐或昏迷。小脑或脑干出血常以眩晕、头痛、呕吐起病，重者很快昏迷。

② 颅内占位性病变：听神经瘤、小脑肿瘤除有眩晕外，常有进行性耳鸣和听力下降，还有头痛、复视、构音不清等表现。其他肿瘤因部位不同表现也各不同。

③ 颅内感染性疾病：除神经系统临床表现外尚有感染症状。

④ 颅内脱髓鞘疾病及变性疾病：多发性硬化是以中枢神经系统多发病变为特点的脱髓鞘疾病，常以肢体疼痛、感觉异常及无力为首发症状，可有眩晕、视力障碍及相关的神经系统症状和体征。延髓空洞症是进行性变性疾病，可出现软腭瘫痪、吞咽困

难、发音障碍等表现，部分患者伴有眩晕。

(3) 其他疾病性眩晕

① 心血管疾病：出现血压、心率、心律变化的同时伴有眩晕，不同疾病有其相应的临床表现。

② 血液病：眩晕是其中一个症状，还有贫血等其他一些表现。

③ 中毒性疾病：每种疾病均有其特征性的临床表现，眩晕只是其中一个伴随症状。

④ 眼源性眩晕：表现为视力减退、屈光不正、眼肌麻痹等，眩晕是其症状之一。

⑤ 神经精神性眩晕：可出现头晕、头痛、失眠多梦、胸闷、心悸、气短、食欲缺乏、乏力、情绪低落、自卑、无自信心、思维缓慢等临床症状。

(4) 周围性眩晕与中枢性眩晕的鉴别　见表1-2。

表1-2　周围性眩晕与中枢性眩晕的鉴别

鉴别项目	周围性眩晕	中枢性眩晕
起病急缓	多突发	缓慢
眩晕特点	自身或周围物体旋转或摇摆，可因头部变动而加重	左右摇晃,漂浮感,发作与头部变动无关
程度	多较重	表现不一
病程	可自行缓解或反复发作	进行性加重
眼球震颤	水平性	垂直性或不同类型的震颤
听觉	多伴耳鸣或听力减弱	听觉异常不明显
前庭功能试验	减弱或迟钝	正常

3. 伴随症状

(1) 伴耳鸣、听力下降　可见于前庭器官疾病、第Ⅷ对脑神经病及肿瘤。

(2) 伴恶心、呕吐　可见于梅尼埃病、晕动病。

(3) 伴共济失调　可见于小脑、颅后窝或脑干病变。

（4）伴眼球震颤　可见于脑干病变、梅尼埃病。

4. 检查

（1）全身检查　注意有无颈椎病、视力异常、贫血、高血压、动脉硬化、中毒、感染等。

（2）常规耳科检查　主要检查听力及有无内耳疾病。

（3）神经系统检查　注意有无神经系统定位体征和精神症状。常用的检查方法有检查共济运动是否协调，如跟膝胫试验、闭目难立征、直线行走试验等及有无面部神经麻痹等。

（4）眼征　是否有眼震、眼震的性质及有无眼球运动障碍等。

（5）其他辅助检查。

【急救与治疗】

1. 病因治疗

（1）前庭功能尚属可逆损害性眩晕，这一类预后较好，如良性阵发性位置性眩晕、浆液性迷路炎等。治疗应针对病因，一旦病因解除，眩晕消失，前庭功能可恢复。

（2）前庭功能一次性损害不可逆转的眩晕征，如化脓性迷路炎、突聋、前庭神经元炎等，病因虽除，迷路或前庭功能完全破坏，前庭功能不能恢复，需依靠前庭中枢代偿消除眩晕。

（3）病因难治的前庭功能波动性损害或不可逆性损害，如动脉硬化或高血压、颈椎病导致的眩晕等，治疗效果差。保守治疗无效者可行外科治疗。手术治疗眩晕类疾病必须有明确定位诊断和适应证。

2. 对症治疗

（1）眩晕发作时保守治疗　选择最舒适体位，避免声光刺激，解除思想顾虑。

（2）前庭神经镇静药　异丙嗪（非那根）、地西泮（安定）等。

（3）防止呕吐制剂　阿托品、山莨菪碱。
（4）利尿药及脱水药　呋塞米、甘露醇等。
（5）血管扩张药　银杏叶提取物、丹参、川芎嗪等。
（6）激素类　泼尼松、地塞米松。
（7）维生素类　维生素C、维生素E。
（8）吸氧　一般用高压氧或5％二氧化碳混合氧吸入治疗。

七、抽搐与惊厥

【概述】

抽搐与惊厥均属于不随意运动。抽搐（tic）是指全身或局部骨骼肌群异常的不自主收缩，并引起关节运动，多为全身、对称性。抽搐可起自肌肉、周围神经和中枢神经任何部位的障碍。

抽搐同义词为痉挛（spasm），若伴有意识丧失者则称为惊厥（convulsion）。其表现形式可以是强直性（持续肌肉收缩）、阵挛性（断续肌肉收缩）和混合性（先后出现强直性和阵挛性肌肉收缩）。

【诊断】

抽搐、惊厥由于病因不同，可分为全身性和局限性。

全身性抽搐、惊厥为全身骨骼肌收缩。如癫痫大发作表现为强直-阵挛性抽搐，破伤风则是持续强直性抽搐。

局限性抽搐、惊厥为躯体或颜面某一局部的连续性抽动。如局限性运动性癫痫常表现为口角、眼睑、手或足等的反复抽搐；若抽搐自一处开始，按大脑皮质运动区的排列形式逐渐扩展，即自一侧拇指始，渐延及腕、臂、肩部，则为Jackson癫痫。而手足搐搦症则呈间歇性四肢（以上肢手部最显著）强直性肌痉挛，典型者呈"助产士"手。

1. 病因

抽搐与惊厥的病因可分为特发性与症状性。特发性常由于先天性脑部不稳定状态所致。症状性病因有以下情况。

（1）脑部疾病

① 感染：如脑炎、脑膜炎、脑脓肿、脑结核瘤、脊髓灰质炎等。

② 外伤：如产伤、颅脑外伤等。

③ 肿瘤：包括原发性肿瘤、脑转移瘤。

④ 血管疾病：如脑出血、蛛网膜下腔出血、高血压脑病、脑栓塞、脑血栓形成、脑缺氧等。

⑤ 寄生虫病：如脑型疟疾、脑血吸虫病、脑棘球蚴病、脑囊虫病等。

⑥ 其他：先天性脑发育障碍；原因未明的大脑变性，如结节性硬化、播散性硬化、核黄疸等。

（2）全身性疾病

① 感染：如急性胃肠炎、中毒型细菌性痢疾、链球菌败血症、中耳炎、百日咳、狂犬病、破伤风等。小儿高热惊厥主要由急性感染所致。

② 中毒：内源性，如尿毒症、肝性脑病；外源性，如乙醇、苯、铅、砷、汞、氯喹、阿托品、樟脑、白果、有机磷等中毒。

③ 心血管疾病：高血压脑病或阿-斯综合征等。

④ 代谢障碍：如低血糖、低钙血症及低镁血症、急性间歇性血卟啉病、子痫、维生素 D 缺乏等。其中低钙血症可表现为典型的手足搐搦症。

⑤ 风湿病：如系统性红斑狼疮、脑血管炎等。

⑥ 其他：如突然撤停催眠药、抗癫痫药，还可见于热射病、溺水、窒息、触电等。

（3）神经官能症　如癔症性抽搐和惊厥。

（4）高热　常是婴幼儿抽搐的主要原因。

2. 年龄特征

（1）新生儿出现抽搐、惊厥要注意破伤风，婴儿抽搐、惊厥可见于高热惊厥、低钙血症、颅内感染等。

（2）幼儿抽搐、惊厥最多见于高热惊厥、癫痫、低血钙性手足搐搦症等。

（3）儿童期抽搐、惊厥多见于癫痫、杀鼠药中毒、药物中毒、动植物中毒等。

（4）成人抽搐、惊厥多见于农药中毒、化学药品中毒等。

（5）老年人抽搐、惊厥则多见于脑血管意外等。

（6）儿童或青少年期发病，有家族史，发作间歇正常，无神经系统体征，抽搐、惊厥发作时有意识丧失、瞳孔扩大与舌咬伤且有脑电图异常等表现，可考虑原发性癫痫。

3. 伴随症状

（1）有智能发育不良，肤色、发色偏浅，肌张力增高或伴有震颤或手足徐动　可考虑氨基酸尿症。

（2）抽搐、惊厥合并手足搐搦，且有脂肪痢或甲状腺手术史　可考虑低血钙性手足搐搦症。

（3）抽搐、惊厥在空腹或剧烈运动后出现，静脉注射葡萄糖后恢复　可以考虑低血糖症的诊断。

（4）抽搐、惊厥伴发热　多见于小儿的急性感染，也可见于胃肠功能紊乱、出牙、重度失水等。但需注意，惊厥也可引起发热。

（5）抽搐、惊厥伴高血压　可见于高血压病、肾炎、子痫、铅中毒等。

（6）抽搐、惊厥伴脑膜刺激征　可见于脑膜炎、脑膜脑炎、假性脑膜炎、蛛网膜下腔出血等。

（7）持续而剧烈的发作　要考虑颅内出血或药物中毒。

（8）抽搐、惊厥发作前有剧烈头痛　可见于高血压、急性感染、蛛网膜下腔出血、颅脑外伤、颅内占位性病变等。

【急救与治疗】

主要是急诊对症处理，防止外伤；其次是积极确诊并治疗病因。

惊厥患者的一般处理原则如下。

① 将患者平卧，头偏向一侧以防分泌物或呕吐物进入气管

发生窒息。应防止患者咬伤舌头，可用纱布将压舌板裹好放入患者一侧上下牙之间，或使用开口器。另外，须防止跌伤。

② 针刺疗法，发作时可针刺水沟（人中）、涌泉。

③ 地西泮（安定）10mg缓慢静脉注射；或可用10%水合氯醛溶液20～30mL灌肠。

④ 暂无有效预防措施，注意生活细节，早发现、早诊断是防治的关键。

八、头　痛

【概述】

头痛（headache）是临床常见的症状，通常将局限于头颅上半部，包括眉弓、耳轮上缘和枕外隆突连线以上部位的疼痛统称头痛。头痛病因繁多，神经痛、颅内感染、颅内占位病变、脑血管疾病、颅外头面部疾病以及全身疾病（如急性感染、中毒等）均可导致头痛。发病年龄常见于青年、中年和老年。

【诊断】

头痛是患者的主观体验，病史采集在头痛诊断特别是原发性头痛和药物过度使用性头痛的诊断中起重要作用。着重了解头痛的发作、持续时间、发作部位、头痛性质、疼痛程度及伴随症状；注意询问头痛发作的时间特点、诱发因素、前驱症状、起病形式、发病过程、头痛加重与缓解因素；注意关心头痛对日常生活的影响；此外，还需全面了解患者的生活工作习惯、既往病史和伴随疾病、外伤史、药物治疗史、家族史等情况。

1. 病因

（1）颅脑病变

① 感染：如脑膜炎、脑膜脑炎、脑炎、脑脓肿等。

② 血管病变：如蛛网膜下腔出血、脑出血、脑血栓形成、脑栓塞、高血压脑病、脑供血不足、脑血管畸形、风湿性脑脉管

炎、血栓闭塞性脑脉管炎等。

③ 占位性病变：如脑肿瘤、颅内转移瘤、颅内囊虫病或棘球蚴病等。

④ 颅脑外伤：如脑震荡、脑挫伤、硬膜下血肿、颅内血肿、脑外伤后遗症等。

⑤ 其他：如偏头痛、丛集性头痛、头痛型癫痫、腰椎穿刺后及腰椎麻醉后头痛。

（2）颅外病变

① 颅骨疾病：如颅底凹陷症、颅骨肿瘤。

② 颈部疾病：如颈椎病及其他颈部疾病。

③ 神经痛：如三叉神经、舌咽神经及枕神经痛。

④ 其他：如眼、耳、鼻和齿疾病所致的头痛。

（3）全身性疾病

① 急性感染：如流行性感冒、伤寒、肺炎等发热性疾病。

② 心血管疾病：如高血压病、心力衰竭等。

③ 中毒：如铅、乙醇、一氧化碳、有机磷、药物（如颠茄、水杨酸类）等中毒。

④ 其他：尿毒症、低血糖、贫血、肺性脑病、系统性红斑狼疮、月经期及绝经期头痛、中暑等。

（4）神经官能症　如神经衰弱及癔症性头痛。

2. 临床特点

（1）发病情况　急性起病并有发热者常为感染性疾病所致。急剧的头痛，持续不减，并有不同程度的意识障碍而无发热者，提示颅内血管性疾病。长期的反复发作头痛或搏动性头痛，多为血管性头痛或神经官能症。慢性进行性头痛并有颅内压增高的症状应注意颅内占位性病变。青壮年慢性头痛，但无颅内压增高，常因焦急、情绪紧张而发生，多为肌收缩性头痛。

（2）头痛部位　偏头痛及丛集性头痛多在一侧。颅内病变的头痛常为深在性且较弥散，颅内深部病变的头痛部位不一定与病变部位相一致，但疼痛多向病灶同侧放射。高血压引起的头痛多在额部或整个头部。全身性或颅内感染性疾病的头痛多为全头部痛。蛛网膜下腔出血或脑脊髓膜炎除头痛外尚有颈痛。眼源性头痛为浅在性且局限于眼眶、前额或颞部。鼻源性或牙源性也多为浅表性疼痛。

（3）头痛的程度与性质　三叉神经痛、偏头痛及脑膜刺激的疼痛最为剧烈。脑肿瘤的头痛多为中度或轻度。高血压性、血管性及发热性疾病的头痛，往往呈搏动性。有时神经功能性头痛也颇剧烈。神经痛多呈电击样痛或刺痛。肌肉收缩性头痛多为重压感、紧箍感或钳夹样痛。

（4）头痛出现的时间与持续时间　颅内占位性病变导致的头痛往往清晨加剧，鼻窦炎的头痛也常发生于清晨或上午，丛集性头痛常在晚间发生，女性偏头痛常与月经期有关，脑肿瘤的头痛多为持续性，可有长短不等的缓解期。

（5）加重、减轻或激发头痛的因素　咳嗽、打喷嚏、摇头、俯身可使颅内高压性头痛、血管性头痛、颅内感染性头痛及脑肿瘤性头痛加剧。丛集性头痛在直立时可缓解。颈肌急性炎症所致的头痛可因颈部运动而加剧。慢性或职业性的颈肌痉挛所致的头痛，可因活动按摩颈肌而逐渐缓解。偏头痛在应用麦角胺后可获缓解。

3. 伴随症状

（1）头痛伴视力障碍　可见于青光眼性头痛、老年的颞动脉炎性头痛等。

（2）头痛伴昏迷和脑膜刺激征　可见于蛛网膜下腔出血、颅内感染等。

（3）头痛伴剧烈呕吐　呕吐呈喷射样提示颅内压增高，头痛在呕吐后减轻者可见于偏头痛。

（4）头痛伴眩晕　可见于小脑肿瘤、椎-基动脉供血不足等。

（5）头痛伴发热　可见于全身感染性疾病或颅内压增高。

（6）慢性进行性头痛伴精神症状　应注意是否有颅内肿瘤存在。

（7）慢性头痛突然加剧并伴意识障碍　提示可能发生脑疝。

（8）头痛伴癫痫发作　可见于脑血管畸形、脑内寄生虫病或脑肿瘤等。

（9）头痛伴神经功能紊乱　可能是神经功能性头痛。

【急救与治疗】

治疗原则包括对症处理和原发病治疗两方面。

原发性头痛急性发作和病因不能立即纠正的继发性头痛可给予镇痛等对症治疗以终止或减轻头痛症状，同时亦可针对头痛伴随症状如眩晕、呕吐等予以适当的对症治疗。

对于病因明确的继发性头痛应尽早去除病因，如颅内感染者应抗感染治疗，颅内压增高者宜脱水降颅压，颅内肿瘤需手术切除等。

头痛治疗包括药物治疗和非药物物理治疗两部分。

1. 药物治疗

镇痛药包括：非甾体抗炎药、中枢性镇痛药和麻醉性镇痛药。非甾体抗炎药具有疗效确切、没有成瘾性的优点，是头痛最常使用的镇痛药，这类药物包括阿司匹林、布洛芬、吲哚美辛、对乙酰氨基酚、保泰松、罗非考昔、塞来昔布等。以曲马多为代表的中枢性镇痛药，属于二类精神药品，为非麻醉性镇痛药，镇痛作用比一般的解热镇痛药要强，主要用于中、重度头痛和各种术后疼痛及癌性病变疼痛等。以吗啡、哌替啶等阿片类药为代表的麻醉性镇痛药，镇痛作用最强，但长期使用会成瘾。这类药物仅用于晚期癌症患者。除此之外，还有部分中药复方头痛镇痛药，这类药物对于缓解和预防头痛有一定帮助。

2. 非药物物理治疗

头痛非药物物理治疗包括：物理磁疗法、局部冷（热）敷、吸氧等。对慢性头痛呈反复发作者应给予适当的治疗，以控制头痛频繁发作。脑梗死患者头部禁用冰袋或冷敷，以免影响脑供血。

日常护理：保持身心安静，做好心理护理，解除焦虑和紧张情绪等。由肌肉紧张引起的头痛，要避免长时间的阅读、书写、编织等工作。

九、胸　痛

【概述】

胸痛（thoracic pain）是临床上常见的症状，主要由胸部疾病所致，少数由其他疾病引起。胸痛的程度因个体痛阈的差异而不同，与疾病病情轻重程度不完全一致。

【诊断】

1. 病因

（1）胸壁疾病　如急性皮炎、皮下蜂窝织炎、带状疱疹、肋间神经炎、肋软骨炎、流行性肌炎、肋骨骨折、多发性骨髓瘤、急性白血病等。

（2）心血管疾病　如冠状动脉硬化性心脏病（心绞痛、心肌梗死）、心肌病、二尖瓣或主动脉瓣病变、急性心包炎、胸主动脉瘤（主动脉夹层）、肺梗死、肺动脉高压、神经官能症等。

（3）呼吸系统疾病　如胸膜炎、胸膜肿瘤、自发性气胸、血胸、支气管炎、支气管肺癌等。

（4）纵隔疾病　如纵隔炎、纵隔气肿、纵隔肿瘤等。

（5）其他　过度通气综合征、痛风、食管炎、食管癌、食管裂孔疝、膈下脓肿、肝脓肿、脾梗死等。

2. 临床特点

（1）发病年龄　青壮年胸痛，应注意胸膜炎、气胸、心肌病、风湿性心脏病；老年人应注意心绞痛与心肌梗死。

（2）部位　胸壁的炎症性病变，局部有红、肿、热、痛表现。带状疱疹沿一侧肋间神经分布伴神经痛，疱疹不超过体表中线。肋软骨炎多侵犯第1、2肋软骨。食管及纵隔病变，胸痛多在胸骨后。心绞痛、心肌梗死疼痛多在心前区及胸骨后或剑突下。气胸、胸膜炎及肺梗死的胸痛多位于患侧腋前线及腋中线附近。

（3）性质 带状疱疹呈刀割样或灼痛，食管炎多为烧灼痛。心绞痛呈绞窄样并有窒息感，心肌梗死则更加剧烈持久，可向左肩、左臂内侧放射。胸膜炎呈锐痛、刺痛或撕裂痛。肺癌常有胸部闷痛。肺梗死为突然的剧烈刺痛，并伴有呼吸困难及发绀。

（4）影响因素 劳累、精神紧张、体力活动可诱发心绞痛发作，应用硝酸甘油可使心绞痛缓解而心肌梗死则无效。胸膜炎、心包炎的胸痛可因用力呼吸和咳嗽而加剧。反流性食管炎的胸骨后烧灼痛，服用抗酸药和促胃动力药物后可减轻或消失。

（5）疼痛持续时间 平滑肌痉挛或血管狭窄缺血所致的疼痛为阵发性；炎症、肿瘤、栓塞或梗死所致疼痛呈持续性。如心绞痛发作时间短暂（持续 1～5min），而心肌梗死疼痛持续时间很长（数小时或更长）且不易缓解。

3. 伴随症状

（1）胸痛伴有咳嗽、咳痰和（或）发热 常见于气管、支气管和肺部疾病。

（2）胸痛伴呼吸困难 常提示病变累及范围较大，如大叶性肺炎、自发性气胸、渗出性胸膜炎和肺栓塞等。

（3）胸痛伴咯血 主要见于肺栓塞、支气管肺癌。

（4）胸痛伴苍白、大汗、血压下降或休克 多见于心肌梗死、主动脉夹层、主动脉窦瘤破裂和大块肺栓塞。

（5）胸痛伴吞咽困难 多提示食管疾病，如反流性食管炎等。

4. 辅助检查

对于内脏疾病所致的疼痛，除做详细体格检查及一般化验检查外，必要时还需借助 X 线透视或摄片、心电图描记、超声、CT、核素灌注心肌断层显像等检查，以协助诊断。

【急救与治疗】

1. 根据不同病因给予相应治疗

如肺炎、胸膜炎所致者，应积极加强抗感染治疗。根据药物敏感性选用敏感度高的抗菌药。心绞痛患者应休息，使用硝酸甘油等缓解疼痛。心肌梗死患者则需给予作用较强的镇痛药，并及时进行血运重建等特殊治疗以缓解胸痛。对胸壁损伤所致者，应适当固定胸壁减少其活动度。对食管疾病所致者，应针对不同原因给予适当的处理。对肿瘤所致者应采用外科手术或放射治疗。

2. 对症处理

对于胸壁肌肉性疼痛、胸膜炎性疼痛可适当选择解热镇痛抗炎药物。对于其他原因引起的胸痛，必要时可进行局部肋间神经封闭治疗。

3. 日常护理

消除不安情绪，焦虑、恐惧等情绪活动会加剧胸痛。采取舒适的体位减轻胸痛，如肺或胸膜病变所致的胸痛可采取患侧卧位，以减少胸壁与肺部的活动，从而达到减轻疼痛的目的。

十、急性腹痛

【概述】

腹痛（abdominal pain）多数由腹部脏器疾病所引起，但腹腔外疾病及全身性疾病也可引起。急性腹痛是急诊患者最常见的情况之一，急性腹痛的特点是起病急骤、病因复杂、发展快、变化多，病情严重程度不一，需要及时作出诊断和处理。

【诊断】

1. 病因

（1）腹腔器官急性炎症　如急性胃炎、急性肠炎、急性胰腺炎、急性胆囊炎、急性阑尾炎等。

（2）空腔脏器阻塞或扩张　如肠梗阻、肠套叠、胆道结石、胆道蛔虫病、泌尿系统结石梗阻等。

（3）脏器扭转或破裂　如肠扭转、肠绞窄、卵巢扭转、肝破裂、脾破裂、异位妊娠破裂等。

(4) 腹膜炎症　如胃肠穿孔、自发性腹膜炎等。

(5) 腹腔内血管阻塞　如缺血性肠病、腹主动脉夹层和门静脉血栓形成。

(6) 腹壁疾病　如腹壁挫伤、脓肿及腹壁皮肤带状疱疹。

(7) 胸腔疾病所致的腹部牵涉性痛　如肺梗死、心绞痛、心肌梗死、胸膜炎、食管裂孔疝、胸椎结核等。

(8) 全身性疾病所致的腹痛　如腹型过敏性紫癜、糖尿病酮症酸中毒、尿毒症、卟啉病、中毒等。

2. 临床特点

(1) 腹痛部位　一般腹痛部位多为病变所在部位。如胃及十二指肠疾病、急性胰腺炎，疼痛多在中上腹部；胆囊炎、胆石症、肝脓肿等疼痛多在右上腹部；急性阑尾炎疼痛在右下腹麦克伯尼（McBurney）点；小肠疾病疼痛多在脐部或脐周；结肠疾病、膀胱炎、盆腔炎及异位妊娠破裂等疼痛多在下腹部。弥漫性或部位不定的疼痛见于急性弥漫性腹膜炎、机械性肠梗阻、急性出血坏死性肠炎、卟啉病、铅中毒、腹型过敏性紫癜等。

(2) 腹痛性质和程度　突发的中上腹剧烈刀割样痛、烧灼样痛，多为胃、十二指肠溃疡穿孔。中上腹持续性剧痛或阵发性加剧应考虑急性胃炎、急性胰腺炎。胆石症或泌尿系结石常为剧烈的阵发性绞痛。阵发性剑突下钻顶样疼痛是胆道蛔虫病的典型表现。持续性、广泛性剧烈腹痛伴腹壁肌紧张或板样强直，提示为急性弥漫性腹膜炎。隐痛或钝痛多为内脏性疼痛。胀痛可能为实质脏器的包膜牵张所致。

(3) 诱发因素　胆囊炎或胆石症发作前常有进食油腻食物史；而急性胰腺炎发作前常有酗酒、暴饮暴食史；部分机械性肠梗阻多与腹部手术有关；腹部受暴力作用引起的剧痛并有休克者，可能是肝、脾破裂所致。

(4) 发作时间　餐后痛可能由于胆胰疾病、胃部肿瘤或消化不良所致；周期性、节律性发作的饥饿痛见于胃窦、十二指肠溃疡；子宫内膜异位症者腹痛与月经来潮相关；卵泡破裂者腹痛发作在月经间期。

(5) 与体位的关系　胃黏膜脱垂患者左侧卧位可使疼痛减轻；胰体癌患者仰卧位时疼痛明显，而前倾位或俯卧位时减轻；反流性食管炎患者烧灼痛在躯体前屈时明显，而直立位时减轻。

3. 伴随症状

(1) 腹痛伴发热、寒战　提示有炎症存在，见于急性胆道感染、胆囊炎、肝脓肿、腹腔脓肿，也可见于腹腔外疾病。

(2) 腹痛伴黄疸　可能与肝、胆、胰疾病有关。急性溶血性贫血也可出现腹痛与黄疸。

(3) 腹痛伴休克　同时有贫血者可能是腹腔脏器破裂（如肝、脾或异位妊娠破裂）；无贫血者则见于胃肠穿孔、绞窄性肠梗阻、肠扭转、急性出血坏死性胰腺炎。腹腔外疾病如心肌梗死、肺炎也可有腹痛与休克，应特别警惕。

(4) 腹痛伴呕吐、反酸、腹泻　提示食管、胃肠病变。呕吐量大提示胃肠道梗阻；伴反酸、嗳气者提示胃、十二指肠溃疡或胃炎；伴腹泻者提示消化吸收障碍或肠道炎症、溃疡或肿瘤。

(5) 腹痛伴血尿　可能为泌尿系疾病（如泌尿系结石）所致。

4. 鉴别诊断

(1) 急性右上腹痛的鉴别诊断

① 急性胆囊炎：多见女性，以寒战、发热、恶心、呕吐、腹痛、墨菲征阳性及白细胞增多与核左移为特点，有时可与高位急性阑尾炎、十二指肠穿孔混淆，超声、X线检查有诊断价值。

② 胆道蛔虫病：农村多发，以阵发性钻顶样痛、恶心、呕吐、间歇期安静如常、症状重体征轻为特点，超声、胃镜检查有确诊价值。

③ 胆石症：以阵发性剧烈绞痛、阻塞性黄疸、寒战、发热、恶心、呕吐为特点，超声、X线检查有诊断价值。

④ 肝癌破裂：肝癌患者如突发剧烈腹痛、血腹及腹膜刺激征、失血性休克表现，高度提示肝癌破裂，诊断性腹腔穿刺发现

血腹有确诊价值。

⑤ 胸膜炎：多并发于大叶性肺炎，以持续性腹痛、向肩部放射并存在压痛点、膈肌运动受限为特点，X线检查有诊断价值。

（2）急性左上腹痛的鉴别诊断

① 脾破裂：有外伤史，以腹痛、急性贫血、休克为特点。诊断性腹腔穿刺发现血腹有确诊价值，有时需手术探查。

② 急性脾扭转：较罕见，以暴发性急腹症症状（腹痛、腹膜刺激征）为特点，常需手术探查明确。

③ 左膈下脓肿：多继发于腹膜炎或腹内脏器炎症或腹部手术后，以发热、腹痛、左侧胸部呼吸音减低或消失为特点，X线、超声、CT检查有诊断价值。

（3）急性上腹痛的鉴别诊断

① 急性胃肠炎：多发生在进食不洁食物或感冒后，以急性腹痛、呕吐、腹泻、短期内好转为特点，动态观察及排泄物等检查有鉴别诊断价值。

② 溃疡病穿孔：多有明确溃疡病史或胃痛史，突发剧烈扩散性腹痛、腹膜刺激征、可伴发热与休克为特点，X线检查、诊断性腹腔穿刺有诊断价值。

③ 急性胰腺炎：多发生于暴饮暴食或酗酒后，以突发持续性剧烈腹痛、腹膜刺激征、发热、呕吐为特点，血尿淀粉酶、超声、CT甚至诊断性腹腔穿刺检查有诊断价值。

④ 急性心肌梗死：多有心血管病史，以腹痛、恶心、呕吐、心脏检查异常为特点，心电图、心肌坏死标志物检查有确诊价值。

（4）急性脐周腹痛的鉴别诊断

① 小肠梗阻：引起此病的病因繁多，以腹胀、腹痛、呕吐、肛门停止排气排便为特点，腹部X线检查、诊断性腹腔穿刺有诊断价值。

② 出血坏死性肠炎：多有不洁饮食史，以突发腹痛、腹泻、便血及呕吐，伴发热或休克为特点，腹部X线检查有诊断价值。

③ 急性肠系膜淋巴结炎：儿童偶见，多与上呼吸道感染共存，以轻腹痛短期内减轻或消失、无固定压痛点及腹肌紧张为特点，血液检查、密切动态观察有助诊断。

④ 肠系膜动脉急性阻塞：罕见，多见于有心血管病史的老年人，以较弥漫性剧烈腹痛、呕吐、发热、腹胀、肠鸣音改变等为特点，CT 检查、动脉造影、手术探查有诊断价值。

⑤ 主动脉夹层：多见于有高血压动脉硬化的中年人，以突发剧烈腹痛、休克征象而血压不下降者、双上肢血压差别大为特点，超声、CT 或 MRI 检查有确诊价值。

（5）急性两侧下腹痛的鉴别诊断

① 急性阑尾炎：最常见也易误诊，以转移性右下腹痛、发热、麦氏征阳性等为特点，血液检查、超声检查有诊断价值。

② 腹股沟嵌顿疝：多见于有腹股沟疝的儿童或成年人，以疝块突增大、局部剧痛（可向他处放射）、可伴急性肠梗阻等为特点，腹部 X 线检查（平片、造影）有助诊断。

③ 回肠远端憩室炎（Meckel 憩室炎）：多见于男性儿童及青少年，以腹痛、呕吐、发热、右下腹压痛、血便、可伴肠梗阻等为特点，一般需手术探查方可确诊。

④ 乙状结肠扭转：多见于老年人，以突发剧烈腹痛、绞窄性肠梗阻等为特点，腹部 X 线检查（平片、造影）有助诊断。

⑤ 急性盆腔炎：多见于女性，多起于上行性感染，以发热、下腹痛、白带增多为特点，肛门及阴道指诊、超声检查可确诊。

⑥ 异位妊娠破裂：见于育龄妇女，以停经、腹痛、阴道流血、可伴失血性休克等为特点，尿 HCG、超声检查可确诊。

⑦ 肾、输尿管结石：见于任何年龄人群，以阵发性腰腹痛、血尿、肾区或输尿管压痛等为特点，X 线、超声检查甚至泌尿系造影有诊断价值。

（6）急性全腹痛的鉴别诊断

① 急性腹膜炎：多有腹腔内脏器病变，以急性腹痛、强迫性体位、腹膜刺激征、肠鸣音减弱或消失等为特点，血液学、X 线甚至诊断性腹腔穿刺有诊断价值。

② 机械性肠梗阻：引起此病的病因繁多，以腹胀、腹痛、呕吐、肛门停止排气排便、肠鸣音亢进等为特点，腹部X线检查、诊断性腹腔穿刺有诊断价值。

③ 大网膜扭转：少见，多发生于右半部分，以部位固定性腹痛、腹部包块、压痛反跳痛、轻消化道症状等为特点，一般需手术探查方可确诊。

④ 缺血性结肠炎：多见于中老年人，以突发痉挛性腹痛、里急后重感、24h内便血、腹膜刺激征等为特点，肛门指诊、结肠镜、腹部X线造影有诊断价值，一般需手术探查方可确诊。

⑤ 铅中毒：均有长期铅摄入史，以阵发腹绞痛、腹部体征轻等为特点，尿铅检查可确诊。

⑥ 卟啉病：少见，以感光性皮炎、急性腹痛伴消化道症状、腹部体征轻、感觉异常、神经衰弱等为特点，尿卟胆原与尿卟啉检查可明确诊断。

【急救与治疗】

1. 一般处理原则

（1）对未明确诊断的急性腹痛患者，进行严密观察，观察期间禁用麻醉镇痛药如吗啡、哌替啶等药物，以免掩盖病情真相，影响观察病情，必要时可用解痉药如阿托品、东莨菪碱，同时禁用泻药和灌肠，以免刺激肠蠕动，使炎症扩散或促使肠穿孔，不给饮食以免有胃肠道穿孔而加重腹腔污染，疑有空腔脏器穿孔、破裂，腹胀明显者放置胃肠减压。为了对可能需要进行的手术治疗创造条件，观察期间还应给予补充液体，应用抗生素。

（2）对急性腹痛患者应掌握全身情况，休克患者先纠正休克，建立静脉通道，补充血容量，同时抓紧时机做适当检查，制订治疗方案，等病情好转再做进一步处理，为手术创造条件，但有时病情严重、发展迅速，需在继续抗休克同时进行剖腹手术，解除病因，挽救生命。例如肝、脾破裂合并出血性休克，急性梗阻性化脓性胆管炎、肠绞窄、坏死合并中毒性休克等均属此类。

（3）根据病情，从实际出发，选择最有效的方法，及时抢救患者生命和处理病因。某些急性腹痛如单纯性阑尾炎、胆道蛔虫病，病情较轻，多数在非手术疗法下可治疗的，可采用非手术疗法处理，必要时可在内镜下取除胆道蛔虫。另一些疾病如粘连性肠梗阻、轻中型急性胆囊炎、胆石症，发病时间短，病情较轻，允许采用非手术疗法下观察病情变化，可在作好手术准备条件下先采用非手术治疗。病情严重者如肝、脾破裂合并出血性休克、绞窄性肠梗阻、梗阻性化脓性胆管炎等则在积极准备下尽早施行手术治疗。

2. 非手术疗法适应证

（1）原发性腹膜炎或盆腔器官感染引起的腹膜炎。前者原处病灶不在腹腔脏器内，而后者经抗生素治疗有效，一般不需手术治疗。

（2）腹痛已超过3天，可能因腹腔内病变较轻或全身抵抗力较强，病情变化不大或病情已明显好转，可暂不急于手术，以免破坏机体抗病机制。

（3）急性腹痛病因不明、病情不重，腹部体征轻、全身情况好，可先采用非手术疗法，观察变化，如果症状和体征均已趋好转可不予急诊手术。

（4）急性腹痛诊断明确，虽有手术指征，由于患者全身情况极差，难以忍受手术探查者，采用非手术疗法，积极创造条件。

3. 手术适应证

手术是急腹症的一项重要手段，有些患者常需紧急手术。凡下列情况者均需当机立断采用剖腹探查。

（1）腹腔内病变严重者，如腹腔内脏器破裂、穿孔，绞窄性肠梗阻，炎症引起胃肠道坏死，胆系严重感染等引起腹膜炎。

（2）有进行性内出血征象，经过输血、补液、止血药等治疗措施，病情不见好转，或一度好转迅即恶化者。

（3）腹腔内空腔脏器穿孔，腹膜刺激征严重或有扩大趋势者。

（4）肠梗阻疑有血运供应障碍，有绞窄坏死者。

(5) 突发性剧烈腹痛，病因不明，但有明显腹膜刺激征，经短期治疗后不见缓解或反而加重者。

十一、急性腹泻

【概述】

腹泻（diarrhea）是指由于某种原因引起肠蠕动过快，肠黏膜的分泌旺盛与吸收功能障碍，导致排便次数明显超过平日习惯的频率，粪质稀薄，水分增加，每日排便量超过200g，或含未消化食物或脓血、黏液。腹泻可根据病情急缓分为急性腹泻和慢性腹泻。急性腹泻发病急剧，每天排便可达10次以上，粪便量多而稀薄，排便时常伴肠鸣、肠绞痛或里急后重，病程在2～3周之内。慢性腹泻指病程在2个月以上或间歇期在2～4周内的复发性腹泻。

【诊断】

1. 病因

（1）肠道疾病　包括由病毒、细菌、真菌、原虫、蠕虫等感染所引起的肠炎及急性出血性坏死性肠炎、克罗恩病或溃疡性结肠炎急性发作、急性肠道缺血等。此外，医院内感染可致腹泻，亦可因抗生素使用而发生抗生素相关性小肠、结肠炎。

（2）急性中毒　如服食毒蕈、河豚、鱼胆及化学物（如砷、磷、铅、汞等）引起的腹泻。

（3）全身性感染　如败血症、伤寒或副伤寒、钩端螺旋体病等。

（4）其他　如变态反应性肠炎、过敏性紫癜、服用某些药物如氟尿嘧啶、利血平及新斯的明等引起腹泻。

2. 临床特点

（1）起病及病程　急性腹泻起病急，病程较短，多为感染或食物中毒所致。慢性腹泻起病缓慢，病程较长，多见于慢性感染、非特异性炎症、吸收不良、肠道肿瘤或神经功能紊乱等。

（2）腹泻次数及粪便性质　急性感染性腹泻，每天排便次数可多达10次以上，如为细菌感染，常有黏液血便或脓血便；阿米巴痢疾的粪便呈暗红色或果酱样；慢性腹泻，每天排便数次，可为稀便，亦可带黏液、脓血，见于慢性痢疾、炎性肠病及结肠、直肠癌等；粪便中带黏液而无病理成分者常见于肠易激综合征。

（3）腹泻与腹痛的关系　急性腹泻常有腹痛，尤以感染性腹泻较为明显；小肠疾病的腹泻，疼痛常在脐周，便后腹痛缓解不明显；而结肠疾病的疼痛多在下腹，且便后疼痛常可缓解；分泌性腹泻往往无明显腹痛。

（4）感染性腹泻的病变部位　一般都有发热、腹痛及白细胞增多等表现。这些临床表现是共同的，对肠道感染的部位及病原菌均无诊断价值，因此，需首先鉴别是小肠或结肠感染。小肠感染性腹泻的特点是脐周或右下腹阵发性痛，且伴有腹胀或肠鸣，腹泻每天5～10次，粪便量多呈稀水便，混有泡沫及未消化的食物残渣，严重感染者为稀水血便，排便前腹痛，便后腹痛可减轻或消失而有舒适感。结肠感染性腹泻的腹痛，常在下腹或左下腹部，一般不伴肠鸣，腹泻频繁，较小肠感染性腹泻次数显著增多，粪便量少，呈脓血便外观，有里急后重及下坠感。小肠感染性腹泻多见于葡萄球菌食物中毒或沙门菌属肠炎，而结肠感染性腹泻常由志贺菌或其他痢疾杆菌所引起。

3. 伴随症状

（1）腹泻伴发热　可见于急性细菌性痢疾、伤寒或副伤寒、肠结核、肠道恶性淋巴瘤、克罗恩病、溃疡性结肠炎急性发作期、败血症等。

（2）腹泻伴里急后重　见于以结肠、直肠病变为主者，如急性痢疾、直肠炎症或肿瘤等。

（3）腹泻伴明显消瘦　多见于以小肠病变为主者，如胃肠道恶性肿瘤、肠结核及吸收不良综合征。

（4）腹泻伴皮疹或皮下出血　见于败血症、伤寒或副伤寒、麻疹、过敏性紫癜、糙皮病等。

（5）腹泻伴腹部包块　见于胃肠恶性肿瘤、肠结核、克罗恩病及血吸虫性肉芽肿。

（6）腹泻伴重度失水　常见于分泌性腹泻，如霍乱、细菌性食物中毒或尿毒症等。

（7）腹泻伴关节痛或肿胀　见于克罗恩病、溃疡性结肠炎、系统性红斑狼疮、肠结核、惠普尔病（Whipple disease）等。

【急救与治疗】

病因治疗和对症治疗都很重要。在未明确病因之前，要慎重使用镇痛药及止泻药，以免掩盖症状造成误诊，延误病情。

1. 病因治疗

（1）抗感染治疗　根据不同病因，选用相应的抗生素。

（2）其他　如乳糖不耐受症不宜用乳制品，成人乳糜泻应禁食麦类制品。慢性胰腺炎可补充多种消化酶。药物相关性腹泻应立即停用有关药物。

2. 对症治疗

（1）一般治疗　尽量卧床休息，如果持续呕吐或明显脱水，则需静脉补充5%～10%葡萄糖盐水及其他相关电解质。鼓励患者摄入清淡的流质或半流质食物，以防止脱水或治疗轻微的脱水，纠正水、电解质、酸碱平衡紊乱和营养失衡。酌情补充液体、补充维生素、氨基酸、脂肪乳剂等营养物质。

（2）黏膜保护剂　如蒙脱石、硫糖铝等。

（3）微生态制剂　如双歧杆菌可以调节肠道菌群。

（4）止泻药　根据具体情况选用相应止泻药。

3. 饮食治疗

饮食是非常重要的一项治疗措施。对于存在休克的患者，应禁食；对于病情较轻、可以进食的患者，应在有效的补液和抗感染治疗的同时给予适当的饮食，选用的食物应细软、容易消化。

腹泻基本停止后，可供给低脂少渣半流质饮食或软饭。少量多餐，以利于消化，如面条、粥、馒头、烂米饭、瘦肉泥等。适当限制含食物纤维较多的蔬菜水果、辛辣生冷食物、油腻食物，以后逐渐过渡到普食。

十二、血　尿

【概述】

血尿（hematuria）包括镜下血尿和肉眼血尿。前者指尿色正常，尿沉渣显微镜检查每高倍镜视野有 3 个以上红细胞，或非离心尿液超过 1 个或 1h 尿红细胞计数超过 10 万，或 12h 尿沉渣计数超过 50 万。如外观尿色呈洗肉水样或血色称肉眼血尿，通常每升尿液中有 1mL 血液时即肉眼可见。

【诊断】

1. 病因

（1）泌尿系统疾病　肾小球疾病如急性肾小球肾炎、慢性肾小球肾炎、IgA 肾病、遗传性肾炎和薄基底膜肾病；各种间质性肾炎、尿路感染、泌尿系统结石、结核、肿瘤、多囊肾、血管异常、尿路憩室、息肉和先天性畸形等。

（2）全身性疾病

① 感染性疾病：败血症、流行性出血热、猩红热、钩端螺旋体病和丝虫病等。

② 血液病：白血病、再生障碍性贫血、血小板减少性紫癜、过敏性紫癜和血友病。

③ 免疫和自身免疫性疾病：系统性红斑狼疮、结节性多动脉炎、皮肌炎、类风湿关节炎、系统性硬化病等引起肾损害时。

④ 心血管疾病：亚急性细菌性心内膜炎、急进性高血压、慢性心力衰竭、肾动脉栓塞和肾静脉血栓形成等。

（3）尿路邻近器官疾病　急慢性前列腺炎、精囊腺炎、急性盆腔炎或脓肿、宫颈癌、输卵管炎、阴道炎、息性阑尾炎、直肠癌和结肠癌等。

（4）化学物品或药品对尿路的损害 如磺胺类药、吲哚美辛（消炎痛）、甘露醇、汞、铅、镉等对肾小管的损害；环磷酰胺引起的出血性膀胱炎；抗凝血药如肝素过量也可出现血尿。

（5）功能性血尿 平时运动量小的健康人，突然加大运动量可出现运动性血尿。

2. 临床特点

（1）尿颜色的改变 血尿的主要表现是尿颜色的改变，除镜下血尿其颜色正常外，肉眼血尿根据出血量多少而尿呈不同颜色。尿呈淡红色像洗肉水样，提示每升尿含血量超过 1mL。出血严重时尿可呈血状。肾脏出血时，尿与血混合均匀，尿呈暗红色；膀胱或前列腺出血者尿色鲜红，有时有血凝块。

但红色尿不一定是血尿，需仔细辨别。如尿呈暗红色或酱油色，不混浊无沉淀，镜检无或仅有少量红细胞，见于血红蛋白尿；棕红色或葡萄酒色，不混浊，镜检无红细胞见于卟啉尿；服用某些药物如大黄、利福平、氨基比林或进食某些红色蔬菜也可排红色尿，但镜检无红细胞。

（2）分段尿异常 将全程尿分段观察颜色，如尿三杯试验，用三个清洁玻璃杯分别留起始段、中段和终末段尿观察。可根据血尿和排尿的关系而分为全血尿、初血尿和终末血尿。全血尿指排尿的全过程都是血尿，病变的部位在膀胱或膀胱以上。膀胱出血尿色较鲜红，如出血较多时，可形成形状不规则血块。肾、输尿管出血尿呈暗红色，排出的血块呈长条状。初血尿指排尿开始时为血尿，以后尿血色逐渐变淡或消失，提示病变在前尿道或膀胱颈。终末血尿指排尿终了时才出现血尿，提示病变在膀胱底部或后尿道。

（3）镜下血尿 尿颜色正常，但显微镜检查可确定血尿，并可判断是肾性或肾后性血尿。镜下红细胞大小不一、形态多样为肾小球性血尿，见于肾小球肾炎。如镜下红细胞形态单一，与外周血近似，为均一型血尿，提示血尿来源于肾后，见于肾盂肾盏、输尿管、膀胱和前列腺病变。

（4）症状性血尿　血尿的同时患者伴有全身或局部症状。如伴有肾区钝痛或绞痛提示病变在肾脏。膀胱和尿道病变则常有尿频、尿急和排尿困难。

（5）无症状性血尿　部分患者血尿既无泌尿道症状也无全身症状，见于某些疾病的早期，如肾结核、肾癌或膀胱癌早期。

3. 伴随症状

（1）血尿伴肾绞痛　是肾或输尿管结石的特征。

（2）血尿伴尿流中断或排尿困难　见于膀胱和尿道结石。

（3）血尿伴尿频、尿急、尿痛　见于膀胱炎和尿道炎，同时伴有腰痛、高热、寒战常为肾盂肾炎。

（4）血尿伴有水肿、高血压、蛋白尿　见于肾小球肾炎。

（5）血尿伴肾肿块　单侧可见于肿瘤、肾积水和肾囊肿；双侧肿大见于先天性多囊肾，触及移动性肾脏见于肾下垂或游走肾。

（6）血尿伴有皮肤黏膜及其他部位出血　见于血液病和某些感染性疾病。

（7）血尿合并乳糜尿　见于丝虫病、慢性肾盂肾炎。

【急救与治疗】

1. 对因治疗

应强调查明病因，绝不能单纯控制出血，延误病因治疗。对于许多器质性病变，要及时依不同疾病采取根除病因的治疗方法，若不能明确病因，也必须排除男性泌尿生殖系肿瘤，随后定期复查和随访，争取早日确诊，得以及时有效地治疗。

2. 止血治疗

在多数情况下，肉眼血尿所造成的失血不是主要因素，但肉眼血尿常引起患者的心理恐慌，因此，在进一步检查、明确诊断的同时，可给予止血药物。

对下尿路出血，除全身应用止血药物外，可局部应用药物止血。可经导尿管向膀胱内灌注冰盐水或温盐水反复冲洗，有助于止血；也可向膀胱内灌注硝酸银溶液，使膀胱黏膜收敛，出血停止，该方法适用于膀胱黏膜弥漫性渗血。

3. 大量血尿的处理

大量血尿时，患者应卧床休息，多饮水，减少出血和血块形成。严重出血造成明显失血时，给予输血、输液。血尿是细菌的良好培养基，易诱发感染，应给予抗菌药物防治感染。

（1）膀胱镜检查加电灼止血　绝大多数下尿路出血经膀胱镜检查加电灼止血能控制出血。

（2）气囊导尿管牵引压迫止血　这一方法主要适用于前列腺病变所导致的后尿道出血。

（3）肾动脉栓塞术　对于一侧上尿路的大出血，药物难以控制，病因尚不够明确或患者病情危重，暂不能耐受手术者，可行一侧肾动脉栓塞术。肾动脉栓塞术有较好的效果，创伤小、恢复快。选择性肾动脉栓塞术可尽可能多地保留肾功能，有条件的单位宜选用此方法来控制出血。

（4）髂内动脉栓塞或结扎术　膀胱大量出血，因病变本身如晚期膀胱癌等无法控制者，应考虑行髂内动脉栓塞或结扎术，以控制出血，因膀胱内血管有广泛交通支，单侧髂内动脉结扎效果不佳，宜结扎双侧髂内动脉。

（5）手术探查　上尿路大出血，对无条件行肾动脉造影及肾动脉栓塞术者，或肾动脉栓塞术后效果不好者，或经应用止血药物、输血等不能控制出血者，宜行急诊手术探查。上尿路大量出血者，病变几乎都来自肾脏，根据病变情况，选择合适的手术方法，但多数采取肾切除术。

4. 膀胱内大量血块的处理

大量血尿可在膀胱内形成大量凝血块，导致患者排尿困难、尿潴留及充盈性尿失禁，而且会使下尿路出血病灶出血加重，正确处理此类情况在急诊工作中很重要。无论何种方法清除血块，术后应留置导尿管作持续膀胱冲洗，防止血液凝结成块。

（1）留置导尿管加冲洗　这一方法适用于膀胱内血块不多，

且多为小血块者。

（2）电切镜检查加冲洗　此方法是清除膀胱内大量血块的有效方法，并能在直视下看清血块、出血点，用水冲洗，能冲出小块的血块，血块较多时接膀胱灌注器，利用负压加快血块的冲出。有时血块凝结时间长或血块中纤维素较多，单纯冲洗效果欠佳，可用电切袢勾取血块或用袢将血块像切豆腐样，划成小块再冲洗，冲洗血块后电凝下尿路的出血点。

5. 饮食治疗

患者日常应多注意休息，避免剧烈活动。患者每天饮水量不少于 2000mL，以冲洗尿路、预防感染和血块堵塞；但肾炎有明显水肿者应少饮水，食物以清淡为主。

第二章
危重患者的抢救

一、休 克

【概述】

休克（shock）是由各种不同病因引起有效循环血量减少，使维持生命的重要器官血流灌注不足而产生的机体失去代偿、组织缺血缺氧、神经-体液因子失调的一种临床症候群。

【诊断】

1. 病因

（1）低血容量性休克

① 失血性休克：是指因大量失血，迅速导致有效循环血量锐减而引起周围循环衰竭的一种综合征。一般15min内失血少于全血量的10%时，机体可代偿。若快速失血量超过全血量的20%左右，即可引起休克。

② 烧伤性休克：大面积烧伤，伴有血浆大量丢失，可引起烧伤性休克。休克早期与疼痛及低血容量有关，晚期可继发感染，发展为感染性休克。

③ 创伤性休克：这种休克的发生与疼痛和失血有关。

（2）血管扩张性休克

① 感染性休克：是临床上最常见的休克类型之一，临床上以革兰氏阴性杆菌感染最常见。根据血流动力学的特点分为低动力性休克（冷休克）和高动力性休克（暖休克）两型。

② 过敏性休克：已致敏的机体再次接触到抗原物质时，可发生强烈的变态反应，使容量血管扩张，毛细血管通透性增加并出现弥散性非纤维蛋白血栓，血压下降、组织灌注不良可使多脏器受累。

③ 神经源性休克：交感神经系统急性损伤或被药物阻滞可引起影响的神经所支配的小动脉扩张，血容量增加，出现相对血容量不足和血压下降；这类休克预后良好，常可自愈。

（3）心源性休克　是指心脏泵功能受损或心脏血流排出道受损引起的心排出量快速下降而代偿性血管快速收缩不足所致的有效循环血量不足、低灌注和低血压状态。心源性休克包括心脏本身病变、心脏压迫或梗阻引起的休克。

2. 临床特点

（1）休克早期　在原发症状体征为主的情况下出现轻度兴奋征象，如意识尚清，但烦躁焦虑，精神紧张，面色、皮肤苍白，口唇甲床轻度发绀，心率加快，呼吸频率增加，出冷汗，脉搏细速，血压可骤降，也可略降，甚至正常或稍高，脉压缩小，尿量减少。

（2）休克中期　患者烦躁，意识不清，呼吸表浅，四肢温度下降，心音低钝，脉细数而弱，血压进行性降低，可低于50mmHg或测不到，脉压小于20mmHg，皮肤湿冷发花，尿少或无尿。

（3）休克晚期　表现为弥散性血管内凝血（DIC）和多器官功能衰竭。

① DIC表现：顽固性低血压，皮肤发绀或广泛出血，甲床微循环淤血，血管活性药物疗效不佳，常与器官衰竭并存。

② 急性呼吸功能衰竭表现：吸氧难以纠正的进行性呼吸困难、进行性低氧血症、呼吸急促、发绀、肺水肿和肺顺应性降低等。

③急性心力衰竭表现：呼吸急促、发绀、心率加快、心音低钝，可有奔马律、心律失常。如出现心律缓慢，面色灰暗，肢端发凉，也属心力衰竭征象，中心静脉压及肺动脉楔压升高，严重者可有肺水肿表现。

④急性肾衰竭表现：少尿或无尿、氮质血症、高血钾等水、电解质和酸碱平衡紊乱。

⑤其他表现：意识障碍程度反映脑供血情况。肝衰竭可出现黄疸，血胆红素增加，由于肝脏具有强大的代偿功能，肝性脑病发病率并不高。胃肠道功能紊乱常表现为腹痛、消化不良、呕血和黑粪等。

【急救与治疗】

(1) 一般治疗及护理　取平卧位，保暖，吸氧，密切观察生命体征及面色，严格记录尿量，建立静脉通道。

(2) 补充血容量　是纠正休克的重要措施，只要中心静脉压<1.0kPa即可输液。根据病情可选用全血、血浆、右旋糖酐40（低分子右旋糖酐）（每日量不宜>1000mL）、葡萄糖液、生理盐水、平衡盐液、乳酸林格液等。使收缩压维持在12～13.3kPa，或中心静脉压≥1.5kPa为止。

(3) 选用血管活性药物　大多数患者可选用间羟胺（阿拉明）、多巴胺，两者常合并应用。根据病情还可选用阿托品、酚妥拉明（苄胺唑啉）、去甲肾上腺素、异丙肾上腺素等。

(4) 纠正酸中毒及电解质紊乱。

(5) 应用肾上腺皮质激素如地塞米松等。

(6) 积极防治心、肾功能不全。

(7) 病因治疗　根据引起休克的原因及休克类型给以相应处理。

① 低血容量性休克：去除病因，丢失什么补充什么。

② 感染性休克：早期、足量、联合应用有效抗生素，大剂量应用血管扩张药。

③ 心源性休克：根据引起的原因给予相应治疗。

④ 过敏性休克：皮下注射盐酸肾上腺素，静脉应用肾上腺皮质激素，还可应用其他抗过敏药物。

⑤ 神经源性休克：加强镇痛处理。

二、水、电解质代谢紊乱及酸碱平衡失调

人体进行正常的代谢必须要有稳定的内环境。电解质浓度、渗透压、酸碱度都维持在一定范围内，处于动态平衡中，而在疾病、创伤或医疗措施不当时，这种平衡受到破坏，出现紊乱、失调。

按病因及病理生理的不同可分为以下几类。

(一) 高渗性脱水

【概述】

高渗性脱水（hypertonic dehydration）又称原发性缺水。缺水多于缺钠，血清钠高于 150mmol/L，细胞外液呈高渗状态。此类缺水时血钠浓度虽高，但仍有钠丢失。

【诊断】

口渴为最早出现的症状，随后有黏膜干燥、皮肤弹性减退、尿量减少、尿比重增加、体温升高等表现。血清钠升高，在 150mmol/L 以上。

【急救与治疗】

对不能口服的患者或失水程度严重者，应从静脉输给 5% 葡萄糖溶液。在失水基本纠正、尿量增加、尿比重降低后，还应补充适量的等渗盐水和钾盐。估测补液量的方法：① 根据临床分度来测算，每丧失体重的 1%，补液 500mL；② 根据血钠浓度计算。

$$补水量(mL)=[血钠测得值(mmol/L)-$$
$$血钠正常值(mmol/L)]\times 4$$

计算所得量可分2日补给,当日先给计算量的一半,以免发生水中毒。

(二)低渗性脱水

【概述】

低渗性脱水(hypotonic dehydration)又称慢性缺水或继发性缺水。缺水少于缺钠,血清钠低于135mmol/L,细胞外液量呈低渗状态。

【诊断】

根据缺钠程度可分为三种。

(1)轻度缺钠 失钠约0.5g/kg,出现疲乏、头晕、手足麻木症状。早期尿量正常而尿比重低,但无口渴,是与高渗性脱水的主要区别。血清钠130~140mmol/L,尿中钠、氯减少,血红蛋白及血细胞比容升高。

(2)中度缺钠 失钠0.5~0.75g/kg。除以上症状外,还有皮肤弹性减退、眼球下陷、直立性晕厥等表现。血清钠120~130mmol/L,尿量减少,尿中几乎不含钠。

(3)重度缺钠 失钠0.75~1.75g/kg。除以上症状加重外,出现表情淡漠、感觉迟钝、少尿、休克及昏迷。血清钠在120mmol/L以下。

【急救与治疗】

积极治疗原发病。一般补给等渗盐水即可,对缺钠明显者应补充高渗盐水(5%氯化钠溶液)。具体补充方法如下。

(1)按临床表现估计法 轻度缺钠补给钠盐0.5g/kg;中度或重度缺钠补给钠盐0.75~1.25g/kg。

(2)按测得血钠浓度计算法

需补充的钠盐量(mmol/L)＝[血钠正常值(mmol/L)－
血清钠测得值(mmol/L)]×体重(kg)×0.6(女性 0.5)

根据估计法或计算法，当日补充给半量，次日再补给剩余的一半。另需补给当日需要量。

缺钠伴有酸中毒者，在补充血容量和钠盐后，经血气分析测定酸中毒仍未纠正时，可静脉滴注 1.25% 碳酸氢钠 100～200mL，尿量达到每小时 40mL 后，应补充钾盐。

(三) 等渗性脱水

【概述】

等渗性脱水（isotonic dehydration）又称急性缺水或混合性缺水。水和钠成比例地丧失，血清钠仍在正常范围，细胞外液和渗透压保持正常。

【诊断】

患者可有口渴、皮肤黏膜干燥、皮肤失去弹性、头昏、血压降低及尿少等高渗性脱水和低渗性脱水的混合表现。血清钠在 130～150mmol/L。

【急救与治疗】

积极处理致病原因，以减少水和钠的丧失，用平衡盐溶液或等渗盐水补充血容量。估计需要量有以下两种方法：①临床表现有脉搏细速和血压下降等血容量不足表现时，表明细胞外液丢失量已达体重的 50%，应快速从静脉滴入上述含钠等渗溶液 2500～3000mL（按体重 60kg 计算）；如无类似症状，则可滴入 1500～2000mL，补充缺水。②按血细胞比容（红细胞压积）计算。

需补液量(L)＝(实际红细胞压积－正常
红细胞压积)×体重(kg)×0.25

注意：除按上计算量输液外，同时还应补给每日需要量

2000mL 和氯化钠 4.5g。

(四) 低钾血症

【概述】

血清钾（K^+）浓度在 3.5～5.5mmol/L，平均 4.2mmol/L。通常血清钾<3.5mmol/L 时称低血钾症（hypopotassaemia）。血清钾降低，并不一定表示体内缺钾，只能表示细胞外液中钾的浓度降低，而全身缺钾时，血清钾不一定降低。故临床上应结合病史和临床表现分析判断。

【诊断】

低钾血症主要为神经肌肉的兴奋性降低，有所谓缺钾三联征：①神志淡漠，肌肉软弱无力，腱反射减弱或消失；②腹胀、恶心、呕吐、肠鸣音减弱或消失；③心音低沉，心律失常。典型心电图改变为 T 波宽平或倒置，ST 段降低，QT 间期延长及出现 U 波。

【急救与治疗】

（1）争取口服　10%氯化钾、枸橼酸钾或醋酸钾溶液口服，每次 10mL，每日 3 次。

（2）见尿补钾　尿少不宜补钾。

（3）浓度适宜　静脉滴注液中含钾浓度一般不超过 0.3%。

（4）滴速适中　成人静脉滴入速度不宜超过 40～60 滴/分。

（5）控制总量　要正确估计每日补钾总量，一般术后禁食患者，如有额外损伤，可给 10%氯化钾 20～30mL。

(五) 代谢性酸中毒

【概述】

代谢性酸中毒（metabolic acidosis）是由体内酸性物质的积聚或产生过多，或 HCO_3^- 减少所引起。

【诊断】

突出的症状是呼吸深而快,有时呼气中可带有酮味。患者面部潮红、眩晕、甚至昏迷。常伴有严重缺水的症状,容易发生心律失常、急性肾功能不全和休克。尿液一般呈酸性。血气分析可明确诊断,血液 pH 值和 HCO_3^- 明显下降,动脉血二氧化碳分压($PaCO_2$)不正常;部分代偿时 pH 值可正常,但 $PaCO_2$ 和 HCO_3^- 也有一定程度下降,二氧化碳结合力(CO_2CP)降低。

【急救与治疗】

轻、中度出血性休克或代谢性酸中毒时,尽量少用或不用碱性药物,在进行病因治疗的同时,用乳酸林格液补充细胞外液的不足,通过机体自身调节,血液 pH 值多能恢复正常。严重时 $HCO_3^- < 10mmol/L$,$CO_2CP < 6mmol/L$,可考虑用碱性溶液静脉注射,一般用碳酸钠,成人首次剂量可用 5% 碳酸氢钠溶液 100~200mL,静脉滴注。

(六)代谢性碱中毒

【概述】

代谢性碱中毒(metabolic alkalosis)是由体内的 H^+ 丢失或 HCO_3^- 增多所引起。

【诊断】

呼吸慢且浅,可伴有低钾血症。因在碱性环境中钙离子化程度减低,血钙降低而出现手足搐搦。一般尿呈碱性,尿氯减少,但在低钾碱中毒时尿可呈酸性,这是由于肾小管细胞内缺钾而排出减少,H^+ 的排出增多,导致尿呈酸性,称反常性酸性尿。血 pH 值、HCO_3^-、CO_2CP 均明显增高。

【急救与治疗】

通常需要补给等渗盐水或葡萄糖盐水就可以纠正。因往往伴有缺钾，故补钾很重要，以纠正细胞内、外离子的异常交换和终止从尿中排酸。一般给氯化钾可同时纠正低氯。严重的碱中毒（血 HCO_3^- 45～50mmol/L，pH 值＞7.65），要给氯化钠口服或盐酸稀释液、盐酸精氨酸溶液静脉滴注来纠正。

计算公式为：需要补给的酸量(mmol)＝[测得的 HCO_3^- (mmol/L)－希望纠正到的 HCO_3^- (mmol/L)]×体重(kg)×0.4。

第一个 24h 内，给予计算补给量的 1/2 即可。

三、心肺脑复苏

【概述】

呼吸、心跳停止，为临床上最紧急的危险情况，必须紧急进行心肺复苏（CRP）重建和促进心脏、呼吸，积极防治脑细胞损害，从而保存和促进脑有效功能的恢复。复苏成功的先决条件是及时心脏复苏，而最终关键是脑复苏。因而，完整的复苏概念应是心肺脑复苏（cardio-pulmonary-cerebral resuscitation，CPCR）。

由于脑组织对缺氧最为敏感，循环停止后 4～6min 即发生严重损害，10min 后脑组织基本死亡。常温下在心跳停止 10～20s 之内及时复苏者，可不遗留有害影响；4min 内复苏者，约 50% 患者可存活；6min 开始复苏者，仅 4% 有可能存活；10min 开始复苏者，几无存活可能性。

复苏分初期复苏（BLS）（即现场紧急心肺复苏）、后期复苏（ALS）（即借助器械设备技术心肺复苏）和复苏后治疗（PRT）三个阶段。

复苏成败关键是时间。快速启动紧急医疗服务系统（EMSS），争分夺秒及时进行初期复苏，继而后期复苏，若能在 4min 内进行现场急救，8min 内进入后期复苏，其恢复较为理想。

【诊断】

引起心搏骤停的原因可分为心源性和非心源性两大类，前者如冠心病（最为多见）、心肌炎、心肌病、心瓣膜病、心脏压塞、某些先天性心脏病等。后者如触电、溺水、药物中毒、过敏、颅脑外伤、严重电解质与酸碱平衡失调、手术、治疗操作与麻醉意外等。但无论出自何种原因，均由于直接或间接地引起冠脉灌注量减少、心律失常、心肌收缩力减弱或心排血量下降等机制而导致心搏骤停。

1. 分型

根据心脏状态和心电图表现，心搏骤停分三种类型。

（1）心搏停顿　心脏完全丧失收缩活动，呈静止状态，心电图（ECG）呈一平线或偶见心房P波。

（2）心室纤颤　心室心肌呈不规则蠕动，但无心室搏出。ECG上QRS波群消失，代之以不规则的、连续的室颤波。在心搏骤停早期最常见，约占80%。

（3）心脏电机械分离　心肌完全停止收缩，心脏无搏出，ECG上有间断出现的、宽而畸形、振幅较低的QRS波群。

以上三种类型，可互相转化，但其后果均是心脏不能有效泵血，故均应立即进行心肺复苏。

2. 心搏骤停诊断

对心搏骤停的诊断必须迅速、果断，最好在30s内明确诊断，凭以下征象即可确诊。

（1）清醒患者神志突然消失，呼之不应。

（2）大动脉（颈动脉或股动脉）搏动消失。

（3）瞳孔散大。

（4）呼吸停止或呈喘息样呼吸。

其中（1）、（2）条标准最为重要，凭此即可以确诊心搏骤停的发生。不要刻意追求动脉搏动消失，或反复测量血压、脉搏、听心音等，贻误抢救时间。瞳孔散大虽然是心搏骤停的重要指征，但反应滞后且易受药物等因素影响，所以临床上不应等瞳孔发生变化时才确诊心搏骤停。

【急救与治疗】

1. 初期复苏

（1）人工呼吸　无论何种原因所致的心搏骤停，现场抢救时的基础生命支持措施相同，即 C（Circulation）：胸外心脏按压建立人工循环；A（Airway）：保持气道通畅；B（Breathing）：人工呼吸。

① 开放气道。将患者置仰卧位，头后仰，迅速松解衣和裤带以免阻碍呼吸动作，急救者一手按住患者额部，另一手抬起颈部。如患者牙关紧闭或下颌松弛，将抬颈之手来支持下颌并使口部微张，以便于吹气。

② 当呼吸道通畅后，立即施行人工通气，以气管插管行机械通气效果最好，但在现场，无此设备，应采用口对口人工呼吸，以免延误抢救时机。急救者一手的拇指和示指捏住患者鼻孔，然后深吸一口气，以嘴唇密封住患者的口部，用力吹气，直至患者胸部隆起为止。当患者胸部隆起后即停止吹气，放开紧捏的鼻孔，同时将口唇移开，使患者被动呼气。口对口鼻人工呼吸法主要用于婴幼儿。

（2）人工循环　建立有效的人工循环，最迅速有效的是胸外心脏按压法。当确认患者无呼吸并吹气3～5次后，立即检查患者颈动脉或股动脉有无脉搏搏动，若无应及时进行胸外按压。

患者应仰卧于硬板床或地上。按压处采用两乳头连接与胸骨交叉部，胸骨下压深度为4～5cm（儿童1cm，婴幼儿2cm），操作者肘关节伸直，借助双臂和躯体重量向脊柱方向垂直下压。不能采取过快的弹跳或冲击式的按压，开始的一、二次用力可略小，以探索患者胸部的弹性，忌用力过猛，以免发生肋骨骨折、血气胸和肝脾破裂的并发症。频率为80～100次/分（婴儿100～120次/分），按压和放松的比例为1∶1。胸外心脏按压与人工通气常同时进行，以往单人操作按15∶2，双人操作按5∶1，2005年后改为，不论单人或双人操作，按压与通气比例均为30∶2。若已进行气管插管，则不考虑与心脏按压同步。

2. 后期复苏

(1) 除颤

① 心前区捶击：在确认心脏停搏后，除颤器尚未准备好的情况下，成人可试用心前区捶击的方法。

② 除颤器：据统计85%以上患者在心脏停搏前有心室纤颤，具备除颤条件者应尽快施行电除颤。除颤器分自动除颤器（AED）及手动除颤器两种。自动除颤器在院前急救使用广泛，尤其适合经过培训的非医务志愿人员。胸外心脏按压要尽可能不中断，电击一次失败者应立即开始胸外心脏按压。

(2) 复苏一线药物应用　提倡近心端静脉或气管内注药，不提倡心内注射。肾上腺素、血管加压素提高复律成功率；胺碘酮、利多卡因、阿托品、溴苄胺等抗心律失常；纳洛酮提高机体应激能力；严重低血压和周围血管低阻力可用去甲肾上腺素；复苏后低血压可用多巴胺、多巴酚丁胺等升压；不提倡常规使用碱性药物；自主呼吸恢复但不规则可用呼吸兴奋药。

3. 复苏后治疗

(1) 特异性脑复苏　主要采用低温-脱水为主的综合疗法。

① 脑低温疗法有极强的脑保护作用，可降低脑耗氧量，及早恢复能量代谢，但降温及控制温度有一定困难，并且28～32℃的中度低温对全身免疫系统、心肺功能、血液及代谢有抑制作用，因此，目前主张头部重点降温，以亚低温（34℃左右）治疗。方法：静脉滴注30℃生理盐水，外用降温毯。

② 利尿脱水是减轻脑水肿、改善脑循环的重要措施。在自主心跳恢复测得血压后，尽早使用甘露醇0.5～1g/kg，每天快速静脉滴注2～3次，以后视尿量辅用利尿药，如呋塞米20～40mg静脉注射。此外，浓缩白蛋白、血浆亦可用于脱水治疗，尤其对于低蛋白血症，胶体渗透压低的患者，联用呋塞米效果更佳。

(2) 防治并发症

① 防治脑水肿：尽早采用降温、冬眠、脱水等措施，常用

甘露醇、山梨醇等。

② 纠正酸中毒：高通气可减少二氧化碳的潴留，纠正呼吸性酸中毒，对心搏停搏时间较长，在除颤、胸外按压、气管插管、机械通气和血管收缩药治疗无效时方可用碳酸氢钠纠正酸中毒。

③ 防治多器官功能衰竭：密切观察血压、呼吸、体温、尿量及中心静脉压，水、电解质、混合静脉血氧饱和度（$S_{\bar{v}}O_2$）、静脉血二氧化碳分压（P_vCO_2）、心排血量（CO）、氧输送（DO_2）与耗氧量（VO_2）的关系、血乳酸（BLa）等指标，发现问题积极进行针对性治疗。

④ 防治感染：在抢救的护理和手术等操作过程中应强调无菌操作，并需预防性应用抗生素。发生感染者，应足量选用高敏感抗生素。

4. 脑复苏的结局

脑复苏的结局可按照 GPS（Glasgow-Pittsburgh）分级。

GPS-1 级　脑及总体情况优良：清醒、健康、思维清晰、能从事工作和正常生活，可能有轻度神经及精神障碍。

GPS-2 级　轻度脑和总体残废：清醒、可自理生活，能在有保护的环境下参加工作，或伴有其他系统的中度功能残废，不能参加竞争性工作。

GPS-3 级　中度脑和总体残废：清醒、但有脑功能障碍，依赖旁人料理生活，轻者可自行走动，重者痴呆或瘫痪。

GPS-4 级　植物状态（或大脑死亡）：昏迷、无神志、对外界无反应，可自动睁眼或发声，无大脑反应，呈角弓反张状。

GPS-5 级　脑死亡：无呼吸、无任何反射，脑电图呈平线。

四、急性呼吸衰竭

【概述】

急性呼吸衰竭（acute respiratory failure）是指患者原呼吸功

能正常，由于某种突发原因，如哮喘、感染、气道阻塞、溺水、药物中毒、中枢神经肌肉疾病抑制呼吸，机体往往来不及代偿，如不及时诊断及尽早采取有效控制措施，常可危及生命。小儿急性呼吸衰竭是新生儿和婴幼儿第一位死亡原因。以下以小儿急性呼吸衰竭为主论述。

【诊断】

1. 病因

呼吸衰竭的病因可分三大类，即呼吸道梗阻、肺实质性病变和呼吸泵异常。

（1）呼吸道梗阻　上呼吸道梗阻在婴幼儿多见。喉是上呼吸道的狭部，是发生梗阻的主要部位，可因感染、神经体液因素（喉痉挛）、异物、先天因素（喉软骨软化）引起。下呼吸道梗阻包括哮喘、细支气管炎等引起的梗阻。重症肺部感染时的分泌物、病毒性肺炎的坏死物，均可阻塞细支气管，造成下呼吸道梗阻。

（2）肺实质性病变

① 一般肺实质性病变：包括各种肺部感染如肺炎、细支气管炎、肺间质性病变、肺水肿等。

② 新生儿呼吸窘迫综合征（RDS）：主要由于早产儿肺发育不成熟，肺表面活性物质缺乏引起广泛肺不张所致。

③ 急性呼吸窘迫综合征（ARDS）：常在严重感染、外伤、大手术或其他严重疾病时出现，以严重肺损伤为特征。两肺间质和肺泡弥散的浸润和水肿为其病理特点。

（3）呼吸泵异常　呼吸泵异常包括从呼吸中枢、脊髓到呼吸肌和胸廓各部位的病变，共同特点是引起通气不足。呼吸泵异常还可导致排痰无力，造成呼吸道梗阻、肺不张和感染，使原有的呼吸衰竭加重。胸部手术后引起的呼吸衰竭也常属此类。

2. 呼吸衰竭类型

（1）低氧血症型呼吸衰竭　又称Ⅰ型呼吸衰竭或换气障碍型

呼吸衰竭。主要因肺实质性病变引起。血气主要改变为动脉血氧分压下降，这类患儿在疾病早期常伴有过度通气，故动脉血二氧化碳分压常降低或正常。若合并呼吸道梗阻因素，或疾病后期，二氧化碳分压（PCO_2）也可增高。由于肺部病变，肺顺应性下降，换气功能障碍是主要的病理生理改变，通气/血流比例失调是引起血氧下降的主要原因，也大多有不同程度的肺内分流增加。

（2）通气功能衰竭　又称Ⅱ型呼吸衰竭。动脉血气改变特点是PCO_2增高，同时氧分压（PO_2）下降，可由肺内原因（呼吸道梗阻、生理无效腔增大）或肺外原因（呼吸中枢、呼吸肌或胸廓异常）引起。这类患儿若无肺内病变，则主要问题是二氧化碳潴留及呼吸性酸中毒。缺氧与呼吸性酸中毒是重症肺炎的主要死因。在危重肺炎的抢救中，关键是改善通气功能，纠正缺氧和呼吸性酸中毒。单纯通气不足所致的低氧血症不会很重，而且治疗较易。

3. 临床表现

（1）呼吸的表现　因肺部疾病所致呼吸衰竭，常有不同程度的呼吸困难、三凹征、鼻扇等。呼吸次数多增快，到晚期可减慢。中枢性呼吸衰竭、呼吸道梗阻性呼吸衰竭，主要表现为呼吸节律的改变或暂停，多见于婴儿。但小儿呼吸衰竭在患儿呼吸方面的表现可不明显。

（2）缺氧与二氧化碳潴留的影响　早期缺氧的重要表现是心率增快、缺氧开始时血压可升高，继则下降。此外，尚可有面色发青或苍白。急性严重缺氧开始时烦躁不安，进一步发展可出现神志昏迷、惊厥。当PaO_2在5.3kPa（40mmHg）以下时，脑、心、肾等重要器官供氧不足，严重威胁生命。

二氧化碳潴留的常见症状有出汗、烦躁不安、意识障碍等。由于体表毛细血管扩张，可有皮肤潮红、嘴唇暗红、眼结膜充血。早期或轻症表现为心率快，血压升高，严重时血压下降，年长儿可伴有肌肉震颤等，但婴儿并不多见。二氧化碳潴留的确切诊断要靠血气分析。一般认为 $PaCO_2$ 升高到 10.6kPa（80mmHg）左右，临床可有嗜睡或谵妄，重者出现昏迷，其影响意识的程度与 $PaCO_2$ 升高的速度有关。若 $PaCO_2$ 在数天内逐渐增加，则机体有一定的代偿和适应性，血 pH 值可只稍低或在正常范围，对患儿影响较小。若通气量锐减，$PaCO_2$ 突然增高，则血 pH 值可明显下降，当降至 7.20 以下时，将严重影响循环功能及细胞代谢，危险性极大。二氧化碳潴留的严重后果与动脉 pH 值的下降有重要关系。缺氧和二氧化碳潴留往往同时存在，临床所见常是二者综合的影响。

（3）呼吸衰竭时其他系统的变化

① 神经系统：烦躁不安是缺氧的早期表现，年长儿可有头痛。动脉 pH 值下降，二氧化碳潴留和低氧血症严重者均可影响意识，甚至昏迷、抽搐，症状轻重与呼吸衰竭发生速度有关。因肺部疾病引起的呼吸衰竭可导致脑水肿，发生中枢性呼吸衰竭。

② 循环系统：早期缺氧心率加快，血压也可升高，严重者血压下降，也可有心律失常。唇和甲床明显发绀是低氧血症的体征，但贫血时可不明显。

③ 消化系统：严重呼吸衰竭可出现肠麻痹，个别病例可有消化道溃疡、出血，甚至因肝功能受损，而出现谷丙转氨酶增高。

④ 水和电解质平衡：呼吸衰竭时血钾多偏高，血钠改变不大，部分病例可有低钠血症。呼吸衰竭时有些病例有水潴留倾向，有时发生水肿，呼吸衰竭持续数天者，为代偿性酸中毒，血浆氯多降低。长时间重度缺氧可影响肾功能，严重者少尿或无尿，甚至造成急性肾衰竭。

4. 其他辅助检查

酸碱度、标准碳酸氢盐（SB）与实际碳酸氢盐（AB）、碱剩余（BE）或碱缺失（-BE）、二氧化碳结合力（CO_2CP）、血浆二氧化碳总量（$T-CO_2$）、动脉血氧分压（PaO_2），并可根据临床需要选择 X 线胸片、心电图、B 超、脑 CT 等检查。

临床鉴别各种病因引起的呼吸衰竭，首先须排除心内解剖分流和原发于心排出量降低等病因引起的 PaO_2 下降和 $PaCO_2$ 升高。

【急救与治疗】

急性呼吸衰竭的病程视原发病而定,严重者可于数小时内导致死亡,亦可持续数天到数周,演变成慢性呼吸衰竭。若原发病能治愈,患儿或可自行恢复。患儿年龄可影响病程,婴儿呼吸衰竭常在短时间内即可恢复或导致死亡,年长儿通常不致发展到呼吸衰竭的地步,一旦发生,则治疗较难,且所需时间常比婴儿长。开始抢救的时间对病程长短也有重要影响,并直接影响预后。错过时机的过晚抢救,会造成被动局面,大大延长治疗时间,甚至造成脑、心、肾等重要生命器官的不可逆损害。

现代呼吸衰竭抢救技术能使大多数患儿获救,关键在于要防止抢救过程中的一系列并发症和医源性损伤,尤其是呼吸道感染。

五、急性肾衰竭

【概述】

急性肾衰竭(acute renal failure,ARF)属临床危重症。该病是一种由多种病因引起的急性肾损害,可在数小时至数天内使肾单位调节功能急剧减退,以致不能维持体液电解质平衡和排泄代谢产物,而导致高血钾、代谢性酸中毒及急性尿毒症综合征,此综合征临床称为急性肾衰竭。

【诊断】

1. 临床表现

急性肾衰竭根据临床表现和病程的共同规律,一般分为少尿或无尿期、多尿期和恢复期三个阶段。

(1)少尿或无尿期 少尿期的临床表现主要是恶心、呕吐、头痛、头晕、烦躁、乏力、嗜睡以及昏迷。由于少尿期体内水、钠的蓄积，患者可出现高血压、肺水肿和心力衰竭。当蛋白质的代谢产物不能经肾脏排泄，造成含氮物质在体内积聚时出现氮质血症。如同时伴有感染、损伤、发热，则蛋白质分解代谢加快，血中尿素氮、肌酐快速升高，即形成尿毒症。

非少尿型急性肾衰竭，指患者在进行性氮质血症期内每天尿量持续在500mL以上，甚至1000~2000mL。非少尿型的发生率近年来有增加趋势，高达30%~60%。其原因与肾毒性抗生素广泛应用和利尿药（如呋塞米、甘露醇等）的早期应用等有关。

（2）多尿期 每天尿量达2.5L称多尿，急性肾衰竭多尿早期常见尿量逐渐增多，如在少尿或无尿后24h内尿量出现增多并超过400mL时，可认为是多尿期的开始，多尿期大约持续2周时间，每天尿量可成倍增加，多尿期第3~5天可达1000mL，随后每天尿量可达3~5L；进行性尿量增多是肾功能开始恢复的一个标志，但多尿期的开始阶段尿毒症的症状并不改善，甚至会更严重；当尿素氮开始下降时，病情才逐渐好转。多尿期早期仍可发生高钾血症，持续多尿可发生低钾血症、失水和低钠血症。此外，此期仍易发生感染、心血管并发症和上消化道出血等。故应密切观察水、电解质和酸碱平衡情况。

多尿期临床表现主要是体质虚弱、全身乏力、心悸、气促、消瘦、贫血等。这一时期由于肾功能未完全恢复，患者仍处于氮质血症状态，抵抗力低下，很容易发生感染、上消化道出血和心血管并发症等，因此仍有一定的危险性。

（3）恢复期 根据病因、病情轻重程度、多尿期持续时间、并发症和年龄等因素，急性肾衰竭患者在恢复早期变异较大，可毫无症状，自我感觉良好，或体质虚弱、乏力、消瘦；当血尿素氮和肌酐明显下降时，尿量逐渐恢复正常。除少数外，肾小球滤过功能多在3~6个月内恢复正常。但部分病例肾小管浓缩功能不全可持续1年以上。若肾功能持久不恢复，可能提示肾脏遗留有永久性损害。

2. 常见急性肾衰竭

（1）肾前性急性肾衰竭 在低血容量状态或有效循环容量不

足的情况下,可以出现肾前性急性肾衰竭,此时如果及时补充血容量,肾功能可快速恢复,补液试验可资鉴别。此时尿沉渣检查往往改变轻微,尿诊断指数对诊断有较大意义。

(2)尿路梗阻性急性肾衰竭 具有泌尿系结石、肿瘤、前列腺肥大或膀胱颈口硬化等原发病表现,影像学检查可见肾盂、输尿管扩张或积液,临床上可有多尿与无尿交替出现,诊断往往不难。

(3)肾内梗阻性急性肾衰竭 高尿酸血症、高钙血症、多发性骨髓瘤等疾病伴急性肾衰竭时,常为管型阻塞肾小管致肾内梗阻引起。检查血尿酸、血钙及免疫球蛋白、轻链水平,有助于做出诊断。

(4)急性肾小管坏死性急性肾衰竭 往往由于肾脏缺血、中毒引起,常见原因为有效容量不足致肾脏较长时间的缺血,可见于大手术、创伤、严重低血压、败血症、大出血等多种情况;肾毒性物质主要包括氨基糖苷类抗生素、利福平、非类固醇类消炎药、造影剂等药物的使用,接触重金属及有机溶剂,或蛇毒、毒蕈、鱼胆等生物毒素也是急性肾衰竭中最常见的类型,在临床上往往经历典型的少尿期、多尿期等过程。不同药物引起的急性肾衰竭各有不同特点,把握其特点对诊断有较大帮助。

(5)肾小球疾病所致急性肾衰竭 见于急进性肾小球肾炎、急性重症链球菌感染后肾小球肾炎以及各种继发性肾脏疾病,此类患者往往有大量蛋白尿,血尿明显,抗中性粒细胞细胞质抗体、补体、自身抗体等检查有助于诊断。

(6)肾脏血管疾病所致急性肾衰竭 溶血性尿毒症综合征、血栓性血小板减少性紫癜、恶性高血压均可以导致急性肾衰竭。溶血性尿毒症综合征常见于儿童,而血栓性血小板减少性紫癜常有神经系统受累,恶性高血压根据舒张压超过130mmHg,伴眼底Ⅲ级以上改变,诊断不难。

(7)肾间质疾病所致急性肾衰竭 急性间质性肾炎是导致急性肾衰竭的主要原因之一,约70%是由于药物过敏引起,可占到全部急性肾衰竭的30%左右,这种患者在临床上常见药物过敏的全身表现，如发热、皮疹等，可有尿白细胞尤其是嗜酸性粒细胞增多，血常规也可见嗜酸性粒细胞增多、血免疫球蛋白E（IgE）升高等表现。另外，多种病原微生物的感染，也可以引起急性间质性肾炎。

3. 辅助检查

尿液检查、血常规检查、肾小球滤过功能检查、血气分析、血电解质检查、肝功能检查、出血倾向检查等。

【急救与治疗】

积极治疗引起急性肾小管坏死的各种诱因和原发病，如及时纠正肾血流量不足，早期解除肾血管痉挛、缺氧，积极预防和治疗感染、彻底清除创伤坏死组织，并密切观察肾功能和尿量；合理使用抗生素、利尿药；对原有肾脏疾病、糖尿病和老年患者施行静脉尿路X线造影检查时，要特别注意造影剂的使用剂量等。总之，对急性肾衰竭患者应按以上原则认真处理，尽量预防其发展为不可逆性肾衰竭。

供给患者足够的热量：热量供给以易消化的碳水化合物为主，可多用水果，配以麦淀粉面条、麦片、饼干或其他麦淀粉点心，加少量米汤或稀粥。高生物价低蛋白质饮食：急性肾衰竭患者在少尿期，每日应供给15～20g高生物价低蛋白饮食，这样既照顾了患者肾功能不全时的排泄能力，又酌量维持患者营养需要。

急性肾衰竭是临床重危病，各种类型的急性肾衰竭一旦形成，病死率较高。近年统计平均病死率在40%～50%。肾前性肾功能衰竭如适当治疗多可恢复。

六、弥散性血管内凝血

【概述】

弥散性血管内凝血（disseminated intravascular coagulation,

DIC）是一种综合征，可发生于许多疾病。在某些诱发因素作用下，微循环中广泛而散在地发生血小板聚集、纤维蛋白沉积或血液凝固，导致血小板和凝血因子被大量消耗，继而纤维蛋白溶解（纤溶）系统被激活，临床上出现各受损脏器的功能障碍和广泛而严重的出血。

【诊断】

1. 病因

（1）感染　细菌感染，如脑膜炎球菌、铜绿假单胞菌败血症、溶血性链球菌性败血症等；病毒感染，如流行性出血热、重症肝炎、登革热等。

（2）妊娠及分娩并发症　如羊水栓塞、感染性流产、前置胎盘、滞留死胎、妊娠毒血症、葡萄胎、子宫破裂等。

（3）创伤、外科疾病及手术　如大面积烧伤、挤压伤、骨折、体外循环、毒蛇咬伤、巨大海绵窦血管瘤、脑组织损伤、肾移植排斥反应、手术等。

（4）恶性肿瘤　如肺癌、乳腺癌、胃癌、结肠癌、胰腺癌、前列腺癌、卵巢癌等转移，急性早幼粒细胞白血病等急性白血病、恶性组织细胞病等。

（5）儿科疾病　如新生儿感染、严重特发性呼吸窘迫综合征、溶血尿毒症综合征、新生儿窒息、新生儿硬化病等。

（6）其他疾病　如感染性休克、药物过敏、肝硬化、急性出血性胰腺炎、暴发型紫癜等。

2. 临床表现

（1）出血　常见，常为首发症状。高凝状态时一般无出血，转入低凝状态时出血明显且逐渐加重，在继发性纤溶亢进时出血更严重。表现为皮肤出血点及瘀斑、牙龈及鼻出血、消化道出血，严重者泌尿道出血或颅内出血，穿刺部位或伤口渗血不止。

（2）不易用原发病解释的微循环衰竭或休克　幼婴可表现为

面色苍白或青灰、发绀、精神萎靡、肢端凉、尿少等。

（3）血管栓塞症状　各器官可因微血管栓塞发生功能障碍，以肝、肾、消化道症状多见，表现为恶心、呕吐、腹痛、消化道出血、肝功能受损、尿少、血尿甚至肾衰竭。肺栓塞可出现胸痛、呼吸困难、发绀、咯血、呼吸衰竭等。脑栓塞可出现昏迷、惊厥。

（4）微血管病性溶血性贫血　轻者除轻度贫血外可无明显症状，重者表现为发热、黄疸、腰背疼痛、血红蛋白尿、中重度贫血等。

3. 鉴别诊断

（1）重症肝病与弥散性血管内凝血的鉴别　肝病引起的出血常伴有肝功能明显受损（如肝酶增高、黄疸等）以及肝脏影像学方面的明显改变，而由 DIC 引起的肝脏损害这方面的改变往往不明显。肝病引起的出血抑或是肝病并发了 DIC 出现的出血，两者都会出现多项 DIC 筛选试验阳性，但前者往往会相对稳定而后者却可能有明显的动态变化，这一点对鉴别两者常常很重要。

（2）血小板减少性疾病与弥散性血管内凝血的鉴别　血小板减少性疾病包括特发性血小板减少性紫癜和继发性血小板减少性紫癜，出血以皮肤、黏膜为主，多表现为散在的出血点或小的瘀斑，内脏出血相对少见；而 DIC 则常常表现为大片的皮肤瘀斑或皮下血肿，且内脏出血相对多见。两者血常规都有血小板减少，但血小板减少性疾病多项凝血试验都正常或大致正常，而 DIC 则会有多项凝血试验异常，这一点对两者的鉴别极为重要。

（3）原发性纤维蛋白溶解亢进与弥散性血管内凝血的鉴别　纤溶系统活性异常增强，导致纤维蛋白过早、过度破坏和/或纤维蛋白原等凝血因子大量降解，并引起出血，即为纤维蛋白溶解亢进（纤溶亢进）。原发性纤溶亢进发生在无异常凝血的情况下，又可分先天性（如 α_2 纤溶酶抑制剂缺乏、纤溶酶原激活物抑制物-1缺乏、纤溶酶原激活物增多）和获得性（如严重肝脏疾病、肿瘤、手术和创伤、溶栓治疗）两种，以后者居多。继发性纤溶亢进是指继发于血管内凝血的纤溶亢进，主要见于弥散性血管内凝血。纤溶亢进临床上主要表现为出血，尤以皮肤相互融合的大片瘀斑为特征。

一般来说，原发性纤溶亢进时，由于没有病理性凝血酶的生成，抗凝血酶水平正常、鱼精蛋白副凝试验阴性、D-二聚体不应增多，而在继发性纤溶亢进（DIC）时，则上述相关试验阳性，这一点对鉴别原发性纤溶亢进与继发性纤溶亢进很有意义。

4. 辅助检查

血小板计数、血浆纤维蛋白原含量、凝血酶原时间测定、凝血酶时间测定等。

5. DIC 的诊断标准

（1）有诱发 DIC 的基础疾病。

（2）具备下列临床表现中两项以上

① 反复、严重或多部位出血倾向，不易用原发病解释。

② 不明原因的顽固性低血压状态或休克，伴其他微循环障碍的表现。

③ 出现提示肺、肾、脑、肝、皮肤、皮下及肢体栓塞或坏死的症状或体征，其中与原发病不符合的急性肾功能不全及肺功能不全最具诊断价值。

④ 有原发病不易解释的迅速发展的进行性贫血。

⑤ 肝素或其他抗凝治疗有效。

（3）实验室检查符合下列标准

① 同时出现下列三项异常：血小板减少（低于 $100 \times 10^9/L$）或进行性减低；血浆纤维蛋白原降低（低于 1500mg/L 或进行性减低）；凝血酶原时间较正常（12～13s）延长 3s 以上。

② 如以上三项指标中两项不正常，则必须有下列五项中 1～2 项以上异常：凝血酶时间延长 5s 以上（正常 16s）；血浆鱼精蛋白副凝试验（"3P"试验）阳性或纤维蛋白降解产物（FDP）

定量高于 $10\sim20\mu g/mL$（$10\sim20mg/L$）；白陶土部分凝血活酶时间（KPTT）较正常高限 $[(45\pm5)s]$ 延长 10s 以上；优球蛋白溶解时间短于 120min 或血浆中纤溶酶原定量减低；血片中可见红细胞碎片及其裂体细胞达 0.02 以上。

某些疾病，如白血病、重症肝炎及流行性出血热等，在临床上及实验室检查方面，与 DIC 有许多相似之处，而此类疾病又易于并发 DIC。此时，其 DIC 诊断标准应更加严格。

【急救与治疗】

DIC 一旦确诊，积极治疗原发病至关重要。积极处理休克，维持血流灌注，保护好心、肺、肾功能。

1. 替代治疗

患者如有明显出血或在消耗性低凝期和继发性纤溶期，血小板、纤维蛋白原及凝血因子均降低，应适当补充凝血因子、输注新鲜冰冻血浆（FFP）、冷沉淀（富含纤维蛋白原、凝血因子Ⅷ、纤维连接蛋白）、浓缩血小板等。

2. 肝素治疗

尽管肝素治疗 DIC 由来已久，但目前仍有争议。使用指征如下。

① 证实有纤维蛋白的沉积，如皮肤坏死、暴发性紫癜、肢端缺血或静脉血栓栓塞，但临床上这种机会似乎很少。

② 持续出血、经积极替代治疗后血小板和凝血因子仍不上升。以肝素中和凝血酶活性，继之以补充性治疗，常可成功地止血并使凝血因子上升、实验室指标改善。

3. 纤溶抑制剂治疗

纤溶抑制剂阻断 DIC 的代偿机制、妨碍组织灌注的恢复。阻止血块溶解的同时常带来肾损害不能恢复的后果，近年来不主张使用。氨基己酸（EACA）、氨甲环酸尿路内浓度高，易因血块形成而梗阻尿路，故 DIC 伴血尿者最好改用抑肽酶。

预防针对溶血性贫血、过敏性休克等，及时给予肾上腺皮质激素治疗，防止发展为弥散性血管内凝血。

七、急性上消化道出血

【概述】

急性上消化道出血（acute upper gastrointestinal bleeding）是指屈氏韧带以上的消化道包括食管、胃、十二指肠、上段空肠、胆道及胰管的急性出血。短时间内出血若超过1000mL或达血容量20%的出血，则为急性大量出血。临床主要表现为呕血与黑粪。我国发病最常见的病因是消化性溃疡、肝硬化所致的食管-胃底静脉曲张破裂、急性胃黏膜病变及胃癌等。

【诊断】

（1）呕血与黑粪　一般幽门以上部位出血常表现为呕血与黑粪，幽门以下部位出血主要表现为黑粪。应注意询问次数、量、性状，应注意与咯血鉴别。

（2）全身表现　一般出血仅有程度不等的缺血症状，大量出血或出血速度过快时可发生休克。

（3）原发病的表现　如消化性溃疡常有反复发作的中上腹痛史，用抗酸解痉药物常可以镇痛；应激性溃疡常有明确的创伤史；做过胃大部切除术的患者要考虑发生吻合口溃疡出血的可能性；肝硬化门静脉高压症患者常有血吸虫病或肝炎病史，以往吞钡检查可见有食管-胃底静脉曲张；恶性肿瘤患者多有乏力、食欲不振、消瘦、贫血等表现；胆道出血患者常有右上腹痛、黄疸、呕血的三联症。

（4）纤维内镜检查　是诊断上消化道出血病因的首选方法，不仅可以发现出血的部位和原因，而且有助于判断再出血的可能性，决定是否需要急诊手术。另外，选择性血管造影、吞线试验等也有助于确诊。

【急救与治疗】

（1）一般处理

① 卧床休息，密切观察生命体征，尿量，呕血及黑粪的次数、量和性状等。

② 保持安静，必要时应用地西泮（安定）等镇静药。

③ 一般给流质饮食，若为食管静脉曲张破裂出血应禁食24～48h。

（2）积极控制出血

① 食管及胃底静脉曲张破裂出血可用三腔双气囊管压迫止血，并可使用垂体后叶素。

② 胃内出血可用冰盐水洗胃，纤维内镜直视下止血，西咪替丁加入10％葡萄糖溶液中静脉滴注，经胃管注入去甲肾上腺素等。

③ 选用止血药物。

（3）输血、输液。

（4）病因治疗。

（5）经内科治疗无效，反复出血不止应紧急手术治疗。

由于各种止血方法的不断改进，约80％的上消化道出血患者可经非手术治疗达到止血目的。对部位不明确的上消化道大出血，经过积极的初步处理后，未能有效控制，且生命体征仍不稳定的患者，应早期行急诊剖腹探查，以期找到病因，彻底止血。

八、大咯血

【概述】

大咯血（great hemoptysis）是指1次咯血量超过100mL，或24h内咯血量超过600mL以上者。对咯血患者病情严重程度的判断，应结合患者的一般情况，包括营养状况、面色、脉搏、呼吸、血压以及有否发绀等，进行综合判断。对那些久病体衰或年迈咳嗽乏力者,即使是少量咯血亦可造成患者窒息死亡,故对这类患者亦应按照大咯血的救治原则进行救治。

【诊断】

1. 病因

肺脏有两组血管,即肺循环和支气管循环。起于右心室动脉圆锥的肺动脉及其分支为低压系统,提供着肺脏约95%的血供。支气管动脉发自于主动脉,为高压系统,一般向肺脏提供约5%的血液,其主要向气道和支撑结构供血。据统计,在大咯血患者当中90%的出血来自支气管循环,而出血来自肺循环者仅占10%左右。目前已知可引起咯血的疾病有近100种。

2. 临床表现

反复咯血可长达数年或数十年,程度不等,从少量血痰到大量咯血不等,咯血量与病情严重程度有时不一致。有些患者平素无咳嗽、咳痰等呼吸道症状,以反复咯血为主要表现。

3. 检查

(1) 血液学检查 炎症时白细胞总数常增多,并有核左移。如发现有幼稚型白细胞则应考虑白血病的可能。嗜酸性粒细胞增多常提示有寄生虫病的可能。

(2) 痰液检查 通过痰涂片和培养,查找一般致病菌、结核分枝杆菌、真菌、寄生虫卵及肿瘤细胞等。

(3) 胸部X线检查 胸部X线片对咯血的诊断意义重大,故应作为常规检查项目。要求多个体位投照,必要时还应加照前弓位、点片及断层片。胸片上出现沿支气管分布的卷发状阴影,多提示支气管扩张症;液平多见于肺脓肿;实质性病变多考虑肺部肿瘤。

(4) 胸部CT检查 是一项非侵袭性检查,对肺功能障碍者较为安全。但对活动性大咯血患者,一般应在咯血停止后进行。与普通X线胸片相比,在发现与心脏及肺门血管重叠的病灶及局部小病灶等方面,CT检查有其独特的优势。

(5) 支气管镜检查　对大咯血病因诊断不清，或经内科保守治疗止血效果不佳者，目前多主张在咯血期间及早施行支气管镜检查。

(6) 其他　如支气管造影、血管造影、同位素扫描等。

【急救与治疗】

1. 一般处理

指导患者取患侧卧位，消除患者的紧张和恐惧心理。咯血期间，应尽可能减少一些不必要的搬动。同时，鼓励患者咳出滞留在呼吸道的陈血，以免造成呼吸道阻塞和肺不张。对年老体弱患者，不宜服用镇咳药。对肺功能不全者，禁用吗啡、哌替啶，以免抑制咳嗽反射，造成窒息。

2. 止血治疗

(1) 药物止血

① 垂体后叶素可直接作用于血管平滑肌，具有强烈的血管收缩作用。

② 血管扩张药通过扩张肺血管，降低肺动脉压；同时体循环血管阻力下降，回心血量减少，肺内血液分流到四肢及内脏循环当中，起到"内放血"的作用。对于使用垂体后叶素禁忌的高血压、冠心病、肺源性心脏病及妊娠等患者尤为适用。对血容量不足患者，应在补足血容量的基础上再用此药。

③ 阿托品、山莨菪碱对大咯血患者亦有较好的止血效果。此外亦有采用异山梨酯及氯丙嗪等治疗大咯血，并取得一定疗效。

④ 其他止血药，如减少毛细血管渗漏的卡巴克络；参与凝血酶原合成的维生素K；对抗肝素的鱼精蛋白以及中药云南白药、各种止血粉等。

(2) 支气管镜的应用　对采用药物治疗效果不佳的顽固性大咯血患者，应及时进行纤维支气管镜检查。目前借助支气管镜采用的常用止血措施有：①支气管灌洗；②局部用药；③气囊填塞。

（3）动脉栓塞治疗的应用　根据肺部受支气管动脉和肺动脉的双重血供，两套循环系统间常存在潜在交通管道，并具有时相调节或相互补偿的功能。近年来，动脉栓塞术已被广泛应用于大咯血患者的治疗。尤其是对于双侧病变或多部位出血；心、肺功能较差不能耐受手术或晚期肺癌侵及纵隔和大血管者，动脉栓塞治疗是一种较好的替代手术治疗的方法。

（4）放射治疗　对不适合手术及支气管动脉栓塞的晚期肺癌及部分肺部曲菌感染引起大咯血的患者，局限性放射治疗可能有效。推测放射治疗引起照射局部的血管外组织水肿，血管肿胀和坏死，造成血管栓塞和闭锁，起到止血效果。

3. 手术治疗

绝大部分大咯血患者，经过上述各项措施的处理后出血都可得到控制。然而，对部分虽经积极的保守治疗，仍难以止血，且其咯血量之大直接威胁生命的患者，应考虑外科手术治疗。

4. 并发症的治疗

（1）窒息　大咯血患者的主要危险在于窒息，这是导致患者死亡的最主要原因。因此，在大咯血的救治过程中，应时刻警惕窒息的发生。一旦发现患者有明显胸闷、烦躁、喉部作响、呼吸浅快、大汗淋漓、一侧（或双侧）呼吸音消失，甚至神志不清等窒息的临床表现时，应立即采取措施，全力以赴地进行抢救。

（2）失血性休克　若患者因大量咯血而出现脉搏细速、四肢湿冷、血压下降、脉压差减少，甚至意识障碍等失血性休克的临床表现时，应按照失血性休克的救治原则进行抢救。

（3）吸入性肺炎　咯血后，患者常因血液被吸收而出现发热，体温38℃左右或持续不退，咳嗽剧烈，白细胞总数升高、核左移、胸片示病变较前增多，常提示合并有吸入性肺炎或结核病灶播散，应给予充分的抗生素或抗结核药物治疗。

（4）肺不张　由于大量咯血，血块堵塞支气管；或因患者极度虚弱，镇静药、镇咳药的用量过度，妨碍了支气管内分泌物和血液排出,易造成肺不张。肺不张的处理,首先是引流排血或排痰,并鼓励和帮助患者咳嗽。若肺不张时间不长,可试用氨茶碱、α-糜蛋白酶等,雾化吸入,湿化气道,以利于堵塞物的排出。当然消除肺不张的最有效办法,是在纤维支气管镜下进行局部支气管冲洗,清除气道内的堵塞物。

第三章 内科常见急症

第一节 呼吸内科急症

一、支气管哮喘

【概述】

支气管哮喘（bronchial asthma）简称哮喘，是气道的一种慢性变态反应性疾病，它是由肥大细胞、嗜酸性粒细胞、淋巴细胞等多种炎症细胞介导的气道非特异性炎症。本病半数以上在12岁之前发病。临床上除了典型的支气管哮喘外，另有非典型的支气管哮喘，又称"咳嗽变异性哮喘"，以顽固性咳嗽为唯一的临床表现，无喘息症状，故易被误诊为支气管炎等疾病。

【诊断】

典型的支气管哮喘发作时，会出现反复发作的胸闷、气喘，及呼吸困难、咳嗽等症状。在夜间或凌晨发作和加重是哮喘的特征之一。哮喘患者在不发作时可无任何症状和体征。

1. 症状

反复发作的喘息史，发作时带哮鸣音的呼气性呼吸困难，可自行缓解或用支气管解痉药可缓解。哮喘急性发作主要为不同程度的呼吸困难或胸闷。轻度发作仅活动时喘息或胸闷，呼吸稍快，肺部闻及中度哮鸣音；中度发作呼吸明显增快，呼吸费力，两肺有明显哮鸣音；重度发作患者常被迫前倾坐位，张口喘息，烦躁不安，大汗，发绀，语不成句，心率超过 120 次/分，双肺闻及显著哮鸣音；危重者呼吸缓慢无力，意识不清，甚至昏迷。

非典型发作需结合 X 线检查、肺通气功能检查结果作出诊断。激发试验证实不典型或轻症哮喘患者存在气道高反应性。

2. 临床分型

根据有无过敏原和发病年龄的不同，临床上将哮喘分为外源性哮喘和内源性哮喘（表 3-1）。

表 3-1 外源性哮喘和内源性哮喘的比较

外源性哮喘	内源性哮喘
有已知的过敏原	无已知的过敏原
多有过敏史	少有过敏史（7%）
家族过敏史多见	家族过敏史少见（20%）
多有明显季节性	可常年发作
常在童年、青少年发病	多在成年发病
间隙性发作	多持续性发作
过敏原皮试阳性	过敏原皮试阴性
IgE 测定多增加	IgE 正常或偏低
嗜酸性粒细胞增多	嗜酸性粒细胞正常或稍增多

3. 哮喘的分期

根据临床表现可分为急性发作期、慢性持续期和临床缓解期。急性发作期是指气促、咳嗽、喘息、胸闷或以上症状的组合进行性加重；慢性持续期是指每周均不同频度和（或）不同程度地出现症状（喘息、气急、胸闷、咳嗽等）；临床缓解期是指经过治疗或未经治疗，症状、体征消失；肺功能恢复到急性发作前水平，并持续 3 个月以上。

4. 辅助检查

变应原检测、肺功能测定、胸部 X 线检查、痰液中嗜酸性粒细胞或中性粒细胞计数等。

【急救与治疗】

(1) 控制急性发作

① 轻度发作：沙丁胺醇（舒喘灵）每次口服 4~8mg，每日 2 次；或气雾剂吸入，每日 2~3 次，每次 0.1~0.2mg。特布他林亦可应用，并可口服氨茶碱 100mg，每日 3 次。

② 中重度发作：琥珀酸氢化可的松每日 300~500mg，分次静脉滴注，症状控制后改用泼尼松片口服维持治疗；氨茶碱 0.125~0.2g/次，稀释后静脉缓慢注射或静脉滴注，每日总量少于 1.2g，缓解后口服茶碱控释片，应用中注意毒性反应；β_2 受体激动药沙丁胺醇 1~2 喷/次，每日 2~3 次；上述药物治疗无效应及早作气管插管和呼吸机辅助治疗。

(2) 辅助治疗 吸氧，补充液体和钾、钠离子，重症哮喘适当输注 5% 碳酸氢钠纠正代谢性酸中毒，应用祛痰药以促进排痰，用抗生素防治感染。

(3) 针对哮喘病因的治疗 消除病因，减轻气道炎症，避免引起哮喘发作的变应原和其他非特异性刺激，去除各种诱发因素，慢性哮喘应较长时间地应用吸入型糖皮质激素。

(4) 缓解期处理

① 脱敏治疗。

② 色甘酸钠、糖皮质激素吸入，酮替芬或曲尼司特口服。

二、重症哮喘

【概述】

哮喘病急性发作期按病情分为轻度、中度、重度和危重型哮喘。重症哮喘包括重度和危重型哮喘。重症哮喘发作持续 24h 以上，常规疗法不能缓解，称哮喘持续状态，包括在重度或危重型哮喘之中。

【诊断】

1. 重度哮喘

患者休息状态下也存在呼吸困难，端坐呼吸；说话受限，只能说字，不能成句。常有烦躁、焦虑、发绀、大汗淋漓。呼吸频率常>30次/分，辅助呼吸肌参与呼吸运动。双肺满布响亮的哮鸣音，脉率>110次/分。常有奇脉。使用β_2受体激动药后呼气峰值流速（PEFR）或1秒用力呼气容积（FEV_1）<50%正常预计值或本人平时最高值，或<100L/min，或疗效<2h。最大呼气流量（PEF）昼夜变异率>30%。吸入空气情况下，$PaCO_2$>45mmHg，PaO_2<50mmHg，SaO_2<91%~92%，pH值降低。

2. 危重型哮喘

除上述重度哮喘的表现外，患者常不能讲话，嗜睡或意识模糊，呼吸浅快，胸腹矛盾运动，三凹征，呼吸音减弱或消失（沉默肺），心动徐缓，动脉血气表现为严重低氧血症和呼吸性酸中毒，提示危险征兆，患者呼吸可能很快停止，于数分钟内死亡。原因可能为广泛痰栓阻塞气道，呼吸肌疲劳衰竭，或并发张力性气胸、纵隔气肿。总体上根据其临床特点，危重型哮喘可分为两种基本类型。

（1）缓发持续型（致死哮喘Ⅰ型）　此型多见于女性，占致死性哮喘的80%~85%。患者症状控制不理想，常反复发作，或长时间处于哮喘持续状态不能缓解，常规治疗效果不佳，病情进行性加重，在几天甚至几周内恶化，以迟发性炎症反应为主，病理改变为气道上皮剥脱，黏膜水肿、肥厚，黏膜下嗜酸性粒细胞浸润，黏液栓堵塞。

（2）突发急进型（致死哮喘Ⅱ型）　此型较少见，主要发生在青壮年，尤其是男性患者。病情突然发作或加重，若治疗不及时，可于短时间内（几小时甚至几分钟内）迅速死亡，故也称之为急性窒息性哮喘。以速发性炎症反应为主,主要表现为严重气道痉挛,病理变化气道黏膜下以中性粒细胞浸润为主,而气道内无黏液栓。若治疗及时,病情可迅速缓解。

【急救与治疗】

重症哮喘就是胸闷气喘发作很严重,出现突发胸闷、气喘气急、呼吸困难,查血气时会有严重缺氧、二氧化碳潴留的情况,会有呼吸衰竭的存在,用一般的解痉平喘药物症状缓解不明显,严重的需要气管插管或者进行机械通气治疗,如果合并有呼吸衰竭的情况,除了插管、机械治疗外还要输液。

(1) 根据心脏及脱水情况,补液每日2000~3000mL,以纠正脱水及稀释痰液。

(2) 持续雾化吸入β_2受体激动药,如沙丁胺醇或特布他林或福莫特罗等。必要时可加用溴化异丙托品持续雾化吸入。

(3) 抗胆碱能药物 吸入抗胆碱能药物,如异丙托溴铵(溴化异丙托品),其扩张支气管的作用较β_2受体激动药弱,起效也较缓慢,但不良反应很少,可与β_2受体激动药联合吸入治疗,使支气管扩张作用增强并持久,尤其适用于夜间哮喘及痰多的患者。

(4) 一旦确诊患者为重症哮喘,就应在应用支气管扩张药的同时,及时足量从静脉快速给予糖皮质激素,待病情控制和缓解后再逐渐减量。糖皮质激素应用琥珀酸氢化可的松300~1000mg/d、甲泼尼龙80~320mg或地塞米松10~30mg/d静脉滴注。

(5) 氨茶碱0.25g加入液体250mL中静脉滴注,每日不超过0.75g。有条件时应监测血药浓度(维持在8~15g/mL)。首剂氨茶碱静滴或静推(不少于20min)。

(6) 氧疗 原则上都应吸氧,吸氧流量为1~3L/min,吸氧浓度一般不超过40%。负氧离子能有效加强气管黏膜上皮的纤毛运动,影响上皮绒毛内呼吸酶的活性,改善肺泡的分泌功能及肺的通气和换气功能,从而具有缓解支气管痉挛、增加肺活量、调整呼吸频率、镇咳等功效。

(7) 其他治疗 积极防治感染,纠正酸碱失衡和电解质紊乱，防治并发症等。

三、自发性气胸

【概述】

自发性气胸（spontaneous pneumothorax）是指各种原因引起的肺泡和脏层胸膜破裂，肺内气体通过裂孔进入胸膜腔。多见于男性青壮年或患有慢性支气管炎、肺气肿、肺结核者。

【诊断】

自发性气胸依病因可分为特发性和继发性两类。前者指发生于临床上肺部无明显病变者，多见于青少年，主要为胸膜下细小气肿泡破裂引起，属肺科急症之一，严重者可危及生命，及时处理可治愈；后者常见于阻塞性肺气肿、癌瘤等。

1. 临床表现

（1）多有屏气、用力或剧烈咳嗽等诱因。

（2）突然剧烈患侧胸痛，尖锐性刺痛和刀割样痛。疼痛部位不固定，可局限在胸部，亦可向肩、背、上腹部放射。疼痛是气胸患者最常见的主诉，而且在轻度气胸时，可能是唯一症状。

（3）呼吸困难，刺激性咳嗽，胸闷，大汗，严重时出现显著发绀、休克、昏迷乃至死亡。

（4）胸部体征 患侧表现为胸廓饱满、呼吸运动减弱；语颤减弱或消失；气管及纵隔移向健侧；叩诊呈鼓音；呼吸音减弱或消失。

（5）气胸合并血气胸时，如出血量多，患者会出现心悸、血压低、四肢发凉等症状。

（6）自发性气胸时偶有刺激性咳嗽。

2. 辅助检查

X线检查、胸部CT扫描。X线检查是最可行的诊断方法。表现为患部透光度增强，无肺纹理，肺组织在肺门处萎陷呈团状。

【急救与治疗】

积气量少的患者,无需特殊处理,胸腔内积气一般在2周内可自行吸收。大量气胸须进行胸膜腔穿刺,抽尽积气,或行闭式胸腔引流术,以减轻积气对肺和纵隔的压迫,促进肺尽早膨胀,同时应用抗生素预防感染。

1. 排气减压

(1) 闭合性气胸 肺压缩<25%时不需排气;>25%时,可用注射器人工抽气,抽气量以胸膜腔内压为"0"或稍高为宜。

(2) 开放性气胸 积气量不多时可保守治疗,积气量多时应做肋间隙插管水封瓶引流加负压吸引。

(3) 张力性气胸 必须紧急排气,可采用注射器抽气法、橡皮指套瓣膜排气法和常规封闭式排气法。

2. 其他治疗

积极治疗原发疾病;吸氧、止咳、镇痛、应用抗生素等。

出院后休息2~4周,至少3个月(3~6个月)内避免较剧烈和大量的活动如上肢牵拉动作、扩胸运动等。避免用力和屏气动作,保持大便通畅,2天以上未解大便应采取有效措施。防止上呼吸道感染,避免剧烈咳嗽。

自发性气胸在首次发作后的复发率为50%。90%的复发见于曾经发病的一侧。在第二次发病后,复发率增高到80%。复发的危险因素为有两次以上的气胸发作史、X线胸片显示巨大囊泡、身高与体重的比值增大。

四、肺血栓栓塞症

【概述】

肺栓塞(pulmonary embolism,PE)是以各种栓子阻塞肺动脉系统为其发病原因的一组疾病或临床综合征的总称,包括肺血栓栓塞症（pulmonary thromboembolism，PTE）、脂肪栓塞综合征、羊水栓塞、空气栓塞等。

PTE 为来自静脉系统或右心的血栓阻塞肺动脉或其分支所致的疾病，以肺循环和呼吸功能障碍为其主要临床和病理生理特征。

【诊断】

1. 临床分型

（1）急性肺血栓栓塞症

① 大面积 PTE（massive PTE）：临床上以休克和低血压为主要表现，即体循环动脉收缩压＜90mmHg，或较基础值下降幅度≥40mmHg，持续 15min 以上。须除外新发生的心律失常、低血容量或感染中毒症等其他原因所致的血压下降。

② 非大面积 PTE（non-massive PTE）：不符合以上大面积 PTE 的标准，未出现休克和低血压的 PTE。非大面积 PTE 中有一部分病例临床上出现右心功能不全，或超声心动图表现有右心室运动功能减弱（右心室前壁运动幅度＜5mm），属次大面积 PTE（sub-massive PTE）亚型。

（2）慢性血栓栓塞性肺动脉高压（CTEPH） 多可追溯到呈慢性、进行性发展的肺动脉高压的相关临床表现，后期出现右心衰竭；影像学检查证实肺动脉阻塞，经常呈多部位、较广泛的阻塞，可见肺动脉内贴血管壁、环绕或偏心分布、有钙化倾向的团块状物等慢性栓塞征象；常可发现深静脉血栓（DVT）的存在；右心导管检查示静息肺动脉平均压＞25mmHg，活动后肺动脉平均压＞30mmHg；超声心动图检查示右心室壁增厚（右心室游离壁厚度＞5mm），符合慢性肺源性心脏病的诊断标准。

2. 鉴别诊断

由于 PTE 的临床表现缺乏特异性，易与其他疾病相混淆，以至临床上漏诊与误诊率极高。做好 PTE 的鉴别诊断，对及时检出、诊断 PTE 有重要意义。

（1）冠状动脉粥样硬化性心脏病（冠心病） 一部分PTE患者因血流动力学变化，可出现冠状动脉供血不足，心肌缺氧，表现为胸闷、心绞痛样胸痛，心电图有心肌缺血样改变，易误诊为冠心病所致心绞痛或心肌梗死。冠心病有其自身发病特点，冠脉造影可见冠状动脉粥样硬化、管腔阻塞证据，心肌梗死时心电图和心肌酶水平有相应的特征性动态变化。需注意，PTE与冠心病有时可合并存在。

（2）肺炎 当PTE有咳嗽、咯血、呼吸困难、胸膜炎样胸痛，出现肺不张、肺部阴影，尤其同时合并发热时，易被误诊为肺炎。肺炎有相应肺部和全身感染的表现，如咳脓性痰、寒战、高热、外周血白细胞显著增高、中性粒细胞比例增加等，抗菌治疗可获疗效。

（3）特发性肺动脉高压等非血栓栓塞性肺动脉高压 CTEPH通常肺动脉压力高，出现右心肥厚和右心衰竭，需与特发性肺动脉高压相鉴别。双侧肺动脉CT成像（CTPA）等检查显示CTEPH有肺动脉腔内阻塞的证据，放射性核素肺灌注扫描显示呈肺段分布的肺灌注缺损，而特发性肺动脉高压则无肺动脉腔内占位征，放射性核素肺灌注扫描正常或呈普遍放射性稀疏。CTEPH亦需与其他类型肺动脉高压相鉴别。

（4）主动脉夹层 PTE可表现胸痛，部分患者可出现休克，需与主动脉夹层相鉴别。后者多有高血压，疼痛较剧烈，胸片常显示纵隔增宽，心血管超声和胸部CT造影检查可见主动脉夹层征象。

（5）其他原因所致的胸腔积液 PTE患者可出现胸膜炎样胸痛，合并胸腔积液，需与结核、肺炎、肿瘤、心力衰竭等其他原因所致的胸腔积液相鉴别。其他疾病有其各自临床特点，胸腔积液检查常有助于作出鉴别。

3. 辅助检查

血气分析、X线胸片、心电图检查、超声心动图、快速螺旋CT或超高速CT增强扫描、核磁共振（MRI）、放射性核素肺通气/灌注（V/Q）扫描、肺动脉造影（CPA）等。CPA是目前诊断 PTE 最可靠的方法,可以确定阻塞的部位及范围程度。

PTE 所致病情的严重程度取决于栓子的大小和数量、多个栓子的递次栓塞间隔时间、是否同时存在其他心肺疾病、个体反应的差异及血栓溶解的快慢,对发病过程和预后有重要影响。若急性 PTE 后肺动脉内血栓未完全溶解,或反复发生 PTE,则可能形成 CTEPH,继而出现慢性肺源性心脏病、右心代偿性肥厚和右心衰竭。

【急救与治疗】

1. 急救措施

(1) 一般处理　宜进行重症监护,卧床 1～2 周,剧烈胸痛者给镇痛药、镇静药。

(2) 纠正急性右心衰竭(多巴胺等)。

(3) 防治休克。

(4) 改善氧合和通气功能　吸氧或无创面罩通气,必要时予气管插管人工通气。

2. 溶栓治疗

(1) 溶栓指征　病程在 2 周内的大面积 PTE。

(2) 绝对禁忌证　活动性内出血、近期自发性颅内出血。

(3) 相对禁忌证　手术、分娩、妊娠、活检、出血疾病;细菌性心内膜炎;严重高血压、近期曾行神经外科或眼科手术、近期曾行心肺脑复苏术;严重的肝、肾功能不全等。

五、急性心源性肺水肿

【概述】

急性心源性肺水肿(acute cardiogenic pulmonary edema)是由于各种原因使心肌收缩力急性减退,或心脏负荷急性加重,发生急性左心衰竭,使心排血量在短时间内急剧下降,甚至丧失排血功能,引起肺静脉淤血和动脉系统缺血,重要脏器供血不足而产生的临床综合征。

急性心源性肺水肿是心力衰竭的严重并发症,最常见的临床表现是急性肺水肿。常见于严重的急性心肌炎、急性广泛性心肌梗死、急进性高血压、风湿性二尖瓣狭窄、左心房黏液瘤、严重心律失常、严重的急性心包舒张受限(如大量心包积液)等。急性心源性肺水肿必须分秒必争进行抢救,以免危及患者生命。

【诊断】

(1) 常有劳累、感染、情绪波动、过多过快输液等诱因。

(2) 突然发生严重呼吸困难、高度气急、呼吸浅速、端坐位呼吸、焦躁不安、恐惧、明显发绀、咳嗽、咳大量白色或粉红色泡沫状痰。面色灰白,口唇及肢端发绀、大汗、烦躁不安、心悸、乏力等。

(3) 双肺广泛大、中、小湿啰音或伴哮鸣音。心率增快,心尖区奔马律及收缩期杂音,心界向左扩大,可有心律失常和交替脉。

(4) 严重时可出现休克、昏迷乃至死亡。

(5) 两肺透亮度下降,双肺门呈蝶形大片阴影并向周围扩展。

(6) 原发病(心脏病)体征,不同心脏病尚有相应体征和症状。

(7) 注意与非心源性急性肺水肿相鉴别。

【急救与治疗】

具体急救措施包括非特异性治疗、查出肺水肿的诱因并加以治疗、识别及治疗肺水肿的基础心脏病变三个方面。

1. 非特异性治疗

(1) 纠正缺氧　是治疗肺水肿的首要措施。可将氧气先通过70%酒精湿化后吸入,也可用1%硅酮溶液代替酒精,降低泡沫的表面张力,使泡沫破裂,改善肺通气功能。

(2) 改善静脉回流　患者应取半卧位或坐位,两腿下垂,以改善肺活量和减少静脉回流,减轻心脏的前后负荷。

（3）吗啡　一般3～5mg静脉注射，必要时可隔15min注射一次。病情轻者5～10mg皮下注射或肌内注射。

（4）氨茶碱　具有扩张支气管作用，增加肾血流，并对心肌有短暂的正性肌力作用及静脉轻度扩张作用。常用250mg稀释于20～40mL溶液中静推10～15min，1～2h可重复一次。

（5）利尿药　可用髓袢利尿药如静脉注射呋塞米20～40mg或布美他尼1～2mg，以减轻血容量，降低前负荷。

（6）洋地黄　对于肺水肿伴有心房颤动或室上性心动过速、心室率很快的患者，给予毛花苷C 0.2～0.4mg稀释于20～40mL溶液中静推（缓慢推注）。

（7）扩血管药物　若经上述治疗心力衰竭仍未控制，可静脉滴注血管扩张药，常用硝普钠、硝酸甘油、酚妥拉明等。

2. 查出肺水肿的诱因并加以治疗

多数患者可以找到一个或数个诱因，如高血压者采用降压措施；快速性心律失常诱发的肺水肿者，对一般内科治疗如不满意，应考虑心脏电复律；缓慢型心律失常者可考虑安装心脏起搏器。

3. 识别及治疗肺水肿的基础心脏病变

在紧急处理以后，病情稳定时，应查找引起肺水肿的基础心脏病变，如胸部X线、心脏超声、心电图等均有辅助诊断价值。如二尖瓣狭窄者施行闭式二尖瓣交界分离术等。

第二节　心内科急症

一、急性心力衰竭

【概述】

急性心力衰竭（acute heart failure，AHF）是指由于急性的心脏病变引起心排血量显著、急骤的降低，导致组织器官灌注不足和急性淤血的综合征。临床上以急性左心衰竭（acute left heart failure）较为常见。

【诊断】

1. 病因

常有原发病，急性广泛性心肌梗死、感染性心内膜炎引起的瓣膜穿孔、腱索断裂所致瓣膜性急性反流、高血压危象、暴发性病毒性心肌炎、缓慢性或快速性心律失常、输血、输液过多过快等均可引起急性左心衰竭。

2. 症状

突发严重呼吸困难，端坐呼吸，夜间阵发性呼吸困难，咳嗽，咳粉红色泡沫样痰，烦躁不安，大汗淋漓，皮肤湿冷，面色青灰，口唇发绀等。

端坐呼吸是急性左心衰竭的特有体征，表现为平卧时呼吸急促，斜卧位时症状可明显缓解，严重时，患者被迫采取半坐位或坐位，故称端坐呼吸。最严重的病例，常坐在床边或靠背椅上，两腿下垂，上身向前弯曲。

夜间阵发性呼吸困难分两类，一类是由急性左心衰竭引起的，较多见；一类由二尖瓣狭窄所引起的，以左心房衰竭为主，但临床表现两者相同，典型者均发生在夜间平卧后或熟睡数小时后突然憋醒，被迫坐起，呼吸急促或伴有咳嗽。轻者，坐起后数分钟可缓解；重者伴咳嗽，咳泡沫痰和哮喘，称为心源性哮喘。

3. 体征

两肺布满湿啰音，心率增快，心尖部闻及舒张期奔马律。

4. 并发症

急性左心衰竭可并发心源性休克、多器官功能衰竭、电解质紊乱和酸碱平衡失调等。

5. 辅助检查

胸片示两侧肺野内、中带见蝶翼状模糊影。

【急救与治疗】

1. 一般措施

（1）立即让患者取坐位或半坐位，两腿下垂或放低，也可用止血带结扎四肢，每隔15min轮流放松一个肢体以减少静脉回流，减轻肺水肿。

（2）迅速有效地纠正低氧血症　立即供氧并消除泡沫，可将氧气先通过加入40%～70%浓度酒精湿化瓶后吸入，也可用1%硅酮溶液代替酒精，或吸入二甲硅油去泡气雾剂，降低肺泡内泡沫的表面张力使泡沫破裂，改善肺通气功能。一般情况下可用鼻导管供氧，严重缺氧者亦可采用面罩高浓度、大剂量吸氧（5L/min），待缺氧纠正后改为常规供氧。

（3）迅速建立静脉通道　保证静脉给药和采集电解质、肾功能等血标本。尽快送检血气标本。

（4）心电图、血压等监测　以随时处理可能存在的各种严重的心律失常。

2. 药物治疗

（1）硫酸吗啡　立即皮下或肌内注射吗啡5～10mg，必要时也可静脉注射5mg；或哌替啶（杜冷丁）50～100mg肌内注射。吗啡不仅具有镇静、解除患者焦虑状态和减慢呼吸的作用，且能扩张静脉和动脉，从而减轻心脏前、后负荷，改善肺水肿。对高龄、哮喘、昏迷、严重肺部病变、呼吸抑制和心动过缓、房室传导阻滞者则应慎用或禁用。

（2）洋地黄制剂　常首选毛花苷C，近期无用药史者，0.4～0.6mg稀释后缓慢静脉注射。洋地黄对压力负荷过重的心源性肺水肿治疗效果好，如主动脉狭窄、高血压等。对伴有快速心房颤动的二尖瓣狭窄急性肺水肿更具救命效益。对快速型心房颤动或室上性心动过速所致左心房衰竭应首选毛花苷C，也可酌情使用β受体阻滞药。

（3）利尿药　应立即选用快作用强利尿药，常用髓袢利尿药,如静脉注射呋塞米(速尿)20~40mg或布美他尼(丁尿胺)1~2mg,以减少血容量和降低心脏前负荷。

(4) 血管扩张药 简便急救治疗可先舌下含服硝酸甘油0.5mg,每次5~10min,最多可用8次。若疗效不明显可改为静脉滴注血管扩张药,常用制剂有硝酸甘油、硝普钠、酚妥拉明等。若应用血管扩张药过程中血压<90/40mmHg(12/5.3kPa),可加用多巴胺以维持血压,并酌减血管扩张药用量或滴速。

(5) 氨茶碱 250mg加于5%葡萄糖液20mL内缓慢静脉注射,或500mg加于5%葡萄糖液250mL内静脉滴注,尤适用于有明显哮鸣音者,可减轻支气管痉挛和加强利尿作用。

(6) 肾上腺皮质激素 具有抗过敏、抗休克、抗渗出、降低机体应激性等作用。一般选用地塞米松10~20mg静脉注射或静脉点滴。对于有活动性出血者应慎用或禁用。如为急性心肌梗死,除非合并心脏阻滞或休克,一般不常规应用。

(7) 多巴胺和多巴酚丁胺 适用于急性左心衰竭伴低血压者,可单独使用或两者合用,一般应从中、小剂量开始,根据需要逐渐加大用量,血压显著降低者可短时联合加用间羟胺(阿拉明),以迅速提高血压,保证心、脑血液灌注。

3. 治疗原发病、消除诱因

如高血压者采用降压措施,快速异位心律失常要纠正心律失常,二尖瓣狭窄者施行紧急二尖瓣球囊成形术或二尖瓣分离术。

二、急性冠状动脉综合征

【概述】

急性冠状动脉综合征(acute coronary syndromes,ACS)是以冠状动脉粥样硬化斑块破裂或侵袭,继发完全或不完全闭塞性血栓形成为病理基础的一组临床综合征,包括ST段抬高性心肌梗死、非ST段抬高性心肌梗死和不稳定型心绞痛(unstable angina pectoris,UAP)。

根据患者发病时的心电图ST段是否抬高，可将ACS分为ST段抬高性心肌梗死（STEMI）和非ST段抬高性急性冠状动脉综合征（NSTE-ACS）。其中，根据心肌损伤血清生物标志物［肌酸激酶同工酶（CK-MB）或心脏肌钙蛋白（Cardiac troponin，cTn）］测定结果，NSTE-ACS又包括非ST段抬高性心肌梗死（NSTEMI）和不稳定型心绞痛（UAP）。

急性心肌梗死（acute myocardial infarction，AMI）是指因持久而严重的心肌缺血所致的部分心肌急性坏死。心肌梗死可分为ST段抬高性心肌梗死和非ST段抬高性心肌梗死两类。按病变发展过程，心肌梗死可分为急性心肌梗死与陈旧性心肌梗死。

【诊断】

1. 病史

ACS是一种常见的严重的心血管疾病，是冠状动脉粥样硬化性心脏病（冠心病）的一种严重类型。常见于老年、男性及绝经后女性、吸烟、高血压、糖尿病、高脂血症、腹型肥胖及有早发冠心病家族史的患者。

2. 症状

ACS患者常常表现为发作性胸痛、胸闷等症状，可导致心律失常、心力衰竭、甚至猝死，严重影响患者的生活质量和寿命。

（1）不稳定型心绞痛　目前应用的不稳定型心绞痛的定义根据以下3个病史特征做出。

① 在相对稳定的劳累相关性心绞痛基础上出现逐渐增强的心绞痛（更重、持续时间更长或更频繁）。

② 新出现的心绞痛，通常在1个月内，由很轻度的劳力活动即可引起心绞痛。

③ 在静息和很轻度劳力时出现的心绞痛。在一些患者中，缺血性不稳定型心绞痛发作与明显的诱发因素有关，如贫血、感染、甲状腺功能亢进症或心律失常。因此这种情况称为继发性不

稳定型心绞痛。

（2）心肌梗死　心脏生物标志物（最好是肌钙蛋白）增高或增高后降低，至少有1次数值超过正常上限，并有以下至少1项心肌缺血的证据，可以诊断心肌梗死。

① 心肌缺血临床症状

a. 典型表现为发作性胸骨后闷痛，紧缩压榨感或压迫感、烧灼感，可向左上臂、下颌、颈、背、肩部或左前臂尺侧放射，呈间断性或持续性，伴有出汗、恶心、呼吸困难、窒息感、甚至晕厥，持续＞10～20min，含硝酸甘油不能完全缓解时常提示 AMI。

b. 不典型表现有牙痛、咽痛、上腹隐痛、消化不良、胸部针刺样痛或仅有呼吸困难。这些常见于老年、女性、糖尿病、慢性肾功能不全或痴呆患者。临床缺乏典型胸痛，特别当心电图正常或临界改变时，常易被忽略和延误治疗，应注意连续观察。大多数 ACS 患者无明显的体征。

c. 重症患者可出现皮肤湿冷、面色苍白、烦躁不安、颈静脉怒张等，听诊可闻肺部啰音、心律失常、心脏杂音、心音分裂、第三心音、心包摩擦音和奔马律。

② 心电图出现新的心肌缺血变化，即新的 ST 段改变或左束支传导阻滞（按心电图是否有 ST 段抬高，分为 STEMI 和 NSTEMI）。

③ 心电图出现病理性 Q 波。

④ 影像学证据显示新的心肌活力丧失或区域性室壁运动异常。

3. 辅助检查

（1）心肌损伤标志物　AMI 时会出现心肌损伤标志物的升高，且其增高水平与心肌梗死范围及预后明显相关。

① 肌钙蛋白 I（cTnI）或 T（cTnT）：起病 3～4h 后升高，cTnI 于 11～24h 达高峰，7～10 天降至正常，cTnT 于 24～48h 达高峰，10～14 天降至正常。肌钙蛋白增高是诊断心肌梗死的敏感指标。

② 肌酸激酶同工酶（CK-MB）：起病后4h内增高，16～24h达高峰，3～4天恢复正常。

（2）心电图

① STEMI：ST段抬高呈弓背向上型，在面向坏死区周围心肌损伤区的导联上出现；宽而深的Q波（病理性Q波），在面向透壁心肌坏死区的导联上出现；T波倒置，在面向损伤区周围心肌缺血区的导联上出现。在背向梗死区的导联则出现相反的改变，即R波增高、ST段压低和T波直立并增高。

② NSTE-ACS：ST-T波动态变化是NSTE-ACS最有诊断价值的心电图异常表现。症状发作时可记录到一过性ST段改变（常表现2个或以上相邻导联ST段下移≥0.1mV），症状缓解后ST段缺血性改变改善，或者发作时倒置T波是"伪正常化"，发作后恢复至原倒置状态更具有诊断意义，并提示有急性心肌缺血或严重冠状动脉疾病。初始心电图正常或临界改变，不能排除NSTE-ACS的可能性；患者出现症状时应再次记录心电图，且与无症状时或既往心电图对比，注意ST-T波的动态变化。

（3）其他影像学检查　超声心动图、放射性核素检查、MRI等。

4. 并发症

AMI患者可并发心律失常、低血压和休克、心力衰竭、乳头肌功能失调或断裂、心脏破裂、动脉栓塞、心室壁瘤、心肌梗死后综合征等。

【急救与治疗】

1. 急救措施

发生疑似急性缺血性胸痛症状时应立即休息、停止活动，并尽早向急救中心呼救。对无禁忌证的ACS患者应立即舌下含服硝酸甘油，每5min重复1次，总量不超过1.5mg。

2. UAP的治疗

（1）镇痛　立即予舌下含化硝酸甘油0.4mg或喷硝酸甘油

0.4mg，每次间隔5min，连续用3次，若胸痛仍不缓解，可予以静脉硝酸甘油和β受体阻滞药。若经过上述处理后胸痛仍不缓解，可用吗啡，用量1～5mg静脉注射，对吗啡过敏的患者可用哌替啶来代替。当吗啡过量而出现呼吸和（或）循环抑制时，可予以静脉注射纳洛酮0.2～0.4mg对抗之。

（2）连续心电图监测　突然的不可预料的心室颤动是发病早期主要的可预防的死因，一旦发现心室颤动或室性心动过速时可快速除颤，而且监测ST段偏移可提供有用的诊断和预后信息，指导进一步进行危险分层。

（3）抗血小板治疗　阿司匹林在不稳定型心绞痛的治疗中具有十分重要的作用。不稳定型心绞痛或非ST段抬高性心肌梗死患者开始使用阿司匹林的剂量应为每日150～325mg，以后可用每日75～160mg。

（4）ADP受体拮抗药　噻氯匹定（抵克力得）、氯吡格雷（波力维），其作用机制为抑制血小板表面的ADP受体。

3. STEMI的治疗

（1）住院后初始处理　所有STEMI患者到院后应立即给予吸氧和心电图、血压和血氧饱和度监测，伴有严重低氧血症者，需面罩加压给氧或气管插管并机械通气。镇痛治疗。

（2）溶栓治疗　STEMI急性期行直接经皮冠脉介入术（PCI）已成为首选方法，但由于能开展直接PCI的医院不多，当前尚难以普遍应用。溶栓治疗具有快速、简便、经济、易操作的特点，静脉溶栓仍然是较好的选择。

发病3h内行溶栓治疗，其临床疗效与直接PCI相当。发病3～12h内行溶栓治疗，其疗效不如直接PCI，但仍能获益。发病12～24h内，如果仍有持续或间断的缺血症状和持续ST段抬高，溶栓治疗仍然有效。STEMI发生后，血管开通时间越早，则挽救的心肌越多。目标是在救护车到达的30min内开始溶栓。

（3）经皮冠脉介入术（PCI）治疗　PCI可快速有效开通梗死相关动脉，是STEMI急性期的首选治疗。

① 如果即刻可行，且能及时进行（就诊-球囊扩张时

间<90min），对症状发病12h内的STEMI（包括正后壁心肌梗死）或伴有新出现或可能新出现左束支传导阻滞的患者应行直接PCI。

② 年龄<75岁，在发病36h内出现休克，病变适合血管重建，并能在休克发生18h内完成者，应行直接PCI，除非因为患者拒绝、有禁忌证和（或）不适合行有创治疗。

③ 症状发作<12h。伴有严重心功能不全和（或）肺水肿Killip Ⅲ级的患者应行直接PCI。

④ 无血流动力学障碍患者，在直接PCI时不应该对非梗死相关血管进行PCI治疗。发病>12h、无症状、血流动力学和心电稳定的患者不宜行直接PCI治疗。

⑤ 高危STEMI患者就诊于无直接PCI条件的医院，尤其是有溶栓禁忌证或虽无溶栓禁忌证但已发病>3h的患者，可在抗栓（抗血小板或抗凝）治疗同时，尽快转运患者至可行PCI的医院。

(4) 抗栓治疗

① 抗血小板治疗

a. 阿司匹林：所有患者只要无禁忌证，均应立即口服水溶性阿司匹林或嚼服肠溶阿司匹林300mg，继以100mg/d长期维持。

b. 噻吩并吡啶类：在首次或再次PCI之前或当时应尽快服用氯吡格雷初始负荷量300mg（拟直接PCI者最好600mg）。住院期间，所有患者继续服用氯吡格雷75mg/d。出院后，未置入支架患者，应使用氯吡格雷75mg/d至少28天，条件允许者也可用至1年。因急性冠状动脉综合征接受支架置入的患者，术后使用氯吡格雷75mg/d至少12个月。置入药物洗脱支架的患者可考虑氯吡格雷75mg/d，15个月以上。对阿司匹林禁忌者，可长期服用氯吡格雷。

c. GPⅡb/Ⅲa受体拮抗剂：阿昔单抗、依替非巴肽、替罗非班等，可选择性用于血栓负荷重的患者和噻吩并吡啶类药物未给予适当负荷量的患者。

② 抗凝治疗：可选用普通肝素、低分子量肝素、磺达肝素钠、比伐卢定以及口服抗凝血药治疗。STEMI急性期后，以下

情况需口服抗凝血药治疗；超声心动图提示心腔内有活动性血栓，口服华法林3～6个月；合并心房颤动者、不能耐受阿司匹林和氯吡格雷者，可长期服用华法林，维持国际标准化比值（INR）2～3。若需在阿司匹林和氯吡格雷的基础上加用华法林时，需注意出血的风险，严密监测INR，缩短监测间隔。

（5）抗心肌缺血和其他治疗

① 硝酸酯类：如患者收缩压低于90mmHg或较基础血压降低30%以上、严重心动过缓（心率＜50次/分）或心动过速（心率＞100次/分）、拟诊右心室梗死，则不应使用硝酸酯类药物。

② β受体阻滞药：缩小心肌梗死面积，减少复发性心肌缺血、再梗死、心室颤动及其他恶性心律失常，对降低急性期病死率有肯定的疗效。无该药禁忌证时，应于发病后24h内常规口服应用。

③ 血管紧张素转化酶抑制药（ACEI）和血管紧张素受体阻滞药（ARB）：可减少充盈性心力衰竭的发生，降低病死率。如无禁忌证，所有STEMI患者均应给予ACEI长期治疗。如果患者不能耐受ACEI，可考虑换用ARB。

④ 醛固酮受体拮抗药：对STEMI后左室射血分数（LVEF）≤0.4，有心功能不全或糖尿病，无明显肾功能不全［血肌酐男性≤221μmol/L（2.5mg/dL），女性≤177μmol/L（2.0mg/dL），血钾≤5mmol/L］的患者，应给予醛固酮受体拮抗药。

⑤ 钙通道阻滞药：不推荐使用短效二氢吡啶类钙通道阻滞药。

⑥ 他汀类药物：除调脂作用外，他汀类药物还具有抗炎、改善内皮功能、抑制血小板聚集的多效性，因此，所有无禁忌证的STEMI患者入院后应尽早开始他汀类药物治疗，且无需考虑胆固醇水平。他汀类治疗的益处不仅见于胆固醇升高患者，也见于胆固醇正常的冠心病患者。所有心肌梗死后患者都应该使用他汀类药物将低密度脂蛋白胆固醇（LDL-C）水平控制在2.6mmol/L（100mg/dL）以下。

（6）冠状动脉旁路移植术（CABG） 对少数STEMI合并心源性休克不适宜PCI者，急诊CABG可降低病死率。机械性并发症（如心室游离壁破裂、乳头肌断裂、室间隔穿孔）引起心源性休克时,在急性期需行CABG和相应心脏手术治疗。

4. NSTE-ACS的治疗

NSTE-ACS的处理旨在根据危险分层采取适当的药物治疗和冠脉血运重建策略。可使用TIMI或GRACE积分系统对NSTE-ACS患者的缺血风险进行危险分层。使用CRUSADE出血积分系统对NSTE-ACS患者的出血风险进行危险评估。

(1) 抗栓治疗　与STEMI相似。

(2) 抗心肌缺血和其他治疗　与STEMI相似。

(3) 溶栓治疗　由于发病机制与STEMI存在不同,NSTE-ACS不建议使用溶栓治疗。

(4) PCI治疗

① 高危患者:对高危NSTE-ACS患者,包括有血清cTn或心电图ST-T波变化、糖尿病、肾功能不全[eGFR<60mL/(min·1.73m^2)]、心功能减退(LVEF<0.4)、梗死后早期心绞痛、最近PCI、以往CABG史和中至高GRACE危险积分者,主张于症状发生最初72h内行诊断性冠状动脉造影,然后根据病变情况作血运重建治疗。对心肌缺血极高危患者,即难治性心绞痛伴心力衰竭、危及生命的室性心律失常或血流动力学不稳定,可行紧急侵入性策略(<2h)。对GRACE积分>140合并多项其他高危因素(如cTnT或ST-T波变化)的患者,推荐早期(<24h)侵入性策略。

② 早期稳定患者:对发生临床事件高风险的NSTE-ACS患者,如无严重合并症或血运重建禁忌证,应及早行冠状动脉造影或血运重建。对最初稳定的高危NSTE-ACS患者,应早期介入(入院12~24h内)。对最初稳定且无严重合并症和血运重建禁忌证的NSTE-ACS患者,最初可考虑保守治疗,以后的治疗决策(保守或介入)由医生根据病情或患者的意愿决定。

③ 低至中危患者:对低至中危且无症状复发的NSTE-ACS患者,行无创性心肌缺血评估。心肌血运重建策略(PCI或CABG)应基于临床症状和冠状动脉病变严重性。

④ 严重并存疾病患者:肝功能和肺功能衰竭或癌症患者,

不主张行早期诊断性冠状动脉造影和血运重建。

5. 预防

（1）非药物干预　戒烟、运动、控制体重。ACS患者应注意采用清淡易消化的饮食，急性期过后宜采用低盐低脂饮食，如合并糖尿病还应注意控制糖分的摄入。多吃富含维生素和膳食纤维的食物，如新鲜蔬菜、水果、粗粮等；多吃海鱼和大豆有益于冠心病的防治。少吃辣椒、生姜、大葱、大蒜、蜀椒等辛辣食物，少喝浓茶和浓咖啡，因这些食物可使心跳加快，加重心肌缺血缺氧，诱发心绞痛患者发病。

（2）药物预防

① 抗血小板治疗：若无禁忌证，所有ACS患者出院后均应长期服用阿司匹林（75～150mg/d）治疗。因存在禁忌证而不能应用阿司匹林者，可用氯吡格雷（75mg/d）替代。接受PCI的患者，需联合应用阿司匹林和氯吡格雷。

② ACEI和ARB类药物：若无禁忌证，所有伴有心力衰竭（LVEF＜0.45）、高血压、糖尿病或慢性肾脏疾病的STEMI患者均应长期服用ACEI。低危STEMI患者（即LVEF正常、已成功实施血运重建且各种心血管危险因素已得到满意控制者）亦可考虑ACEI治疗。具有适应证但不能耐受ACEI治疗者，可应用ARB类药物。

③ β受体阻滞药：若无禁忌证，所有STEMI患者均应长期服用β受体阻滞药治疗，并根据患者耐受情况确定个体化的治疗剂量。

④ 醛固酮拮抗药：无明显肾功能损害和高血钾的心肌梗死后患者，经过有效剂量的ACEI与β受体阻滞药治疗后其LVEF＜0.4者，可考虑应用醛固酮拮抗药治疗，但须密切观察相关不良反应（特别是高钾血症）的发生。

（3）控制心血管危险因素

① 控制血压：应将其血压控制于＜140/90mmHg，合并慢性肾病者应将血压控制于＜130/80mmHg。此类患者宜首选β受体阻滞药和（或）ACEI治疗，必要时可考虑应用小剂量噻嗪类

利尿药等药物。

② 控制血脂：出院后应坚持使用他汀类药物，将 LDL-C 控制在<2.60mmol/L（100mg/dL），并可考虑达到更低的目标值[LDL-C<2.08mmol/L（80mg/dL）]；对于合并糖尿病者，应将 LDL-C 控制在 2.08mmol/L（80mg/dL）以下。达标后不可停药，也不宜盲目减小剂量。LDL-C 未达标时，联合使用胆固醇吸收抑制药或其他降脂药物。LDL-C 达标后，若甘油三酯＞2.26mmol/L，则联合使用贝特类或烟碱类药物。甘油三酯＞1.70mmol/L 且改善生活方式治疗 3 个月后仍高时，应加用贝特类或烟碱类药物。

③ 控制血糖：若患者一般健康状况较好、糖尿病病史较短、年龄较轻，可将其糖化血红蛋白控制在 7% 以下；若患者一般健康状况较差、糖尿病病史较长、年龄较大时，宜将糖化血红蛋白控制于 7%～8%。

④ 置入式心脏除颤器（ICD）：以下两类患者置入 ICD 可以显著获益。

a. LVEF≤0.4，且伴有自发非持续性室性心动过速，和（或）电程序刺激可诱发出单形持续性室性心动过速者。

b. 心肌梗死至少 40 天后患者仍存在心力衰竭症状（NYHA 心功能Ⅱ～Ⅳ级），且 LVEF≤0.30 者。AMI 后虽经最佳药物治疗仍存在轻度心力衰竭症状（NYHA 心功能Ⅰ级）且 LVEF≤0.35 者也可考虑置入 ICD。

三、阵发性室上性心动过速

【概述】

阵发性室上性心动过速（paroxysmal supraventricular tachycardia，PSVT）是指连续出现 3 次以上的房性期前收缩（atrial premature beats）或房室交界性期前收缩（premature atrioventricular junctional beats）所组成的异常性心律，多见于无器质性

心脏病的年轻人或有风湿性心脏病、冠心病、心肌病及甲状腺功能亢进症患者，其特征是心动过速突发突止，轻者感心慌胸闷，重者因血流动力学障碍而出现头昏，甚至意识丧失。

【诊断】

阵发性室上性心动过速常常表现为突然发作，心率增快至每分钟150～250次，可能持续数秒、数小时或数日，心悸可能是唯一的症状，但如有心脏病基础或心率超过每分钟200次，可能表现无力、头晕、心绞痛、呼吸困难或昏厥，室性阵发性心动过速可出现呼吸困难、心绞痛、低血压、少尿和昏厥，其诊断主要靠以下三点。

（1）病史、症状　症状突发突止，可由运动或情绪激动诱发，多有反复发作史。是否应用过维拉帕米、毛花苷C等药物，疗效如何。

（2）体检发现　发作时心率多在160～240次/分，快而整齐，心音有力，多无心脏杂音，血压正常或稍低。

（3）辅助检查　心电图检查可确诊，QRS波呈室上形，快而整齐。房室折返（含显性和隐性预激综合征）者多在QRS波后见到逆行的P波，而房室结内折返性心动过速者QRS波后无P波，当预激综合征旁道前传或室上性心动过速伴有束支传导阻滞时心动过速的QRS波宽大畸形。

【急救与治疗】

1. 应避免发作的诱因

诱因包括运动、过度疲劳、暴饮暴食、情绪激动、感冒发热、妊娠、饮酒或吸烟过多等。心律失常患者不适合做剧烈运动，若有胸闷、胸痛、心慌、气短和咳嗽、疲劳等不适出现，则应立即停止运动。

2. 物理治疗

发作时卧床休息，保持安静，保持镇静，避免情绪激动和兴奋。终止发作的方法如下。

（1）采取刺激迷走神经方法

① 深吸气后、屏气，再用力呼气。

② 用压舌板或筷子、手指刺激咽喉部使患者恶心。

③ 压迫一侧眼球即闭眼后用拇指压迫眼球。

④ 用手指向颈椎方向压迫颈动脉窦，先压一侧 10～30s，如无效再试压对侧。

⑤ 采取头低位或将面部浸入冰凉水中，也可终止其发作。

（2）针刺内关穴位也可终止其发作。

3. 药物治疗

无心力衰竭者首选维拉帕米 5mg 稀释后缓慢静脉注射，无效时可追加，一般总量不超过 15mg，有心力衰竭者首选毛花苷 C，首剂 0.4mg，稀释后缓慢静脉注射，无效时 2h 后追加 0.2mg，24h 总量不超过 1.2mg。快速静脉注射三磷腺苷（ATP）20mg 可终止室上性心动过速，但老年人及病窦综合征者禁用。静脉注射普罗帕酮 75mg 或胺碘酮 150mg 亦可终止室上性心动过速发作。

4. 其他治疗

有血流动力学障碍或上述方法无效时可选用同步直流电复律，能量在 100～200J 为宜，但洋地黄中毒或低血钾者禁用。有条件者可单独或与药物合用经食管或直接心脏起搏。

5. 预防复发

发作频繁的患者，可选用能控制发作的药物口服，如维拉帕米，普罗帕酮或胺碘酮口服期维持。并应避免发作的诱因。

四、心房颤动

【概述】

心房颤动（atrial fibrillation，AF）简称房颤，是最常见的心律失常之一，是由心房主导折返环引起许多小折返环导致的房律紊乱。它几乎见于所有的器质性心脏病，在非器质性心脏病也可发生。

【诊断】

临床上根据心房颤动的发作特点，将心房颤动分为阵发性心房颤动（心房颤动持续时间小于7天，常小于24h，可自行转复为窦性心律）、持续性心房颤动（心房颤动发生时间大于7天，多需电复律或药物复律）、永久性心房颤动（不可能转为窦性心律）。

1. 阵发性心房颤动患者的临床表现特点

（1）男性患者多见，常无器质性心脏病。

（2）阵发性心房颤动可频繁发作，动态心电图可见发作持续数秒到几个小时不等。

（3）常伴有频发房性期前收缩，房性期前收缩可诱发心房颤动。

（4）房性期前收缩的联律间期多数＜500ms，常有P-on-T现象，并诱发短阵心房颤动。

（5）激动、运动等交感神经兴奋时可诱发心房颤动发作。

（6）年龄较轻的局灶起源性心房颤动患者心房颤动发作次数相对少。心房常不大，多数为一支肺静脉受累。

（7）阵发性心房颤动发作时，如频率不快，可无明显症状。如心率快，患者诉心悸、心慌、胸闷、气短、心脏乱跳、烦躁、乏力等。听诊心律不齐、心音强弱不等、快慢不一及脉短拙、多尿等。如心室率过快还可引起血压降低甚至晕厥。

2. 持续性、永久性心房颤动患者的临床表现特点

（1）持续性心房颤动的症状与基础心脏病有关，也与心室率快慢有关。可有心悸、气短、胸闷、乏力，尤其在体力活动后心室率明显增加，并可出现晕厥，尤其是老年患者，由于脑缺氧及迷走神经亢进所致。

（2）心律不规则，第1心音强弱不均、间隔不一。未经治疗的心房颤动心室率一般在80～150次/分，很少超过170次/分。心率＞100次/分，称快速性心房颤动；心率＞180次/分，称极速性心房颤动。有脉短拙。

（3）可诱发心力衰竭或使原有心力衰竭或基础心脏病加重，特别是当心室率超过150次/分时，可加重心肌缺血症状或诱发心绞痛。

（4）血栓形成易感性增强，因而易发生栓塞并发症。心房颤动持续3天以上者，心房内即可有血栓形成。年龄大、有器质性心脏病、左心房内径增大、血浆纤维蛋白增加均是发生血栓栓塞并发症的危险因素。

3. 辅助检查

主要依靠心电图诊断。心电图特点如下。

（1）心房颤动典型心电图特点

① 各导联上窦性P波消失，代之以形态各异、大小不同、间隔不等的心房颤动波（f波），频率为350～600次/分。

② QRS波形态、振幅与窦性心律基本相同，或伴有室内差异传导，但振幅变化较大，彼此不等。

③ R-R间期绝对不匀齐。

（2）阵发性心房颤动心电图特点

① 心房颤动持续时间为几秒到几分钟，长时可达几小时。

② 多次心房颤动发作之前，常有多个或单个房性期前收缩。有时心房颤动发作前无房性期前收缩，可能属于局灶节律点隐匿性放电，其放电需经心内电图证实。

③ 患者可有频发房性期前收缩，总数常＞700个/24h。

④ 诱发心房颤动的房性期前收缩常与孤立性房性期前收缩的形态相似，偶有形态迥然不同的孤立性房性期前收缩，可能属于旁观者，与心房颤动的诱发无关。

⑤ 单发的房性期前收缩以及触发心房颤动的第一个异位P波，常重叠在前一个QRS波后的T波中，形成P-on-T现象。

⑥ 局灶起源性心房颤动患者体表心电图中，Ⅱ、Ⅲ、aVF导联中一个或多个导联P波呈负正双相时，提示局灶位于下肺

静脉。

⑦ 患者心电图可能有普通形式的心房扑动发生，此时局灶发放的冲动可能侵入心房扑动，使心房扑动突然终止，或使心房扑动演变为心房颤动。

⑧ 短阵的心房颤动停止后，可间隔一个正常窦性P波后心房颤动再次发作。

⑨ 仅仅一个局灶发放的电活动，就可形成不同类型的房性心律失常。单次放电可表现为孤立性房性期前收缩，频率较慢的反复放电可表现为自律性房性心动过速，快速连续的放电可表现为原发性单形性房性心动过速或局灶性心房扑动。这些特点使动态心电图记录时，同一个患者可以发生多变的、反复无常的自发性房性心律失常。

(3) 心房颤动的心电图分型

① 根据心电图f波粗细的分型

a. 粗波型心房颤动：指f波的振幅$>0.1mV$。多见于风湿性心脏病二尖瓣狭窄、甲状腺功能亢进性心脏病、心房扑动转为心房颤动的过程中。此型对药物、电击复律术的反应好，疗效佳，复发率低。

b. 细波型心房颤动：指f波的振幅$\leqslant 0.1mV$。多见于病程较长的风湿性心脏病、冠心病等患者。此型对药物、电击复律反应差、疗效差。复发率高。

c. 扑动型心房颤动：或称不纯性扑动。

② 根据心室率快慢分型

a. 慢率型心房颤动：心室率$\leqslant 100$次/分。见于：心房颤动患者病情稳定时，或经洋地黄或β受体阻滞药对病情基本控制时，心室率可波动在70~90次/分；年轻健康人的良性心房颤动；由于迷走神经张力增高所致，多见于老年人；晚期心力衰竭患者，尽管心力衰竭在加重，但心率较慢；伴洋地黄中毒或低血钾所致房室传导阻滞。

b. 快速型心房颤动：心室率为100~180次/分。可产生明显的血流动力学影响。见于各种病因引起的新近发生的心房颤动,伴心力衰竭者较多见。

c. 极速型心房颤动:心室率在180次/分以上者。多见于:预激综合征伴心房颤动;奎尼丁在转复心房颤动过程中。对血流动力学产生严重影响。易导致心力衰竭或使心力衰竭加重、心肌缺血及心室颤动。

4. 并发症

可出现脑动脉栓塞、周围动脉栓塞、肺栓塞、心功能不全、心脏性猝死等并发症。脑动脉栓塞是心房颤动的最常见并发症之一。

【急救与治疗】

1. 阵发性心房颤动

发作期治疗的主要目标是控制心室率和转复窦性心律;非发作期(窦性心律时)的治疗目标是预防或减少心房颤动的发作。

(1) 阵发性心房颤动在无器质性心脏病(称为孤立性心房颤动)时,休息、镇静以及应用抗心律失常药物后,大多数患者均可转复为窦性心律,仅少数需用电复律。反复发作者应考虑射频消融局灶起源点以达到根治目的。

(2) 无器质性心脏病的阵发性心房颤动及有器质性心脏病(但非冠心病亦不伴左心室肥厚)的阵发性心房颤动者,可首选Ⅰc类药如普罗帕酮,次选索他洛尔、伊布利特。若仍无效,可选用胺碘酮,它也可作为首选。有器质性心脏病或心力衰竭者,胺碘酮为首选药。

(3) 阵发性心房颤动患者在伴有心脏病时,如发生了血流动力学障碍或充血性心力衰竭时,需要立即转复为窦性心律。当二尖瓣或主动脉瓣狭窄伴有明显血流动力学异常时,必须立即给予复律以防止或逆转肺水肿的发生。可选择同步直流电复律,首次电击给予100J,第二次和以后的电击给予200J。

2. 持续性心房颤动

以转复窦性心律或控制心室率加抗凝治疗为主。

持续性心房颤动发作时，如患者能良好地耐受血流动力学障碍，大多数学者不主张重复使用电复律。如果持续性心房颤动反复出现或持续时间更长，这种类型的心房颤动最终将发展成为慢性心房颤动，复律困难。所以，此时的治疗目标是控制复发时的心室率。对于无器质性心脏病的患者可用Ⅰc类药物。胺碘酮也有一定的疗效。可考虑射频消融术或外科迷宫手术。

3. 永久性心房颤动

治疗目标主要是控制心室率，预防栓塞并发症。如果慢性心房颤动经药物或电复律治疗可使血流动力学改善则可行复律治疗。应用适量的抗心律失常药物（如胺碘酮、奎尼丁）后，可尝试进行电复律。如在电复律治疗后仍转为慢性心房颤动者，要长期维持窦性心律的可能性则很小。因此，对这类患者的治疗应侧重于控制心室率。根治法导管射频消融术或外科迷宫手术对此类患者有一定疗效。

五、室性心动过速

【概述】

室性心动过速（ventricular tachycardia，VT）是指起源于希氏束分叉处以下的由3～5个以上宽大畸形QRS波组成的心动过速。

【诊断】

（1）疾病病因可由心脏手术、心导管检查、严重心肌炎、先天性心脏病、感染、缺氧、电解质紊乱等原因引起。也有不少病例病因不明确。

（2）轻者可无自觉症状或仅有心悸、胸闷、乏力、头晕、出汗。

（3）重者发绀、气促、晕厥、低血压、休克、急性心力衰竭、心绞痛，甚至衍变为心室颤动而猝死。

（4）发作短暂者血流动力学的改变较轻，发作持续24h以上者则可发生显著的血流动力学改变。体检发现心率增快，常在150次/分以上，节律整齐，心音可有强弱不等现象。

（5）快而略不规则的心律，心率多在120～200次/分，心尖区第一心音强度不等，可有第一心音分裂，颈静脉搏动与心搏可不一致，偶可见"大炮波"。

（6）辅助检查　心电图可明确诊断，可记录到连续3次以上快速的宽大畸形QRS波，与P波无关，有时可见到心室夺获和室性融合波。发作不频繁或发作较短暂者24h动态心电图检查有助于诊断。心脏超声能明确心脏基础疾病。

① 心室率常在150～250次/分，QRS波宽大畸形，时限增宽。

② T波方向与QRS波主波方向相反，P波与QRS波之间无固定关系。

③ Q-T间期多正常，可伴有Q-T间期延长，多见于多形性室性心动过速。

④ 心房率较心室率缓慢，有时可见到室性融合波或心室夺获。

【急救与治疗】

室性心动过速的治疗有两个方面，即终止室性心动过速的发作及预防复发。无器质性心脏病者发生非持续性室性心动过速，如无症状及晕厥发作，无需进行治疗；持续性室性心动过速发作，无论有无器质性心脏病，均应给予治疗；有器质性心脏病的非持续性室性心动过速亦应考虑治疗。

1. 药物治疗

① 利多卡因100mg静脉注射，如无效则按0.5mg/kg每分钟重复注射1次，30min内总量不超过300mg，有效维持量为1～4mg/min；② 普鲁卡因胺50～100mg静脉注射，每5min重复1次，1h内总量可达1g，维持剂量2～5mg/min；③ 溴苄胺

5mg/kg 10min 内静脉注射，然后以 1～2mg/min 静脉滴注；④胺碘酮 150mg 静脉注射；⑤普罗帕酮 70mg 静脉注射；⑥如心电图示室性心动过速由 R-on-ST 段性室性期前收缩引起可先用维拉帕米 5～10mg 静脉注射；⑦由洋地黄中毒引起的室性心动过速可选用苯妥英钠和钾盐治疗；⑧如系青壮年无明显原因，常以活动或情绪激动为诱可获得明显疗效。但某些抗心律失常药物在预防室性心动过速复发和降低心脏性猝死方面的作用不明显，甚至有害，尤其是对于器质性心脏病合并室性心动过速患者，不宜选用。

2. 直流电复律

在室性心动过速发作时，给予直流电复律，多数情况下可使室性心动过速立即终止。在室性心动过速伴有急性血流动力学障碍如低血压、休克、急性心力衰竭或严重心绞痛发作时应该作为首选措施。

3. 经导管射频消融术

经导管射频消融术可成功治疗室性心动过速，是目前比较理想的治疗手段。消融治疗对无器质性心脏病的室性心动过速，如特发性左心室或右心室室性心动过速有非常好的效果，成功率在 90%～95% 以上。

4. 体内埋藏式转复除颤器（ICD）治疗

ICD 是埋藏在体内可以自动识别室性心动过速和心室颤动，而用电除颤等方法终止室性心动过速及心室颤动的装置，对持续性室性心动过速，特别是有猝死高危险的室性心律失常者有良好疗效，可改善患者的预后，尤其对于器质性心脏病合并明显心功能不全的患者，ICD 治疗的患者获益更大。

5. 预防复发

首要步骤为去除病因，如治疗心肌缺血，纠正水、电解质平衡紊乱，治疗低血压、低血钾，治疗充血性心力衰竭等有助于减少室性心动过速发作的次数。预防发作时可静脉点滴利多卡因，口服美西律450～800mg/d，或普罗帕酮450～800mg/d，胺碘酮200～600mg/d。

六、病毒性心肌炎

【概述】

病毒性心肌炎（viral myocarditis）是指多种病毒所引起的心肌局限性或弥漫性的急性或慢性炎症，感染的病毒以柯萨奇B病毒为多。大多数患者经适当治疗后痊愈，极少数患者在急性期因严重心律失常、急性心力衰竭和心源性休克死亡。部分患者可演变为扩张型心肌病。

【诊断】

临床表现取决于患者的年龄、性别、感染病毒的类型、机体反应性以及病变范围等因素，轻重差异很大，且不特异，易造成误诊或漏诊。轻者几无症状而呈亚临床经过，或症状轻微；重者可出现心脏扩大、心功能不全、严重心律失常、休克等，甚至猝死。

1. 临床分型

据病毒性心肌炎的不同临床表现，本病大致可分以下7型。

（1）隐匿型 指无自觉症状，因健康检查见心脏扩大或心电图异常而发现，或因意外事件死亡尸检中发现。

（2）猝死型 多为局灶型心肌炎，症状隐匿，多因突然发生心室颤动、心脏停搏而死亡，本型是青少年最常见的猝死原因。

（3）心律失常型 常以心悸为主要症状，多为频发性期前收缩，以室性期前收缩多见，可呈二、三联律，也可出现一～三度房室传导阻滞。

（4）心力衰竭型 此型心肌损害多较弥漫而严重，心脏常明显扩大，可表现为左、右心或全心衰竭，临床上尤以左心衰竭多见，部分急性左心衰竭并胸痛，检查有血清酶学改变，心电图亦可出现病理性 Q 波，可酷似急性心肌梗死。本型常并发心包炎。

（5）暴发型　常在病毒感染后数天内出现急性心力衰竭、心源性休克或严重心律失常，病死率高。

（6）慢性心肌炎　表现为病情迁延反复，时轻时重，呈慢性过程，常伴进行性心脏扩大和心力衰竭，每因感冒或病毒感染而加重，亦可在病程中猝死。但多数经数年至数十年后因心功能不全致死。本型有时与原发性扩张型心肌病难以鉴别。

（7）后遗症型　患者心肌炎虽已基本痊愈，但可遗留不同程度心律失常或症状。

2. 临床分期

据病情变化和病程长短，病毒性心肌炎可分为以下 4 期。

（1）急性期　指新近发病，临床症状明显而多变，病程多在 6 个月以内。

（2）恢复期　临床症状和心电图改变等逐渐好转，但尚未痊愈，病程一般在 6 个月以上。

（3）慢性期　部分患者临床症状、心电图、X 线、酶学等检查呈病情反复或迁延不愈，实验室检查有病情活动的表现者，病程多在 1 年以上。

（4）后遗症期　患心肌炎时间久，临床已无明显症状，但遗留较稳定的心电图异常表现，如室性期前收缩、房室或束支传导阻滞、交接区心律等。

3. 辅助检查

（1）血清学检查　见血心肌酶谱增高，肌钙蛋白增高。

（2）病毒学检查　以发病后 3 周间两次血清的抗体滴定度增高 4 倍以上为病毒感染的阳性指标。

（3）心电图　示窦性心动过速，室性期前收缩，室性心动过速，一～三度房室传导阻滞，ST-T 改变，甚至出现病理性 Q 波等。

（4）胸部 X 线　病情轻者可正常；病情重者可有心影增大。

（5）超声心动图　病情轻者可正常；病情重者可有左心室增

大、室壁运动减低、心脏收缩功能异常、心室充盈异常等。

4. 并发症

本病常发生心律失常、心力衰竭、心脏性猝死及扩张型心肌病等并发症，重症者可危及生命。

【急救与治疗】

1. 休息和饮食

应尽早卧床休息，减轻心脏负荷，进易消化和富含蛋白质的食物。卧床休息应延长到症状消失，心电图恢复正常，一般需3个月左右，心脏已扩大或曾经出现过心功能不全者应延长至半年，直至心脏不再扩大、心功能不全症状消失后，在密切观察下逐渐增加活动量，恢复期仍应适当限制活动3～6个月。

2. 抗病毒治疗

主要用于疾病的早期。用利巴韦林（病毒唑）300mg/d，静脉滴注；或吗啉胍100～200mg，一日3次。抗生素虽无杀灭病毒的作用，但多主张使用广谱抗生素，防止继发性细菌感染，后者常是诱发病毒感染的条件，尤其是流行性感冒、柯萨奇及腮腺炎病毒的感染。

3. 营养心肌

急性心肌炎时应用自由基清除剂，包括静脉或口服三磷腺苷、维生素C、辅酶Q_{10}、维生素B、肌苷、环磷腺苷、细胞色素C、丹参等。

4. 糖皮质激素

不常规使用。对其他治疗效果不佳者，可考虑在发病10～30天使用。

5. 对症治疗

当出现心源性休克、心力衰竭、缓慢性心律失常和快速心律失常时进行相应对症治疗。

七、洋地黄中毒

【概述】

洋地黄中毒（digitalis poisoning）是由于洋地黄类药物使用过量导致的一系列症状。洋地黄别名毛地黄、毒药草、紫花毛地黄，洋地黄类药物是治疗各种原因引起的慢性心功能不全、阵发性室上性心动过速和心房颤动、心房扑动等的常用药。

【诊断】

（1）胃肠道症状　一般较轻，常见纳差、恶心、呕吐、腹泻、腹痛。

（2）心律失常　服用洋地黄过程中，心律突然转变，是诊断洋地黄中毒的重要依据。应用洋地黄过程中出现室上性心动过速伴房室传导阻滞是洋地黄中毒的特征性表现。

（3）其他症状　神经系统症状可表现为头痛、失眠、忧郁、眩晕、甚至神志错乱。视觉改变可出现黄视或绿视以及复视。洋地黄中毒还可以使细胞内钾离子释放增多，从而导致高钾血症。

【急救与治疗】

1. 一般处理

一旦诊断洋地黄中毒应立即减量或停用洋地黄。

2. 药物治疗

（1）苯妥英钠100mg，5～10min内静脉注射至心律失常控制或总量达250～300mg，以后每天400～600mg维持。

（2）利多卡因50～100mg，5～10min内静脉注射，总量小于300mg，以后1～4mg/(kg·min)维持。

（3）异位的快室率心律失常伴低钾血症时应补钾，但有房室传导阻滞者忌用。

(4) 也可选用奎尼丁、普鲁卡因胺、丙吡胺等。

(5) 缓慢性心律失常治疗可用阿托品 0.5～1mg 皮下或静脉注射。有血流动力学障碍者（如休克、晕厥等）行起搏治疗。

(6) 选用非洋地黄类强心药如 β_2 受体激动药、磷酸酯酶抑制药等治疗心力衰竭。

3. 禁忌

电复律一般禁忌。如药物治疗均不见效，同时该心律失常确是致命性的，可慎重考虑低能量电复律。

八、高血压危象

【概述】

高血压危象（hypertensive crisis）包括高血压急症（hypertensive emergencies）及高血压亚急症（hypertensive urgencies），是指发生在高血压病过程中的一种特殊临床现象，也可见于症状性高血压。

【诊断】

1. 高血压急症

高血压急症是指原发性或继发性高血压患者疾病发展过程中，在一些诱因的作用下，周围小动脉发生暂时性强烈痉挛，引起血压急剧升高，舒张压高于 18.3kPa（130mmHg），并出现由于高血压引起的心脏、脑、肾等主要靶器官功能严重受损的并发症。

高血压急症主要包括：①高血压脑病；②急进性/恶性高血压伴有心、脑、肾、眼底的损害；③高血压合并颅内出血/蛛网膜下腔出血；④高血压合并急性肾衰竭；⑤高血压合并急性左心衰竭/肺水肿；⑥高血压合并不稳定型心绞痛及急性心肌梗死；⑦急性主动脉夹层动脉瘤；⑧子痫；⑨嗜铬细胞瘤。

2. 高血压亚急症

高血压亚急症也称为高血压紧迫状态,指血压剧烈增高,舒张压高于 18.3～19.6kPa(140～150mmHg)和(或)收缩压高于 28.8kPa(220mmHg),而尚无急性靶器官损害。主要包括:①急进型/恶性高血压,无心、脑、肾、眼底损害;②先兆子痫;③围手术期高血压等。

3. 其他症状

累及器官的不同,有不同的临床表现,除测量血压以确定血压准确性外,应仔细检查心血管系统、眼底和神经系统,关键在于了解靶器官损害程度,评估有无继发性高血压。

(1) 眼底视网膜病变 出血、渗出和(或)视盘水肿。必要时可散瞳检查。新发的出血、渗出、视盘水肿情况存在则提示高血压急症。

(2) 神经系统表现 头痛、嗜睡、抽搐、昏迷。注意评估意识状态、有无脑膜刺激征、视野改变及局部病理性体征等。

(3) 心脏 心脏增大,可出现急性左心衰竭。患者出现呼吸困难,肺部听诊可发现有无肺水肿。心脏检查可发现心脏扩大、颈静脉怒张、双肺底湿啰音、病理性第三心音或奔马律。

(4) 肾脏 少尿、氮质血症、尿毒症的表现。腹部听诊可发现肾动脉狭窄导致的杂音。

【急救与治疗】

1. 一般处理

根据不同类型的高血压采取不同体位,高血压并发急性左心衰竭患者采取半坐卧位;高血压脑出血患者采取左侧卧位,头偏向一侧;其余高血压患者多抬高床头,与地面成 30°～40°为宜,发挥体位性降压的效应。

2. 迅速降压

一般收缩压下降 6.66～10.64kPa(50～80mmHg),舒张压

下降 3.99～6.66kPa（30～50mmHg）即可，而不必急于将血压降至正常。

舌下含服降压药物如硝苯地平（心痛定）10～20mg 或尼群地平 10mg，亦可用卡托普利 25～50mg 咬碎后舌下含服，一般在 5min 后血压开始下降，于 30～60min 出现最大的降压效果。如果降压效果不理想，30min 内可再次给药。病情稳定后应送往医院进一步处理。患者送到医院后，迅速采取有效措施进行全面、综合的治疗。送往途中避免过多搬动。

3. 预防保健

以饮食控制为主，采用低盐、少脂、高纤维饮食。

九、心脏压塞

【概述】

心脏压塞（cardiac tamponade）为心包腔内液体和液压骤然增加所引起的心脏受压综合征。根据心包腔内液体量增长的速度快慢可分为急性心脏压塞和慢性心脏压塞。心脏压塞常见的病因有肿瘤、心包炎、尿毒症、心肌梗死、心导管操作，胸部挫伤或钝器伤也可引起心脏压塞。

【诊断】

1. 临床表现

（1）急性心脏压塞　主要表现为心排血量显著减少。急性心脏压塞患者有突发胸闷，呼吸困难，全身冷汗，极度烦躁、面色苍白或发绀、神志不清，呈现休克或休克前状态。急性心脏压塞时典型征象为 Beck 三联征：动脉压下降、静脉压上升和心音遥远。

（2）亚急性或慢性心脏压塞　主要表现为静脉系统淤血。亚急性心脏压塞患者有胸部压迫感或胸痛，呼吸困难，恶心、腹痛或腹胀。亚急性心脏压塞患者表现为另一三联征：心包积液、奇脉与颈静脉怒张。

2. 辅助检查

常用生化检查、X线检查、心电图、超声心动图、心包穿刺、心包活检等。

心电图显示窦性心动过速，可出现P波、QRS波、T波全心电交替现象。超声心动图可见心包腔内无回声区，右心室（右心房）壁舒张期塌陷。

【急救与治疗】

对胸部外伤尤其是心脏外伤的患者应立即送至离现场近的急救中心。如对快速补液等复苏措施无反应者应在急诊室紧急剖胸探查，否则易在送手术室途中加重病情，失去抢救机会。

1. 降低心包腔内压

（1）心包穿刺术 一旦确诊急性心脏压塞，应立即行心包穿刺术，迅速排出积液，并可插管至心包腔进行较长时间的持续引流。患者半卧位，选定左肋缘下与剑突下2cm交汇处，局部麻醉后以16～18号针与额状面呈30°～40°（于剑突左侧向上指向左锁骨中点刺入）进入心包腔（该处为心脏的斜窦，对于积血是最多最低的部位），有明显落空感，一般抽出10mL以上不凝固血液后即可见血压上升、静脉压下降，心音增强，确有少部分患者经上述处理后可治愈。

（2）心包切开引流术 即外科心包切开。该法仅需局部麻醉，可在床边进行，方法简单，引流可靠，尚能同时做心包活检并进一步探查心包腔及心肌情况。

（3）心包切除术 对于缩窄性心包炎导致的慢性心脏压塞，应尽早行心包切除手术，以免病程过久导致患者全身情况不佳，心肌萎缩加重，肝功能进一步减退，影响手术效果。

2. 改善血流动力学

（1）快速静脉输注生理盐水，扩充血容量，增加中心静脉压与回心血量，以维持一定的心室充盈压。可在心包腔内减压前或减压的同时快速静脉输注500mL生理盐水（液体复苏），其后输液总量视补液后患者血流动力学状态而定。

（2）正性肌力药首选多巴酚丁胺。

禁用利尿药或其他降低前负荷的药物。

第三节　神经内科急症

一、癫痫持续状态

【概述】

癫痫持续状态（status epilepticus）或称癫痫状态，是癫痫连续发作之间意识未完全恢复又频繁再发，或发作持续30min以上不自行停止。长时间（>30min）癫痫发作若不及时治疗，可因高热、循环衰竭或神经元兴奋毒性损伤导致不可逆的脑损伤，致残率和病死率很高，因而癫痫状态是内科常见的急症。

癫痫持续状态多发生于癫痫患者，最常见原因是不适当地停用抗癫痫药，不规范抗癫痫药治疗、感染、精神因素、过度疲劳、孕产和饮酒等也可诱发，个别患者原因不明。癫痫持续状态还可由急性脑病、脑卒中、脑炎、外伤、肿瘤和药物中毒等所致。

【诊断】

1. 临床类型及表现

癫痫持续状态主要分为全面性发作持续状态和部分性发作持续状态两种类型，其中全面性强直-阵挛发作持续状态和单纯部分性运动发作持续状态最多见。

（1）全面性发作持续状态

① 全面性强直-阵挛发作持续状态：是临床常见的危险的癫痫状态，强直-阵挛发作反复发生，意识障碍（昏迷）伴高热、

代谢性酸中毒、低血糖、休克、电解质紊乱（低血钾及低血钙等）和肌红蛋白尿等，可发生脑、心、肝、肺等多脏器功能衰竭，自主神经和生命体征改变。脑炎、脑卒中等可出现继发性GTCS，先出现部分性发作，再泛化为GTCS。

② 强直性发作持续状态：多见于Lennox-Gastaut综合征患儿，表现不同程度意识障碍（昏迷较少），间有强直性发作或非典型失神、失张力发作等，EEG出现持续性较慢的棘-慢波或尖-慢波放电。

③ 阵挛性发作持续状态：表现阵挛性发作持续时间较长，伴意识模糊甚至昏迷。

④ 肌阵挛发作持续状态：肌阵挛多为局灶或多灶性，表现节律性反复肌阵挛发作，肌肉呈跳动样抽动，连续数小时或数天，多无意识障碍。特发性肌阵挛发作（良性）患者很少出现癫痫状态，严重器质性脑病晚期如亚急性硬化性全脑炎、家族性进行性肌阵挛癫痫等较常见。

⑤ 失神发作持续状态：表现意识水平降低，甚至只表现反应性、学习成绩下降，EEG出现持续性棘-慢波放电，频率较慢（<3Hz）。多由治疗不当或停药等诱发。

（2）部分性发作持续状态

① 单纯部分性运动发作持续状态（Kojevnikov癫痫）：表现身体某部分如颜面或口角抽动、个别手指或单侧肢体持续不停抽动达数小时或数天，无意识障碍，发作终止后可遗留发作部位的瘫痪（Todd麻痹），也可扩展为继发性全面性发作。单纯部分性感觉发作持续状态临床较少见。

② 边缘叶性癫痫持续状态：又称精神运动性癫痫状态，常表现意识障碍（模糊）和精神症状，如活动减少、反应迟钝、呆滞、注意力丧失、定向力差、缄默或只能发单音调，以及紧张、焦虑不安、恐惧、急躁、冲动行为、幻觉、妄想和神游等，持续数天至数月，事后全无记忆；边缘叶性癫痫持续状态常见于颞叶癫痫。

③ 偏侧抽搐状态伴偏侧轻瘫：多发生于幼儿，表现一侧抽

搐，患者通常意识清醒，伴发作后一过性或永久性同侧肢体瘫痪。婴幼儿偏侧抽动偏瘫综合征（HHS）也表现半侧阵挛性抽动，常伴同侧偏瘫，也可发生持续状态。

④ 自动症持续状态：少数患者表现自动症，意识障碍可由轻度嗜睡至木僵、昏迷和尿便失禁，如不及时治疗常发生全身性发作，可持续数小时至数天，甚至半年，患者对发作不能回忆，发作后近事或远事记忆受损。EEG可见颞叶及额叶局灶性痫性放电。

（3）新生儿期癫痫持续状态　表现多样，不典型，多为轻微抽动，肢体奇异的强直动作，常由一个肢体转至另一肢体或半身抽动，发作时呼吸暂停，意识不清。EEG可见特征性异常，1～4Hz慢波夹杂棘波或2～6Hz节律性棘慢波综合，强直发作呈δ波，阵挛性发作有棘波、尖波发放。

2. 并发症

癫痫状态是临床急症，不及时处理可导致严重的不可逆脑损害甚至死亡，应立即治疗。癫痫状态时间愈长，脑损害愈重，发作持续10h以上常继发严重脑损伤。持续时间较短或频繁发作的持续状态可导致以下并发症。

（1）痫性发作肌肉剧烈运动可引起乳酸中毒、血pH值显著下降等代谢紊乱，患者呼吸停止导致严重缺氧，全身肌肉剧烈运动时大量耗氧，造成脑、心及全身重要脏器缺氧性损害，脑缺氧可引起脑水肿甚至脑疝。

（2）肺血管压明显增高可发生严重肺水肿引起猝死，血儿茶酚胺水平急骤升高可继发心律失常，也是重要的死因。体内乳酸堆积可引起肌球蛋白尿，血清肌酶明显增高可引起下肾单位肾病。

3. 辅助检查

（1）血常规检查、血液生化检查，常规EEG、视频EEG和动态EEG监测可显示尖波、棘波、尖-慢波、棘-慢波等痫性波型，有助于癫痫发作和癫痫状态的确诊。

（2）其他检查，如心电图检查可排除大面积心肌梗死、各种类型心律失常导致广泛脑缺血、缺氧后发作和意识障碍；胸部X线检查可排除严重肺部感染导致低氧血症或呼吸衰竭；必要时可行头部CT和MRI检查。

4. 鉴别诊断

部分性癫痫状态需与短暂性脑缺血发作（TIA）鉴别，TIA可出现发作性半身麻木、无力等，不伴意识障碍，持续数分钟至数十分钟，易与单纯部分性运动发作持续状态混淆，TIA多见于中老年，常伴高血压病、脑动脉硬化症等脑卒中危险因素；癫痫状态须注意与癔症、偏头痛、低血糖和器质性脑病等鉴别，病史和EEG是重要的鉴别依据。

【急救与治疗】

1. 药物治疗

癫痫持续发作状态一定尽快送往医院神经内科救治，首选药物是地西泮，其主要不良反应是呼吸抑制。如果在使用巴比妥类、水合氯醛、副醛等药物之后会加重地西泮不良反应，一定要格外注意。其他还可以选择使用的药物有劳拉西泮、苯妥英钠。

2. 预防

癫痫的预防非常重要。预防癫痫不仅涉及医学领域，而且与全社会有关。预防癫痫应着眼于三个层次：一是着眼于病因，预防癫痫的发生；二是控制发作；三是减少癫痫对患者躯体、心理和社会的不良影响。

二、良性发作性位置性眩晕

【概述】

良性发作性位置性眩晕（benign paroxysmal vertigo，BPPV）是一常见的内耳机械性疾病，占所有眩晕症的20%左右，也是约半数耳源性眩晕症的原因。此病虽然为耳科疾病，但常在神经科首诊，且多误诊为椎基底动脉供血不足、颈性眩晕而延误了治疗。BPPV 的发病率女性比男性较高。

BPPV 又分为后半规管性 BPPV（PC-BPPV）、水平半规管性 BPPV（HC-BPPV）及混合性 PBBV（C-BPPV）即同时性 PC-BPPV 和 HC-BPPV。后半规管性 BPPV 在临床上最常见，水平半规管性 BPPV 次之，而混合性 BPPV 少见。

【诊断】

大多数患者无明确病因，17％的患者起病前有头外伤史，15％有前庭神经元炎史（可在炎症后 2 周～8 年内发生），少数可有椎基底动脉供血不足史。目前仍认为管沉石症是主要的病因。

（1）临床表现　BPPV 的临床表现有以下 5 个特征。

① 潜伏期：头位变化后 1～4s 后才出现眩晕。

② 旋转性：眩晕具明显的旋转感，患者视物旋转或闭目有自身旋转感。

③ 短暂性：眩晕在不到 1min 内自行停止。

④ 转换性：头回到原来位置可再次诱发眩晕。

⑤ 疲劳性：多次头位变化后，眩晕症状逐渐减轻。

（2）诊断依据　BPPV 的诊断完全依据于典型的临床表现和 Dix-Hallpike 测试结果阳性。

Dix-Hallpike 测试：测试可诱发眩晕，患者会恐惧、喊叫或不配合，因此检查前应将目的交代清楚，取得配合，保证不闭眼。对有严重心脏病、颈椎病、颈动脉狭窄的患者慎用或禁用。

患者坐于检查台上，在检查者帮助下迅速取仰卧悬头位，并向一侧偏 45°，PC-BPPV 者，头转向患侧时经数秒潜伏期后出现短暂眩晕和垂直旋转性眼震，反复试验有疲劳性。

此外，还有仰卧侧头位试验，患者坐于检查台上，迅速取平卧位，随即头向一侧转 90°，HC-BPPV 者立刻出现剧烈旋转性眩晕和水平向性眼震。

由于 BPPV 的预后良好，各种神经系统和耳科学检查正常，故对所有门诊眩晕患者均应行 Dix-Hallpike 测试，阳性者可即刻得到诊断，避免不必要的检查和无效的"对症处理"。

（3）鉴别诊断　BPPV 需与多种周围性眩晕和中枢性眩晕相鉴别，掌握 BPPV 的临床特征和 Dix-Hallpike 测试、注意了解相应的病史则不难鉴别。约 1/3 的患者并不主动诉说有体位诱发的表现，故没有发作诉说也不能排除 BPPV 的可能。

BPPV 常被误诊为颈性眩晕、椎基底动脉供血不足、非特异性头晕、心源性头晕和神经症等。

① 颈性眩晕：也称椎动脉压迫综合征。病因可能有颈椎退行性变、颈肌和颈部软组织病变、颈部肿瘤和颅底畸形等引起椎动脉受压而发生缺血导致眩晕；椎动脉本身病变如动脉粥样硬化性狭窄和畸形等更易发病。颈交感神经丛受到直接或间接刺激，引起椎动脉痉挛或反射性内耳循环障碍而发病。反射异常也可引起，如环枕关节及上三个颈椎关节囊中的颈反射感受器受到各种刺激，其冲动可传至小脑或前庭神经核，产生眩晕和平衡障碍。主要临床表现是多种形式的眩晕，其发生与头部突然转动有明显关系，常伴有恶心、呕吐、共济失调等，有时可以有黑矇、复视、弱视等，症状持续时间短暂。治疗可用颈部牵引、理疗、按摩等；适当应用血管扩张药、改善微循环药及维生素等。

② 椎基底动脉供血不足：椎基底动脉在解剖学和病理学方面有 3 个重要特点。一是两侧椎动脉管径不等者在正常人占 2/3，甚至单侧椎动脉细小或缺如；二是椎动脉穿行第 6～1 颈椎横突孔后经枕骨大孔入颅，亦即行走在一条活动度极大的骨性隧道中，50 岁以后颈椎易发生退行性变和骨赘形成，如血压低更易促发供血不全；三是椎动脉极易发生动脉粥样硬化，随年龄增长，动脉管腔逐渐变窄，血流量递减。主要临床表现是急起的眩晕，常为首发症状，伴有恶心、呕吐、平衡障碍、站立不稳和双下肢无力。

【急救与治疗】

BPPV 的治疗以半规管耳石复位治疗为主。该疗法的有效率为71%~92%。针对受累不同的半规管分为两种复位法。

(1) Epley手法（针对后半规管耳石症）　①患者坐于治疗台上，在治疗者帮助下迅速取仰卧悬头位，并向患侧扭转45°；②头逐渐转正，然后继续向健侧偏45°；③将患者头部连同身体向健侧翻转，使其侧卧于治疗台上，头部偏离仰卧位达135°；④坐起，头前倾20°。完成上述4个步骤为1个治疗循环，每一体位待眼震消失后再保持1min。

(2) Barbecue翻滚法（针对水平半规管耳石症）　①患者坐于治疗台上，在治疗者帮助下迅速平卧，头向健侧扭转90°；②身体向健侧翻转，使面部朝下；③继续朝健侧方向翻转，使侧卧于患侧；④坐起。完成上述4个步骤为1个治疗循环，每一体位待眼震消失后再保持1min。

转动角度大、速度快、引发出眼震则效果好。初次治疗无效者，可反复多做，效果亦好。传统的半规管耳石复位治疗要求患者在治疗后2天内不能躺下，以避免耳石碎片流回半规管。但近来也有报道在治疗后患者躺下也有与传统方法相同的疗效。采用特殊的转椅缓慢转动可以避免治疗时发生眩晕。用振荡器震动乳突部，可使耳石碎片从膜或管壁上脱落或崩裂，有助于碎片转出半规管。

三、脑血管疾病

脑血管疾病（cerebrovascular disease）为脑部各种血管性疾病的总称。脑血管疾病为常见病，死亡率、致残率均很高，应注意及时抢救和治疗。

（一）脑出血

【概述】

脑出血（cerebral hemorrhage）是指非外伤性脑实质内血管破裂引起的出血，占全部脑卒中的20%~30%，发生的原因主要与脑血管的病变有关,即与高血脂、糖尿病、高血压、血管的老化、吸烟等密切相关,其他原因包括脑血管畸形、动脉瘤、血液病、血管炎、脑瘤性卒中等。

目前我国已步入老龄化社会,脑出血已成为一较为广泛发生的急症重症,我国每年因为脑出血死亡的患者约占全部疾病死亡的20%左右,严重威胁人们的健康。根据有关流行病学调查,我国脑出血的发病率北方高于南方,男性高于女性。

【诊断】

(1)患者多在情绪激动、兴奋、过度用力时发病。

(2)起病急,突然出现头痛、言语不清、肢体无力或麻木,或其他脑部损害症状。严重者可昏迷、鼾声呼吸。

(3)体检可见血压显著升高,部分患者脑膜刺激征阳性,神经系统有定位体征。CT可确诊。

【急救与治疗】

1. 出血量不多的患者,适用内科保守治疗

患者出血量不多,神经功能损害较轻,或者患者一般情况较差,不能手术治疗的患者可选择内科保守治疗。内科治疗的原则在于:脱水降颅压、减轻脑水肿,调整血压;防止再出血;减轻血肿造成的继发性损害,促进神经功能恢复;防止并发症。

(1)一般治疗 安静休息,一般卧床休息2~4周。保持呼吸道通畅,防止舌根后坠,必要时行气管切开,有意识障碍、血氧饱和度下降的患者应予以吸氧。危重患者应予以心电监测,进行体温、血压、呼吸等生命体征的监测。

(2)控制血压 脑出血患者血压会反射性升高,而过高的血压则会更加引起出血增加,而过低的血压又会影响到健康脑组织的血供,所以对于脑出血患者,应该选用较为有效的降压药物将血压控制在发病之前的基础血压水平。

(3)控制脑水肿,降低颅内压 颅内压的升高可引起患者较为明显的症状如恶心、呕吐等,严重的还会引起脑疝导致生命危

险。所以降低颅内压控制脑水肿是脑出血治疗的重要措施,发病早期可用甘露醇脱水,并辅助以呋塞米进行脱水,同时注意监测患者肾功能,注意复查血电解质情况,防止水电解质紊乱。

(4)预防并发症 可预防性使用抗生素以及降低胃酸分泌的药物,防止肺部感染及上消化道应激性溃疡的发生。早期可行胃肠减压,一来可观察是否存在应激性溃疡,二来可减轻患者胃肠道麻痹引起的腹胀,避免胃内容物因呕吐而发生吸入性肺炎。

2. 外科治疗

(1)手术适应证 目前认为,患者无意识障碍时多无需手术;有明显意识障碍、脑疝尚不明时,外科治疗明显优于内科;深昏迷患者、双瞳扩大、生命体征趋于衰竭者,内外科治疗方法均不理想。

(2)手术前的准备 脑出血手术应尽早进行,长时间的血肿压迫可导致脑细胞功能受损,并出现较为严重的并发症,手术的早期进行有利于提高脑出血的治愈率以及患者的生活质量。术前应保证患者的呼吸道通畅,防止误吸,应用脱水降颅压的药物,并有效控制血压,防止在手术中出现再出血,术前常规需要进行头颅CT检查明确诊断,尽快排除手术禁忌证后进行手术治疗。

(3)手术方式的选择 手术方式的选择需要综合患者的一般情况、出血的部位、出血量等,常用的手术方式有开颅清除血肿、穿刺抽吸血肿、脑室穿刺引流血肿等。

① 开颅清除血肿:是较为常用的脑出血治疗手段,出血量较大的患者常需行开颅手术,如基底节出血常需进行开颅清除血肿,传统的手段主要是经大骨瓣打开颅骨,剪开硬脑膜后暴露脑组织,以距离血肿最近处切开脑皮质,在直视下清除血肿,严密止血后关颅,根据手术中情况决定是否需要去除骨瓣。这种手术方式是急诊手术最常用的,也是较为紧急、快捷的手术方式,但其缺点在于手术创伤较大,术后恢复慢。目前主导开颅清血肿手术方式已基本改进,在急诊手术时首先行一较小手术切口,在去除小骨窗后进行显微镜下血肿清除,根据术中情况再决定是否扩大骨窗的面积以及是否进行去骨瓣等。

② 穿刺抽吸血肿：这种治疗方式适用于各部位脑出血，深部脑出血尤为适用，主要方法是应用CT引导或者立体定向引导，选择距离血肿最近的穿刺点，并避开功能区，进行颅骨钻孔，在定位和定向的基础上向血肿内穿刺，再辅助以负压吸引，可一次去除较大部分的血肿。这种手术方式创伤很小，但其局限于仅为细针穿刺，血肿并非为均一圆形状态，一次手术仅能解除一部分血肿的压迫，剩余的血肿依然存在，其分解产物依旧会对脑细胞产生毒害作用，而且这种手术方式对手术者技术要求较高，若一次性抽吸过多血肿，可能造成远隔部位的再出血，所以临床上目前还没有广泛推广。

③ 脑室穿刺引流血肿：主要是进行脑室内穿刺，适应证主要是针对脑室内积血，手术常规行脑室角穿刺，放置引流管，术后应用尿激酶等融化血块药物，使得血肿能由引流管逐渐引出，当颅内压明显升高的时候，脑室外引流手术还可以有效减低颅内压，防止脑疝的形成。

3. 康复治疗

脑出血后，只要患者的生命体征平稳、病情不再进展，宜尽早进行康复治疗。早期分阶段综合康复治疗对恢复患者的神经功能，提高生活质量有益。

(二) 蛛网膜下腔出血

【概述】

蛛网膜下腔出血（subarachnoid hemorrhage，SAH）指脑底部或脑表面的病变血管破裂，血液直接流入蛛网膜下腔引起的一种临床综合征，分原发性和继发性两种。

原发性蛛网膜下腔出血是由于脑表面和脑底的血管破裂出血，血液直接流入蛛网膜下腔所致，又称自发性蛛网膜下腔出血，约占急性脑卒中的10%。原发性蛛网膜下腔出血最常见的病因是先天性颅内动脉瘤和血管畸形。

脑实质或脑室出血、外伤性硬膜下或硬膜外出血流入蛛网膜下腔为继发性蛛网膜下腔出血。

【诊断】

1. 临床表现

各种年龄均可发病,男性稍多于女性,秋季及初冬发病率较高。发病时多有情绪激动或用力病史,部分患者可有反复发作头痛史。发病时,90%患者为突然起病,少数起病缓慢。发病前多有明显诱因,如剧烈运动、情绪激动、用力、排便、咳嗽、饮酒等;少数可在安静情况下发病。约1/3患者动脉瘤破裂前数日或数周有头痛、恶心、呕吐等症状。

突然起病,以数秒钟或数分钟速度发生的头痛是最常见的起病方式。患者常能清楚地描述起病的时间和情景。患者表现为剧烈头痛,可伴恶心、呕吐,少数老年人可表现为腰背痛、面痛、眩晕等症。部分患者可出现动眼神经麻痹。

绝大多数病例发病后数小时内出现脑膜刺激征,以颈强直最明显,凯尔尼格征、布鲁津斯基征可阳性。眼底检查可见视网膜出血、视盘水肿,约25%的患者可出现精神症状,如欣快、谵妄、幻觉等。部分老人脑膜刺激征不明显。

脑脊液压力增高,外观呈均匀血性。

2. 常见并发症

(1) 再出血 是 SAH 的急性严重并发症,病死率约为50%左右。出血后24h内再出血危险性最大。2周内再出血发生率为20%~30%,1个月为30%。再出血原因多为动脉瘤破裂。

(2) 脑血管痉挛 是死亡和致残的重要原因。有20%~30%的 SAH 患者出现脑血管痉挛,引起迟发性缺血性损伤,可继发脑梗死。

(3) 脑积水 15%~20%的 SAH 患者会发生急性梗阻性脑积水。急性脑积水于发病后1周内发生,属畸形阻塞性脑积水。急性梗阻性脑积水大部分可随出血被吸收而好转。迟发性脑积水发生于 SAH 后2~3周,为交通性脑积水。表现为进行性精神智力障碍、步态异常及尿便障碍。脑脊液压力正常，故也称正常颅压脑积水，头 CT 或 MRI 显示脑室扩大。

（4）其他　5%～10%患者可发生抽搐，5%～30%患者可发生低钠血症和血容量减少的脑耗盐综合征，上述两种低钠血症需要在临床上进行鉴别；还可出现脑心综合征和急性肺功能障碍，与儿茶酚胺水平波动和交感神经功能紊乱有关。

3. 辅助检查

血常规、尿常规和血糖、脑 CT 扫描、MRI 检查等。临床疑诊 SAH 首选 CT 检查，安全、敏感，并可早期诊断。

【急救与治疗】

1. 紧急处理

（1）突然剧烈头痛、呕吐，应怀疑有蛛网膜下腔出血的可能，应及时送医院就诊。

（2）住院监护治疗，绝对卧床休息 4～6 周，床头抬高 15°～20°，尽量让患者保持头高侧卧位，及时清理口中呕吐物，以免误吸入气道；病房保持安静、舒适和暗光。

2. 治疗原则

（1）头痛时可用镇痛药，保持大便通畅可用缓泻药。

（2）SAH 引起颅内压升高，可用 20% 甘露醇、呋塞米（速尿）和人血白蛋白（白蛋白）等脱水降颅压治疗。颅内高压征象明显有脑疝形成趋势者可行颞下减压术和脑室引流，挽救患者生命。

（3）预防再出血　抗纤溶药可抑制纤溶酶形成，推迟血块溶解和防止再出血。

（4）放脑脊液疗法　腰椎穿刺缓慢放出血性脑脊液，每次 10～20mL，每周 2 次，可减少迟发性血管痉挛、正常颅压脑积水发生率，降低颅内压，应注意诱发脑疝、颅内感染和再出血的风险，严格掌握适应证，并密切观察。

3. 手术治疗

手术治疗是根除病因、防止复发的有效方法。

(1) 动脉瘤 破裂动脉瘤最终手术治疗常用动脉瘤颈夹闭术、动脉瘤切除术等。血管内介入治疗采用超声选择导管技术、可脱性球囊或铂金微弹簧圈栓塞术治疗动脉瘤。

(2) 动静脉畸形 力争全切除是最合理的,也可采用供血动脉结扎术、血管内介入栓塞或γ刀治疗等。由于动静脉畸形早期再出血风险远低于动脉瘤,手术可择期进行。

4. 预防

避免引起血压及颅压增高的诱因,如用力排便、咳嗽、喷嚏和情绪激动等,以免发生动脉瘤再破裂。

(三) 动脉血栓性脑梗死

【概述】

动脉血栓性脑梗死(arterothrombotic cerebral infaction)是在脑动脉粥样硬化等动脉壁病变的基础上形成管腔内血栓,使该动脉供血区血流中断,造成局部脑组织发生缺血、缺氧、坏死,而出现相应的临床症状。

【诊断】

(1) 患者年龄多在60岁以上,多数患者有动脉粥样硬化、高血压、糖尿病病史。

(2) 多在安静状态下起病,2~3日病情达高峰。发病时一般无意识障碍,无恶心、呕吐、头痛等症状。由于梗死范围及区域的不同,神经系统症状有一定差异,但以偏瘫、偏身感觉障碍、语言障碍多见。

(3) 起病24~48h后头颅CT检查可见低密度梗死区。MRI可在发病数小时后显示病灶。

(4) 常见并发症有肺部感染、上消化道出血、褥疮等。

【急救与治疗】

(1) 发病早期应尽量争取进行抗栓或溶栓治疗,如重组组织型纤溶酶原激活剂（rt-PA）、尿激酶、链激酶等。

（2）其他活血化瘀、改善脑循环药物（如脉络宁、丹参注射液、右旋糖酐40等）可以应用。

（3）适当应用脑代谢活化剂及脑保护剂。

（4）对症处理。

（5）脑梗死比脑出血的病死率低而致残率高。随年龄增长病死率明显上升，平均病死率为25%左右（10%~47%）。常见死因是脑疝、多脏器衰竭、继发感染及心肺功能不全。幸存者中病残率亦较高，大约20%的幸存者在1~2年内再次复发。

（四）脑栓塞

【概述】

脑栓塞（cerebral embolism）是指血液中的各种栓子（如心脏内的附壁血栓、动脉粥样硬化的斑块、脂肪、肿瘤细胞、纤维软骨或空气等）随血流进入脑动脉而阻塞血管，当侧支循环不能代偿时，引起该动脉供血区脑组织缺血性坏死，出现局灶性神经功能缺损。脑栓塞常发生于颈内动脉系统，椎基底动脉系统相对少见。脑栓塞约占缺血性脑卒中的15%~20%。

【诊断】

（1）任何年龄均可发病，患者发病前多有风湿性心脏病、心房颤动或大动脉粥样硬化等病史。

（2）一般发病无明显诱因，也很少有前驱症状，急性起病，症状常在数秒或数分钟之内达高峰，多为完全性卒中。

（3）根据栓塞部位不同，临床表现也不完全相同。

① 大脑中动脉的栓塞最常见，主干闭塞时引起病灶对侧偏瘫、偏身感觉障碍和偏盲，优势半球主干栓塞可有失语、失写、失读。

② 大脑前动脉栓塞时可产生病灶对侧下肢的感觉和运动障碍，对侧中枢性面瘫、舌肌瘫及上肢瘫痪，亦可发生情感淡漠、

欣快等精神障碍及强握反射,可伴有尿潴留。

③ 大脑后动脉栓塞可引起病灶对侧同向偏盲或上象限盲,病灶对侧半身感觉减退伴丘脑性疼痛,病灶对侧肢体舞蹈徐动症,各种眼肌麻痹等。

④ 基底动脉栓塞最常见的症状为眩晕、眼球震颤、复视、交叉性瘫痪或交叉性感觉障碍,肢体共济失调。

⑤ 其他脏器栓塞的症状:由于栓子顺血流流动,根据流动的部位不同,可以引起相应的器官的梗死,所以临床上常有其他部位栓塞的征象,如视网膜、皮肤、黏膜、脾脏、肾脏等栓塞的临床表现。

(4) 脑CT扫描表现与脑梗死相似。对于患病早期和怀疑病变部位在颅后窝或病变部位较小者应选择脑MRI检查。

(5) 临床上有时不容易区分栓子来源,可参考STAF评分,见表3-2。若总分≥5分,90%可能是心源性栓塞;总分<5分,动脉源性栓塞可能性大。

表3-2 STAF评分

项目	评分
年龄(岁)	
≥62	2
≤62	0
基础NIHSS(第一次评估)	
≥8	1
<8	0
左心房增大(TTE或TEE检查)	
是	2
否	0
血管原因(即有无血管狭窄)	
是	0
否	3
总分	0~8

【急救与治疗】

包括针对脑栓塞本身的治疗及针对原发病即栓子来源的治疗。

1. 针对脑栓塞本身的治疗

(1) 急性期应卧床休息,保持呼吸道的通畅和心脏功能;注意营养状况,保持水和电解质的平衡;加强护理,防止肺炎、泌尿系感染和褥疮等的发生。

(2) 脑栓塞本身的治疗原则是要改善脑循环、防止再栓塞、消除脑水肿、保护脑功能。

2. 针对栓子来源的不同进行对症治疗

(1) 抗凝及溶栓治疗　对于心源性栓塞者,推荐早期、长期抗凝治疗,非心源性栓塞者不推荐抗凝治疗,建议抗血小板治疗;溶栓类药物(如尿激酶、链激酶等)亦可能仅在早期发挥作用。

(2) 对症治疗　出现颅内高压者可给予脱水剂减轻脑水肿,防止脑疝形成。血压明显升高者可适当给予降压治疗;在急性期还可适当应用一些神经保护剂保护脑细胞。

(3) 当发生出血性脑梗死时,要立即停用溶栓、抗凝和抗血小板聚集的药物,防止出血加重和血肿扩大,并适当应用止血药物;若血肿量较大,内科保守治疗无效时,应考虑手术治疗;在脂肪栓塞时,可应用肝素、右旋糖酐 40(不能用于对本药过敏者)、5%的碳酸氢钠及脂溶剂(如酒精溶液等),有助于脂肪颗粒的溶解。

(五) 脑血管疾病的预防

1. 合理饮食

(1) 低盐饮食。
(2) 增加纤维膳食的摄入量。
(3) 多吃鱼和鱼油。
(4) 多吃豆制品。
(5) 应该适当减少脂肪和胆固醇的摄取量。

2. 合理生活方式

(1) 加强体育运动　每天坚持运动 1h,活动时心率以不超过170与年龄之差,或以身体微汗、不感到疲劳、运动后自感身体轻松为准,每周坚持活动不少于5天,持之以恒。

(2) 戒烟限酒　长期吸烟酗酒可干扰血脂代谢,使血脂升高。

(3) 避免精神紧张　情绪激动、失眠、过度劳累、生活无规律、焦虑、抑郁,这些因素可使脂代谢紊乱。

(4) 预防便秘　大便燥结,排便用力,不但腹压升高,血压和颅内压也同时上升,极易使脆弱的小血管破裂而引发脑出血。要预防便秘,多吃一些富含纤维的食物,如青菜,芹菜,韭菜及水果等。

(5) 避免过度劳累　体力劳动和脑力劳动不要过于劳累。

(6) 注意保暖　秋冬季是脑卒中好发季节。

(7) 密切注意自己身体变化　脑卒中会有一些先兆症状,如无诱因的剧烈头痛、头晕、晕厥,有的突感体麻木、乏力或一时性失视、语言交流困难等,应及时就医检查治疗。

四、短暂性脑缺血发作

【概述】

短暂性脑缺血发作 (transient ischemic attacks, TIA) 是局灶性脑缺血导致突发短暂性、可逆性的神经功能障碍。症状持续时间数分钟,通常在30min内完全恢复,超过2h常遗留轻微神经功能缺损,或CT及MRI显示脑组织缺血征象。传统的TIA定义时限为24h内恢复。

【诊断】

1. 临床类型及表现

(1) 颈内动脉系统短暂性脑缺血发作　颈内动脉系统TIA较椎基底动脉系统TIA发作少,但持续时间较久,且易引起完全性卒中。最常见的症状为单瘫、偏瘫、偏身感觉障碍、失语、单眼视力障碍等,亦可出现同向性偏盲及昏厥等。主要症状为以下几点。

① 单眼突然出现一过性黑矇,或视力丧失,或白色闪烁,或视野缺损,或复视,持续数分钟可恢复。

② 对侧肢体轻度偏瘫或偏身感觉异常。

③ 优势半球受损,出现一过性失语或失用或失读或失写,或同时面肌、舌肌无力。

④ 偶有同侧偏盲。其中单眼突然出现一过性黑矇是颈内动脉系统短暂性脑缺血发作的特征性症状。

(2) 椎基底动脉系统短暂性脑缺血发作　椎基底动脉系统 TIA 较颈内动脉系统 TIA 多见,且发作次数也多,但时间较短。主要表现为脑干、小脑、枕叶、颞叶及脊髓近端缺血,神经缺损症状。主要症状为以下几点。

① 最常见的症状是一过性眩晕、眼震、站立或行走不稳。

② 一过性视物成双或斜视、视物模糊、视物变形、视野缺损等。

③ 一过性吞咽困难、饮水呛咳、语言不清或声音嘶哑。

④ 一过性单肢或双侧肢体无力、感觉异常。

⑤ 一过性听力下降、延髓性麻痹、交叉性瘫痪、轻偏瘫和双侧轻度瘫痪等。

⑥ 短暂性完全健忘,表现为记忆力全部丧失,但神志清楚,说话书写及计算能力保持良好。

⑦ 少数可有意识障碍或猝倒发作。

颈内动脉系统 TIA 比椎基底动脉系统 TIA 更容易发展为完全性脑血管病,且反复发作,尤其是短期内反复发作,危险性更大。以上两系统发作时的症状大多不全出现,往往出现两三个症状,约 10% 的 TIA 患者可能出现两组并存的症状。有 10%~75% 的 TIA 患者发作几天后可能发生脑梗死。

(3) 特殊类型的 TCIA　近年来随着 CT 和 MRI 在临床上的广泛应用,发现多量 TIA 患者存在小灶性脑梗死损害,国外学者报道脑CT扫描检查表现为低密度梗死灶者占10%～40%，而MRI检查有脑实质改变者可高达84%，因而提出应以"有短暂性神经体征型脑梗死（cerebral infarction with transient signs, CTTS）"描述那些临床上符合TIA，但脑CT扫描或脑MRI检查显示有脑梗死的病例。

一般颈内动脉系统TIA患者发病1个月内约有半数、5年内有25%～40%发生完全性脑血管病，TIA病史越长，梗死机会越大，脑CT扫描和脑MRI检查发现脑梗死机会越多。约25%脑梗死患者病前有TIA发作史。约1/3的TIA发作的患者症状可以自然消失或继续发作。

2. 鉴别诊断

TIA应与局灶性运动性癫痫、内耳眩晕症及晕厥发作等疾病鉴别。

（1）局灶性运动性癫痫　应与颈内动脉系统TIA发作鉴别，局灶性运动性癫痫多数为脑部器质性病变，年轻人多见，多为一侧肢体或身体某部位的一系列重复抽搐动作，大多见于一侧口角、眼睑、手指或足趾，也可涉及一侧面部或一个肢体的远端。较严重的发作后，发作部位可能遗留下暂时性受累肌肉的瘫痪，即Todd麻痹。局部抽搐偶然持续数小时、数天，甚至数周，则成持续性部分性癫痫。追问病史有癫痫发作病史，脑CT扫描或MRI可发现脑内病灶，脑电图检查有癫痫电波。抗癫痫药可控制发作，可作鉴别。而颈内动脉系统TIA发作脑电图检查正常，发作持续时间小于24h。

（2）内耳眩晕症　应和椎基底动脉系统TIA鉴别，其共同点是均有眩晕，但TIA老年人多见，而内耳眩晕症多见于中、青年，伴有耳鸣，内耳眩晕症发作持续时间长，可以达到数天，之后逐渐缓解，神经系统检查没有定位体征，尤其是没有脑干定位体征。给予甘露醇及对症治疗有效。

（3）晕厥发作　晕厥发作多见于年轻女性，是指突然发生的短暂性意识丧失状态，是暂时性的、广泛性脑供血不足而引起的短暂性意识丧失。常由躯体因素引起，如低血糖、碱中毒以及脑组织本身损伤所致，也可继发于脑的血液循环障碍。其临床特点是急性起病、短暂性意识丧失。患者常在晕厥发作前约1min出现前驱症状，表现为全身不适感、视物模糊、耳鸣、恶心、面色苍白、出冷汗、四肢无力，随之很快发生晕厥。晕厥发作时，随意运动和感觉丧失，有时呼吸暂停，心律减慢，甚至心脏停搏，此时难以触及桡动脉、颈动脉的搏动。临床以面色苍白、意识丧失和突发性瘫倒为典型表现，多伴有头晕、眼花、恶心、软弱、出冷汗等先兆症状。一般持续2~3min，继之全部功能逐渐恢复。患者苏醒后可有短时间的意识混浊、腹部不适、恶心、呕吐，有便意，甚至大小便失禁，有极度疲劳、嗜睡，持续时间几分钟至半小时。发作后检查可以无阳性体征。而TIA发作以老年人多见，发作持续时间小于24h，多在体位改变、活动过度、颈部突然转动或屈伸等情况下发病，发病无先兆，一般无意识障碍。

3. 辅助检查

经颅多普勒检查、脑CT扫描、颈动脉B超检查、数字减影血管造影（DSA）检查、磁共振成像（MRI）检查等。脑CT扫描是诊断脑梗死最常用、最有价值的影像学检查手段。它可以及时有效地为临床治疗提供依据，所以凡临床诊断TIA的患者均应进行脑CT扫描。

【急救与治疗】

应积极控制引起TIA的病因，如控制高血压患者的血压在一个合理的水平，控制糖尿病患者的血糖，控制心脏病发作和心律失常，降低全血黏度、血细胞比容、血浆黏度以及血小板的凝集性，解除血管痉挛，及时治疗颈椎病等。

五、颅内静脉窦血栓形成

【概述】

脑循环由供应血液的脑动脉系统和回流血液的静脉系统组

成，脑的静脉系统主要包括脑静脉及其汇入的静脉窦。颅内静脉窦血栓形成（thrombosis of intracranial venous sinus）是脑血管病的一种特殊类型，可分为静脉窦和脑静脉血栓形成两种，按病变的性质可分为非炎症性和炎症性两类，炎症性又称作化脓性静脉血栓炎或血栓性静脉炎和静脉窦炎。常起病于消耗性疾病、脑外伤、产褥期、血液病、心脏病、眼鼻颜面部感染、脑膜炎、败血症等之后。婴幼儿、老年体弱、产后妇女、慢性病体弱患者易发。

【诊断】

（1）急性或亚急性起病，常有眼鼻颜面部感染、脑膜炎、败血症、消耗性疾病、脑外伤、产褥期、血液病、心脏病等原发病病史及临床症状体征。

（2）全身性症状　不规则发热寒战、全身酸痛、萎靡乏力、消瘦等。

（3）颅内高压症状　部分患者有头痛、呕吐、抽搐、意识障碍，严重者可引起致命性的脑疝的危险。

（4）根据影响不同静脉窦临床表现不同类型的综合症状，常见的几种表现如下。

① 海绵窦血栓形成：多继发于眼鼻面部感染，表现眼球突出、眼睑眼眶眶周结膜充血水肿，眼底淤血水肿，眼球运动受限，瞳孔散大，面部感觉障碍等。X线片示蝶骨脊破坏或增生，CT检查可确诊。

② 横窦与乙状窦血栓形成：多继发于化脓性中耳炎或乳窦炎，表现吞咽困难、饮水呛咳、构音不清、同侧眼球外展困难等。脑脊液压力升高，白细胞、蛋白升高，压颈试验病侧出现阻塞现象。

③ 上矢状窦血栓形成：颅内高压症状、意识障碍突出，可伴癫痫（抽搐等）发作，出现对侧偏瘫、偏侧麻木。

④ 大脑皮质静脉血栓形成：多由静脉窦血栓扩展而来，表

现头痛、呕吐、精神异常、部分性癫痫发作（一侧肢体抽搐等）、肢体瘫痪、感觉障碍、意识障碍甚至昏迷等。

颅脑CT、颅脑磁共振成像（MRI）、颅脑磁共振血管成像（MRA）、数字减影血管造影（DSA）有助确诊。

【急救与治疗】

（1）非炎症性静脉窦和脑静脉血栓形成的用药主要遵循治疗脑水肿、抗凝治疗、扩容剂、对症治疗及合并症的治疗原则选择。

（2）炎症性脑静脉和静脉窦血栓形成（化脓性静脉血栓炎或血栓性静脉炎和静脉窦炎）应选用合适的抗生素对原发感染和静脉炎进行治疗，原发病的治疗还包括对消耗性疾病、脑外伤、产褥期、血液病、心脏病、眼鼻颜面部感染、脑膜炎、败血症等的治疗用药。

（3）对于婴幼儿、老年体弱、慢性病体弱患者应给予必要的支持（包括免疫球蛋白、人白蛋白注射液等）。

第四节 消化内科急症

一、急性单纯性胃炎

【概述】

急性单纯性胃炎（acute simple gastritis）指各种外在和内在因素引起的广泛性或局限性的胃黏膜急性炎症，是临床常见多发病，一般短期可以治愈，少数可留有后遗症。急性单纯性胃炎的症状体征因病因不同而不尽相同，其病因多样，包括急性应激、药物、缺血、胆汁反流和感染等。临床上将急性单纯性胃炎分为急性糜烂性胃炎、急性化脓性胃炎、急性腐蚀性胃炎，以前两种较常见。

【诊断】

1. 临床表现

(1) 临床上以感染或进食了被细菌毒素污染的食物后所致的急性单纯性胃炎为多见。一般起病较急,在进食污染食物后数小时至 24h 发病,症状轻重不一,表现为中上腹不适、疼痛,以至剧烈的腹部绞痛,厌食、恶心、呕吐,因常伴有肠炎而有腹泻,大便呈水样,严重者可有发热、呕血和(或)便血、脱水、休克和酸中毒等症状。

(2) 因饮酒、刺激性食物和药物引起的急性单纯性胃炎多表现为上腹部胀满不适、疼痛,食欲减退、恶心、呕吐等消化不良症状,症状轻重不一,伴肠炎者可出现发热、中下腹绞痛、腹泻等症状。体检有上腹部或脐周压痛,肠鸣音亢进。

2. 鉴别诊断

根据病史和症状、体征一般可作出诊断。但若伴有上消化道出血,尤其有酗酒或服水杨酸盐制剂等诱因者,应考虑急性糜烂性胃炎的可能。以上腹痛为主要症状者应与急性胆囊炎、急性胰腺炎等疾病相鉴别。

(1) 急性胆囊炎 本病的特点是右上腹持续性剧痛或绞痛,阵发性加重,可放射到右肩部,墨菲征阳性。腹部 B 超、CT 或 MRI 等影像学检查可确立诊断。

(2) 急性胰腺炎 常有暴饮暴食史或胆道结石病史,突发性上腹部疼痛,重者呈刀割样疼痛,伴持续性腹胀和恶心、呕吐;血尿淀粉酶在早期升高,重症患者腹水中淀粉酶含量明显增高。B 超、CT 等辅助检查可发现胰腺呈弥漫性或局限性肿大有利于诊断。

(3) 空腔脏器穿孔 患者多起病急骤,表现为全腹剧烈疼痛,体检有压痛与反跳痛、腹肌紧张呈板样,叩诊肝浊音界缩小或消失。X 线透视或平片可见膈下游离气体。

(4) 肠梗阻 肠梗阻呈持续性腹痛,阵发性加剧,伴剧烈呕吐,肛门停止排便排气。早期腹部听诊可闻及高亢的肠鸣音或气过水声,晚期肠鸣音减弱或消失。腹部 X 线平片可见充气肠袢及多个液平。

3. 辅助检查

(1) 感染因素引起者末梢血白细胞计数一般轻度增高,中性粒细胞比例增高;伴肠炎者大便常规检查可见少量黏液及红、白细胞,大便培养可检出病原菌。

(2) 内镜检查可见胃黏膜明显充血、水肿,有时见糜烂及出血点,黏膜表面覆盖黏稠的炎性渗出物和黏液。但内镜不必作为常规检查。

【急救与治疗】

1. 一般治疗

应去除病因,卧床休息,停止一切对胃有刺激的食物或药物,给予清淡饮食,必要时禁食,多饮水,腹泻较重时可饮糖盐水。

2. 对症治疗

(1) 腹痛者可行局部热敷,疼痛剧烈者给予解痉镇痛药,如阿托品、复方颠茄片、山莨菪碱等。

(2) 剧烈呕吐时可注射甲氧氯普胺(胃复安)。

(3) 必要时给予口服 H_2 受体拮抗药,如西咪替丁、雷尼替丁,减少胃酸分泌,以减轻黏膜炎症;也可应用铝碳酸镁或硫糖铝等抗酸药或黏膜保护药。

3. 抗感染治疗

一般不需要抗感染治疗,但由细菌引起尤其伴腹泻者,可选用小檗碱(黄连素)、呋喃唑酮(痢特灵)、磺胺类制剂、诺氟沙星(氟哌酸)等喹诺酮制剂、庆大霉素等抗菌药物。

4. 维持水、电解质及酸碱平衡

因呕吐、腹泻导致水、电解质紊乱时,轻者可给予口服补液,重者应予静脉补液,可选用平衡盐液或 5% 葡萄糖盐水,并注意补钾；对于有酸中毒者可用5%碳酸氢钠注射液予以纠正。

5. 对急性胃黏膜损伤者

可口服硫糖铝1g，每日4次，同时口服雷尼替丁150mg，每日2次，以保护胃黏膜。

6. 预防胃炎的发生

要注意饮食卫生，在夏秋两季尤其重要，不吃不干净的食品；平日要避免吃对胃刺激性过大的食物，多吃容易消化的食物，并要充分咀嚼。

二、急性肠系膜血管缺血性疾病

【概述】

急性肠系膜血管缺血性疾病（acute mesenteric ischemia）是一种非常凶险的腹部急症，临床以症状、体征分离的绞窄性肠梗阻为主要特征，其病理生理的终点为肠坏死，预后极差，死亡率可高达60%~80%。有很多急性肠系膜血管缺血性疾病患者在手术探查或死亡前才被确诊，而诊断不明和治疗延误仍然是急性肠系膜血管缺血性疾病高死亡率的主要原因。

急性肠系膜血管缺血性疾病实际是一组疾病的统称，包含肠系膜上动脉栓塞、肠系膜上动脉血栓形成、非闭塞性肠系膜缺血和肠系膜上静脉血栓形成四种疾病。虽然其病理生理机制不同，但最终均导致了肠道局部缺血缺氧及不可逆的肠道损伤而危及生命。

【诊断】

不同病因导致的急性肠系膜血管缺血性疾病其临床表现既有相似之处，又有各自的特征。剧烈腹痛往往是最主要的症状，在发病早期多数都有"症状重、体征轻"这一明显特征，但这一特征缺乏特异性，患者早期同时还可出现腹胀、恶心、呕吐、脱水等表现，而最终发生肠管缺血坏死后则均会出现局部或广泛的腹膜炎体征。

(1) 肠系膜上动脉栓塞　是指栓子进入肠系膜上动脉，发生急性完全性血管闭塞。肠系膜上动脉栓塞可使肠系膜上动脉血供突然减少或消失，导致肠壁肌肉功能障碍，肠急性缺血、坏死，是小肠血运障碍性肠梗阻中最常见的一种，约占急性肠系膜血管缺血性疾病的50%。临床上肠系膜上动脉栓塞是一种少见的疾病，年发病率约为816/10万，但其一旦发生，病情极其凶险，病死率极高，达70%～100%。

肠系膜上动脉栓塞的栓子主要来源于心脏，如心肌梗死后的壁栓，亚急性细菌性心内膜炎的瓣膜赘生物，风湿性心脏瓣膜病变处的赘生物，左心耳、左心房附壁血栓的脱落以及人工瓣膜置换术后形成的血栓脱落等；也有来源于大动脉粥样硬化的附壁血栓或粥样斑块的脱落、脓肿或脓毒血症的细菌栓子等。

肠系膜上动脉栓塞可表现为典型的 Bergan 三联征：剧烈腹痛而无相应体征；患有器质性心脏病或心房纤颤、动脉瘤等心血管疾病；胃肠道排空症状（恶心、呕吐、腹泻等）。

(2) 肠系膜上动脉血栓形成　是指动脉本身有一定病变基础，在一定诱因下形成血栓。主要病变基础为动脉硬化，其他还有主动脉瘤、血栓闭塞性动脉炎、结节性动脉周围炎和风湿性血管炎等。本病好发于动脉开口部，并常涉及整个肠系膜上动脉，因此病变可涉及全部小肠和右半结肠。如血栓形成较局限，则梗死范围较小。

不论动脉或静脉血栓形成，肠系膜血管缺血的临床表现都是与体格检查不吻合的腹部疼痛。肠系膜静脉血栓形成的疼痛多位于中腹部，呈绞痛性质，提示病变起源于小肠。症状持续时间差别较大，75%以上的患者就诊时症状已超过2天。常伴有恶心、食欲减退及呕吐。15%的患者有呕血、便血或黑粪，近1/2的患者大便潜血检查呈阳性。由于发病率相对较低且症状缺乏特异性，往往延误诊断。最初的体格检查可以完全正常。病程后期可出现发热、腹肌紧张和反跳痛，提示出现肠坏死。1/3～2/3的患者存在腹膜炎体征。肠腔内或腹腔内的渗出可导致血容量降低以及循环动力学不稳定，收缩压<90mmHg提示预后不良。

（3）非闭塞性肠系膜缺血　往往发生于心力衰竭的老年人或严重创伤造成的低血容量休克的患者，患者一般情况较差，如果不能积极纠正全身情况，一旦出现肠坏死则预后不佳。本病应与肠系膜动脉栓塞性疾病鉴别，前者在及时发现和纠正病因后可能治愈，而后者需要及早手术探查。唯一可靠的手段是肠系膜上动脉造影，造影显示动脉本身无阻塞，但其主干或其分支有普遍或节段性痉挛，肠壁内血管充盈不佳为其特征性表现。

（4）肠系膜上静脉血栓形成　临床表现可分为急性、亚急性和慢性3种。急性者发病突然，迅速出现腹膜炎和肠坏死。亚急性是指腹痛持续数天或数周而未发生肠坏死的患者。慢性肠系膜上静脉血栓形成实际上是一种肝前性门静脉高压症，其治疗的重点在于对曲张静脉破裂出血、腹水等门静脉高压并发症的处理，肠缺血症不是治疗的关键。

【急救与治疗】

1. 肠系膜上动脉栓塞

治疗原则是迅速去除血管内的栓子，恢复肠系膜上动脉的血液灌注，包括全身治疗、介入治疗和手术治疗。

（1）全身治疗　所有肠系膜上动脉栓塞患者的最初治疗原则是循环的复苏及稳定，怀疑有进一步缺血表现的应给予广谱抗生素。对于肠管尚未坏死，动脉造影证实肠系膜上动脉分支栓塞，远端血流仍充盈的患者可肌内注射罂粟碱扩张肠系膜血管及解除肠管痉挛，肝素全身抗凝；同时去除诱发疾病，如治疗心律失常，防止其他部位的栓子脱落，相对缺血的肠管会随着侧支循环的建立而恢复血供。

（2）介入治疗

① 经肠系膜上动脉灌注罂粟碱：造影确诊为急性肠系膜上动脉栓塞者，肠系膜上动脉留置导管，以30～60mg/h的速度输入罂粟碱，持续灌注24～48h后，再行造影，证实肠系膜血管扩张充盈、血栓解除后，才可拔管。经插管灌注罂粟碱无效或已有腹膜炎者，应即行手术治疗。

② 经肠系膜上动脉尿激酶溶栓：经肠系膜血管造影证实有肠系膜动脉栓塞而无肠坏死的患者，可行尿激酶溶栓治疗，但必须控制在腹痛 8h 以内无腹膜刺激征者。如此可缩小坏死的范围或避免肠管的切除，一定程度上降低病死率。

③ 经股动脉穿刺肠系膜上动脉吸栓治疗：近年来有用口径大、带有扩张管的动脉长鞘作为取栓工具，负压抽吸取栓，取栓同时可给予罂粟碱解痉和尿激酶溶栓，效果满意。

(3) 手术治疗　对于原有心脏瓣膜疾病或心房颤动的患者出现急性腹痛、恶心、呕吐、白细胞升高和代谢性酸中毒等表现时，应积极施行剖腹探查术。急性肠系膜上动脉栓塞手术术式有以下几种。

① 动脉切开取栓术：急性肠系膜上动脉栓塞早期，可单纯行栓子摘除术，如能恢复肠系膜上动脉血流，重新评估受累的肠段生机，切除无生机的肠段并决定是吻合还是外置。即使患者已发生肠梗死也应先行取栓术，改善缺血肠管血液供应，缩小肠切除范围，避免短肠综合征。经肠系膜上动脉切开用 Fogarty 球囊导管取栓是主要的手术方法。

② 肠系膜上动脉转流术：如栓塞段较长，栓子取出后仍无血液流出或流出不畅，说明近端动脉有阻塞性病变，可施行转流术。临床上多采用自体大隐静脉（也可用人造血管）在腹主动脉或髂动脉与栓塞以下通畅的肠系膜上动脉间做搭桥手术。

③ 肠切除术：手术探查发现栓塞位于一个分支或主干的远端，肠管已缺血坏死但范围不大者，应及早行坏死肠管切除术。对于不能完全肯定肠管是否仍有活力者，可将可疑肠管外置，尽量避免对高危患者的干扰，待患者度过急性期后再行二次处理，或将恢复活力的肠管放入腹腔，或将无活力的肠管安全切除。

2. 肠系膜上动脉血栓形成

如病变累及血管主干则缺血肠管更广泛，一旦发生肠坏死则死亡率高。一旦诊断明确，应立即经导管灌注罂粟碱。外科手术包括动脉内膜血栓切除术、血管旁路移植术及坏死肠段切除术等。此病预后差，死亡率高达 82%～96%。

3. 非闭塞性肠系膜缺血

治疗原则是在积极恢复有效循环血量的同时进行病因治疗。尽快进行罂粟碱灌注,一般连续灌注24h,也有连续灌注5天者。如出现腹膜刺激征时应剖腹探查,以切除坏死肠段。本病存活率仅 0~26%。

4. 肠系膜上静脉血栓形成

患者病情进展相对缓慢,如果没有出现肠坏死,肠系膜静脉血栓形成可以不采取手术,而给予药物治疗。不过目前还没有指标能够准确地指示患者肠坏死的危险。对于没有腹膜炎或穿孔的患者,不需要静脉抗生素治疗。但是,在患病早期立即给予肝素抗凝治疗,可以明显提高患者的存活率,降低复发率,即使在手术中应用也在所不惜。全身肝素治疗开始时可给予肝素 5000U 静脉注射,随后持续输注,保持活化部分凝血活酶时间为正常的2倍以上。即使存在消化道出血的情况,如果出现肠坏死的风险大于消化道出血的风险,也可以给予抗凝治疗。

【注意】

急性肠系膜血管缺血性疾病的病死率极高,而尽早正确诊断、及时治疗是降低病死率的关键。当已有肠梗阻乃至腹膜炎征象时,抢救时间是以分钟来计算的,医生需要果断地进行手术探查来明确诊断及进行治疗,此时不可再强调术前诊断的精确性而耽误治疗时间。

应劝说患者家属不要纠缠在诊断的把握性上,而要尽快配合医生完成术前准备,使医生能够力争取栓或行血管架桥以恢复肠道血供,并切除坏死肠管及栓塞的肠系膜。

三、急性出血性坏死性肠炎

【概述】

急性出血性坏死性肠炎(acute hemorrhagic necrotizing enteritis，AHNE）是一种危及生命的暴发性疾病，病因不清，其发病与肠道缺血、感染等因素有关，以春秋季节发病为多。病变主要累及小肠，呈节段性，但少数病例可有全部小肠及结肠受累，以出血、坏死为特征。主要临床表现为腹痛、腹胀、呕吐、腹泻、便血，重症可出现败血症和中毒性休克。

【诊断】

1. 临床表现

（1）起病急，发病前多有不洁饮食史。受冷、劳累、肠道蛔虫感染以及营养不良为诱发因素。

（2）本病早期常有轻度腹胀，以后逐渐加重，而后可出现全腹胀，也可以突然腹痛起病，腹痛多呈持续性伴阵发性加重，常为全腹痛，以上腹和右腹部为甚。

（3）腹痛发生后即可有腹泻，粪便初为糊状。其后渐为黄水样，继之即呈白水样或呈红豆汤和果酱样，甚至可呈鲜血状或有暗红色血块，粪便少而且恶臭。无里急后重感。血便为本病特征之一。腹泻严重者可出现腹水和代谢性酸中毒等。

（4）腹痛后不久可出现恶心呕吐，呕吐物含有胆汁，严重者可吐出咖啡渣样物，甚至呕血。

（5）起病后即可出现全身不适、虚弱和发热等症状。发热一般在38℃～39℃，少数可达40℃以上，但发热多于4～7天减退，持续2周以上者少见。

（6）一般便血持续2～6天，血量逐渐减少，长者可达半年以上，大便次数也随血便停止而减少，腹痛也在血便消失后减轻，发作次数减少，在血便停止后3～5天后消失，但进食过早可再加剧，发热时间与便血时间长短相一致。本病恢复后很少遗留有后遗症。

2. 临床分型

（1）肠炎型　见于疾病早期，症状以腹痛、腹泻、恶心及呕吐为主。

(2) 消化道出血型 以血水样或暗红色血便为主,血红蛋白明显下降,可出现明显贫血和脱水。

(3) 腹膜炎型 以腹痛为主,因肠坏死累及腹膜而引起急性腹膜炎的征象。

(4) 肠梗阻型 有腹胀、腹痛、频繁呕吐、排便排气停止,肠鸣音消失等。

(5) 中毒性休克型 出现高热、寒战、嗜睡、休克等表现,病情发展迅速,死亡率高。

3. 辅助检查

血常规、血液生化检查、肝功能、肾功能及凝血功能、大便潜血试验、血及粪便的细菌学培养等。血及粪便的细菌学培养有助于对感染菌群的判断。

【急救与治疗】

基本原则为积极支持疗法,纠正水电解质和酸碱平衡紊乱,控制感染,防治休克。约 3/4 的患者经过内科治疗可获得痊愈,因此及时、正确的内科治疗当为本病首选。

1. 内科治疗

(1) 禁食 绝对禁食是其他治疗的基础,在疑诊时即应禁食,确诊后不管有无梗阻、穿孔等并发症都应继续禁食。通常轻症禁食 1 周左右,重症需连续 2~3 周,过早进食往往造成病情反复或加重。腹胀者给予临时胃肠减压,伴肠梗阻需持续胃肠减压。进食指征一般为腹胀腹痛明显减轻,腹部体征基本消失,无便血或大便潜血转阴,临床一般情况好转。

(2) 静脉补液或完全肠外营养(TPN) 禁食期间成人每天补液 2500~3500mL,糖盐比例为 2∶3,并应注意补充电解质。视病情及生化、血气分析结果,酌情调整每天电解质的入量,同时给予碱性药物纠正酸中毒。

治疗期间多次少量输血,对改善全身症状、缩短病程十分有利。对重症患者及严重贫血、营养不良者,可施以 TPN,它具有以下两个方面的好处：①使肠道完全休息；②提供充足的营养，以利于完成其他治疗。

TPN液含有七大营养物质，即糖、氨基酸、脂肪乳剂、维生素、电解质、微量元素和水。为保证机体组织的合成与利用，应将各种营养物质混合输注。营养液混合的标准如下。

a. 氨基酸、葡萄糖、脂肪乳剂的容量比为2∶1∶1或2∶1∶0.5。

b. 总容量应≥1.5L。

c. 混合液中葡萄糖的浓度为10%～23%，有利于混合液的稳定。

TPN混合液有多种配方，但大同小异。常用配方如下：50%葡萄糖液800mL，8%氨基酸800mL，20%脂肪乳400mL，MVI（浓缩复合维生素）4mL，钠52～152mmol，钾44～104mmol，氯20～220mmol，钙4～5mmol，镁8～12.5mmol，醋酸盐40mmol，硫酸盐10.5mmol，氧化锌5mg。

（3）抗生素　早期定量投以抗生素，是消灭病原体、防止继发感染的重要环节。临床多选用广谱类抗菌药物。成人日用量氯霉素1～1.5g（小儿30～50mg/kg），氨苄西林6～10g，环丙沙星4～6g，头孢唑啉6～8g，甲硝唑1～2g。一般以两种以上抗生素联合静脉应用效果更好，疗程10～15天。

（4）肾上腺糖皮质激素　视病情轻重选用皮质激素以期达到减轻中毒症状、改善血管通透性、抗休克和抗过敏的作用。成人每天静点地塞米松5～10mg或氢化可的松200～300mg（小儿日用量氢化可的松4～8mg/kg，地塞米松1～2.5mg/kg）。3～5天后逐渐减量停用，以免促进肠出血及肠穿孔。总原则为短期、大量、静脉给药。

（5）镇痛、抗休克　一般腹痛可用阿托品0.5～1mg或山莨菪碱10mg肌内注射，腹痛持续较剧烈者，山莨菪碱可加入液体中持续静脉滴注，此类药物能缓解腹痛，改善肠壁毛细血管痉挛，继而减轻肠壁坏死及出血的发生。有在中毒性休克早期出现收缩压<10kPa、四肢皮肤厥冷或出现皮肤花斑者，给予大剂量

山莨菪碱取得满意疗效，其用法为成人20mg（小儿0.5mg/kg），静脉滴注，根据病情重复使用，直至皮纹消失，四肢转暖，血压回升再逐渐减量，最大用量12h达370mg。

2. 外科治疗

病情突然急剧加重，出现广泛肠坏死症状，需要考虑外科治疗。

四、急性胰腺炎

【概述】

急性胰腺炎（acute pancreatitis，AP）是多种病因导致胰酶在胰腺内被激活后引起胰腺组织自身消化、水肿、出血甚至坏死的炎症反应。病变程度轻重不等，轻者以胰腺水肿为主，临床多见，病情常呈自限性，预后良好，又称为轻症急性胰腺炎。少数重者的胰腺出血坏死，常继发感染、腹膜炎和休克等，病死率高，称为重症急性胰腺炎。临床病理常把急性胰腺炎分为水肿性和出血坏死性两种。本病病因迄今仍不十分明了，胰腺炎的病因与过多饮酒、胆管内的胆结石等有关。

【诊断】

急性水肿性胰腺炎主要症状为腹痛、恶心、呕吐、发热，而出血坏死性胰腺炎可出现休克、高热、黄疸、腹胀以至肠麻痹、腹膜刺激征以及皮下出现瘀斑等。

1. 一般症状

（1）腹痛 为最早出现的症状，往往在暴饮暴食或极度疲劳之后发生，多为突然发作，位于上腹正中或偏左。疼痛为持续性进行性加重，似刀割样。疼痛向背部、胁部放射。若为出血坏死性胰腺炎，发病后短暂时间内即为全腹痛、急剧腹胀，同时很快即出现轻重不等的休克。

（2）恶心、呕吐 发作频繁，起初为进入食物胆汁样物，病情进行性加重，很快即进入肠麻痹，则吐出物为粪样。

（3）黄疸　急性水肿性胰腺炎出现的较少，约占1/4。而在急性出血坏死性胰腺炎则出现的较多。

（4）脱水　急性胰腺炎的脱水主要因肠麻痹、呕吐所致，而重症急性胰腺炎在短短的时间内即可出现严重的脱水及电解质紊乱。

（5）由于胰腺大量炎性渗出，以致胰腺的坏死和局限性脓肿等，可出现不同程度的体温升高。若为轻症急性胰腺炎，一般体温在39℃以内，3～5天即可下降。而重症急性胰腺炎，体温常在39～40℃，常出现谵妄，持续数周不退，并出现毒血症的表现。

（6）少数出血坏死性胰腺炎，胰液甚至坏死溶解的组织沿组织间隙到达皮下，并溶解皮下脂肪，而使毛细血管破裂出血，使局部皮肤呈青紫色，有的可融成大片状，在腰部前下腹壁出现，亦可在脐周出现。

（7）一般的轻型水肿性胰腺炎在上腹部深处有压痛，少数前腹壁有明显压痛。而重症急性胰腺炎，由于其大量的胰腺溶解、坏死、出血，则前、后腹膜均被累及，全腹肌紧张、压痛，全腹胀气，并可有大量炎性腹水，可出现移动性浊音。肠鸣音消失，出现麻痹性肠梗阻。

2. 局部并发症

（1）胰腺脓肿　常于起病2～3周后出现。此时患者高热伴中毒症状，腹痛加重，可扪及上腹部包块，白细胞计数明显升高。穿刺液为脓性，培养有细菌生长。

（2）胰腺假性囊肿　多在起病3～4周后形成。体检常可扪及上腹部包块，大的囊肿可压迫邻近组织产生相应症状。

3. 辅助检查

（1）白细胞计数多有白细胞增多及中性粒细胞核左移。

（2）血清（胰）淀粉酶在起病后6～12h开始升高，48h开始下降，持续3～5日。血清淀粉酶超过正常值3倍可确诊为本病。重症急性胰腺炎淀粉酶值可正常或低于正常。

（3）C反应蛋白（CRP）是组织损伤和炎症的非特异性标志物。有助于评估与监测急性胰腺炎的严重性，在胰腺坏死时CRP明显升高。

（4）生化检查中暂时性血糖升高常见，重症急性胰腺炎可见持久的空腹血糖＞10mmol/L，低钙血症（＜2mmol/L），血清AST、LDH增加。高胆红素血症可见于少数患者。

（5）腹部X线平片、B超应作为常规初筛检查。

（6）CT对急性胰腺炎的诊断和鉴别诊断、评估其严重程度，特别是对鉴别轻症和重症急性胰腺炎具有重要价值。增强CT是诊断重症急性胰腺炎的最佳方法。

【急救与治疗】

（1）一般处理　禁食或胃肠减压是急性胰腺炎发作时采用的首要措施。重症患者针对其器官功能衰竭及代谢紊乱采取相应的措施，如密切监测血压、血氧、尿量等。

（2）维持水、电解质平衡，保持血容量　早期一般采用完全肠外营养（TPN）；如无肠梗阻，应尽早进行空肠插管，过渡到肠内营养（EN）。

（3）镇痛治疗　腹痛剧烈者可予哌替啶。

（4）抗菌药物　重症急性胰腺炎常规使用抗生素。

（5）抑制胰液分泌

① 生长抑素具有抑制胰液和胰酶分泌、抑制胰酶合成的作用。生长抑素和其类似物八肽（奥曲肽）首剂 $100\mu g$ 静脉注射，以后生长抑素/奥曲肽每小时用 $250\mu g/25\mu g$ 持续静脉滴注，持续3～7日。

② H_2 受体拮抗药和质子泵抑制药可通过抑制胃酸分泌而间接抑制胰腺分泌，除此之外，还可以预防应激性溃疡的发生。

（6）抑制胰酶活性　主张早期、足量应用，可予加贝脂、抑肽酶等。

（7）内镜下Oddi括约肌切开术（EST）　对胆源性胰腺炎，

可用于胆道紧急减压、引流和去除胆石梗阻，作为一种非手术疗法，起到治疗和预防胰腺炎发展的作用。

（8）外科治疗

① 腹腔灌洗：通过腹腔灌洗可清除腹腔内细菌、内毒素、胰酶、炎性因子等，减少这些物质进入血循环后对全身脏器的损害。

② 手术：手术适应证如下。a. 诊断未明确，与其他急腹症如胃肠穿孔难以鉴别时；b. 重症急性胰腺炎经内科治疗无效者；c. 胰腺炎并发脓肿、假性囊肿、弥漫性腹膜炎、肠麻痹坏死时；d. 胆源性胰腺炎处于急性状态，需外科手术解除梗阻时。

（9）预防复发

① 绝对禁酒。一般痊愈需 2～3 个月，为预防复发，仍须相当长的时间内避免饮酒。

② 忌食含脂肪较多的食物，如肥肉、花生、芝麻、油酥点心、油炸食品、蛋黄等食物，还要禁用肉汤、鱼汤、鸡汤、奶类等含脂肪的食物。

③ 忌辛辣刺激调味品，如辣椒、花椒粉、咖喱粉等。

五、细菌性食物中毒

细菌性食物中毒（bacterial food poisoning）是因摄入细菌性中毒食物引起的食物中毒。按致病菌分类，分为沙门菌食物中毒、大肠埃希菌食物中毒、葡萄球菌食物中毒、副溶血性弧菌食物中毒、肉毒梭菌食物中毒等。其中沙门菌食物中毒、变形杆菌食物中毒、葡萄球菌食物中毒较为常见，其次为副溶血弧菌食物中毒等。

细菌性食物中毒的发病原因主要有以下几个方面。

① 肉品在处理过程中受到致病菌的污染。

② 受污染食品存放过长，致病菌繁殖产毒。

③ 受污染的食品未烧熟、煮透。

细菌性食物中毒的主要特征如下。

① 在集体用膳单位常呈暴发起病，发病者与食入同一污染食物有明显关系。

② 潜伏期短，突然发病，临床表现以急性胃肠炎为主，肉毒梭菌中毒则以眼肌、咽肌瘫痪为主。

③ 一般病程较短，多数在 2～3 日内自愈，病死率低。但李斯特菌、小肠结肠炎耶尔森菌、肉毒梭菌、椰毒假单胞菌酵米面亚种、创伤弧菌、空肠弯曲菌等引起的食物中毒潜伏期长、病死率高，为 $20\%～100\%$。

④ 多发生于夏秋季。根据临床表现的不同，分为胃肠型食物中毒和神经型食物中毒。

⑤ 细菌性食物中毒的主要食品是动物性食品，其中畜肉类及其制品居首位，其次为变质禽肉，病死畜肉居第三位。植物性食物也占一定比例。

(一) 沙门菌食物中毒

【概述】

沙门菌属（*Salmonella*）属肠杆菌科。沙门菌具有鞭毛、能运动，需氧或兼性厌氧。该菌在外界的生存力强，生长繁殖的最适温度为 20～37℃，在水中可生存 2～3 周，在粪便中可存活 1～2 个月，在土壤中可过冬。在咸肉、鸡和鸭蛋及蛋粉中可存活很久，不耐热，60℃ 1h、65℃ 15～20min、70℃ 5min、100℃时立即死亡。水经氯化处理 5min，其中的沙门菌即可被杀灭。

【诊断】

1. 流行病学特点

沙门菌食物中毒全年均可发生，多见于夏秋季，即 5～10 月份。沙门菌食物中毒多由动物性食品引起，特别是畜肉类及其制品，其次为禽肉、蛋类、奶类及其制品，由植物性食品引起者很少。

2. 临床表现

潜伏期12~36h，短者6h，多数集中在48h内，超过72h者少见。中毒初期表现为头痛、头晕、寒战、食欲缺乏，之后出现呕吐、腹痛、腹泻、黄绿水样便，少数带有黏液和脓血，体温高达38~40℃。重症者出现烦躁不安、谵妄、昏迷等症状，严重时可因呼吸衰竭而出现休克，救治不及时可导致死亡。根据临床特点可将其分为胃肠类型、类伤寒型、类霍乱型、类感冒型和败血症型。

【急救与治疗】

1. 急救

原则为洗胃、催吐和导泻，即中毒后立即用0.05%高锰酸钾溶液反复洗胃，越早效果越好。吐泻严重的患者忌用此法。

2. 治疗

沙门菌食物中毒以对症处理为主，补充水分和纠正电解质紊乱，重者可用氯霉素、头孢噻吩等抗生素。另外，针对其症状分别采用镇静、升压、抗休克等治疗方法。

3. 预防措施

① 防止沙门菌污染食品，加强卫生监督和卫生检验。

② 控制沙门菌在食品中繁殖，低温贮存食品是控制沙门菌繁殖的重要措施。

③ 彻底杀灭沙门菌，对沙门菌污染的食品彻底加热，杀死病原菌是预防沙门菌食物中毒的关键措施。

（二）大肠埃希菌食物中毒

【概述】

埃希菌属（*Escherichia*）俗称大肠杆菌属，是革兰氏阴性杆菌，只有少数菌株能致病，它的血清型主要有O157：H7、O55：B5、O26：B6、O124：B17、O128：B12等。在自然界生存力较强，在土壤、水中可存活数月，加热60℃ 15～20min可杀死大多数菌株。常见的致病性大肠埃希菌有肠产毒性大肠埃希菌、肠致病性大肠埃希菌、肠侵袭性大肠埃希菌、肠出血性大肠埃希菌、肠聚集性大肠埃希菌。

【诊断】

1. 流行病学特点

引起大肠埃希菌中毒的季节和食品与沙门菌食物中毒相同。致病性大肠埃希菌存在于人和动物的肠道中，随粪便排出而污染水源和土壤，受污染的水、土壤和带菌者的手均可直接污染食品或通过食品容器再次污染食品。

2. 临床表现

不同的致病性大肠埃希菌致病机制不同，因而临床表现也各不相同。肠产毒性大肠埃希菌和肠出血性大肠埃希菌引起毒素型食物中毒，潜伏期10～15h，短者6h，长者72h，主要表现为呕吐、腹痛、腹泻，粪便呈水样或米汤样，发热38～40℃，病程3～5天。O157：H7引起的出血性结肠炎，表现为突发性剧烈腹痛、腹泻、血便，严重者出现溶血性尿毒综合征，病程10天左右。肠侵袭性大肠埃希菌和肠致病性大肠埃希菌引起感染型食物中毒，主要表现为血便、脓血便，里急后重，腹痛，发热38～40℃，部分患者有呕吐，病程1～2周。

【急救与治疗】

首选药物为氯霉素、多黏菌素、庆大霉素，试用头孢噻肟或头孢曲松，一般采取对症治疗和支持治疗。

预防与沙门菌食物中毒的预防基本相同。

（三）副溶血性弧菌食物中毒

【概述】

副溶血性弧菌（*Vibrio parahaemolyticus*）是革兰氏阴性菌，

有鞭毛、运动活泼，最适生长温度37℃，最适pH值为7.7，在含盐3‰～5‰的培养基中生长最佳，在淡水中存活时间一般不超过2天，但在海水中存活时间可超过47天。副溶血性弧菌不耐热，55℃ 10min、75℃ 5min、90℃ 1min即可死亡。对酸敏感，在普通醋内5min即死亡，对低温抵抗力较弱，0～2℃经24～48h可死亡。

【诊断】

1. 流行病学特点

副溶血性弧菌食物中毒在很多国家沿海地区发病率较高，一般发生在夏秋季，6～9月份最高，引起中毒的食品主要是海产品和盐渍食品，如虾、蟹、贝、咸肉以及咸菜或凉拌菜等。副溶血性弧菌污染来源主要是由近海海水及海底沉淀物中该菌对海产食品的污染、人群带菌者对各种食品的污染及间接污染造成的。

2. 临床表现

潜伏期11～18h，短者4～6h，长者32h，潜伏期短者病情较重。主要临床症状为上腹部阵发性绞痛，继而腹泻，粪便为水样或糊状，少数有黏液或血样便，约15%的患者出现洗肉水样血水便，但很少有里急后重，多数患者在腹泻后出现恶心、呕吐，体温一般在37.7～39.5℃，回盲部有明显压痛。病程1～3天，恢复较快，预后良好。重症患者可出现脱水、休克及意识障碍。

【急救与治疗】

首选氯霉素，其次补充水分和纠正电解质紊乱，同时对症治疗。

该病的预防以控制细菌繁殖和杀灭病原菌为主。低温贮藏各种食品，海产品应煮熟煮透，切忌生吃。凉拌海蜇时要先清洗干净再置食醋中浸泡10min或在100℃沸水中漂烫数分钟以杀灭副溶血性弧菌，烹调后的食品应尽早吃完，不宜放置过久，同时防止交叉污染。

（四）葡萄球菌食物中毒

【概述】

葡萄球菌（*Staphylococcus aureus*）为革兰氏阳性兼性厌氧菌，最适生长温度 30～37℃，最适 pH 值为 7.4。葡萄球菌的抵抗力较强，在干燥条件下可生存数月，对热有较强的抵抗力，加热 80℃ 30min 才能被杀死，耐盐或高糖。

【诊断】

1. 流行病学特点

葡萄球菌广泛分布于自然界，是最常见的化脓性球菌之一，食品受其污染的机会很多。葡萄球菌食物中毒全年皆可发生，但多见于夏秋季节。引起中毒的食品种类很多，主要是营养丰富并含较多水分的食品，如肉、鱼、奶、蛋及其制品、剩饭、凉糕、冰激凌、糕点等。

2. 临床表现

潜伏期 1～6h，多数 2～4h，主要症状为恶心、剧烈频繁呕吐、上腹部剧痛，腹泻，水样便，体温正常，严重者可导致脱水、虚脱，个别患者血压下降或循环衰竭。

【急救与治疗】

轻者无需治疗可自愈，对重者或有明显菌血症者进行对症治疗，可给予抗生素，但需做药敏试验，不可滥用广谱抗生素。

葡萄球菌食物中毒的预防应从防止葡萄球菌污染和防止肠毒素的形成两方面着手，即防止带菌人群对各种食品的污染，在低温和通风良好的条件下贮藏食物，贮存过的食物食用前应充分加热。

（五）肉毒梭菌食物中毒

【概述】

肉毒梭菌（*Clostridium botulinum*）为革兰氏阳性厌氧短粗杆菌。该菌广泛存在于土壤、淤泥、植物界、动物粪便、尘埃中，当pH值低于4.5或超过9时、温度低于15℃或高于55℃时均不能繁殖和形成毒素，食盐和食品酸度能抑制本菌的生长和毒素的形成，但不能破坏已形成的毒素。该菌对热抵抗力不强，80℃10～15min就可死亡，但形成芽孢后抵抗力较强，芽孢对热的抵抗力因菌型而异。肉毒毒素（botulinum toxin）是目前已知的化学毒物与生物毒素中毒性最强的一种，毒性比氰化钾强一万倍，对人的致死量为9～10mg/(kg·BW)，具有强烈的神经毒性。

【诊断】

1. 流行病学特点

肉毒梭菌食物中毒一年四季均可发生，多发生在3～5月份，1～2月份也有发生。引起肉毒梭菌中毒的食品种类常与饮食习惯、膳食组成和制作工艺有关，但主要是家庭自制的发酵食品，在我国如臭豆腐、豆豉、豆瓣酱、面酱，在国外如欧洲各国主要的中毒食品为火腿、腊肠等其他肉制品，美国主要为家庭自制的蔬菜、水果罐头，日本主要为家庭自制的鱼类罐头和其他鱼类制品。

2. 临床表现

肉毒梭菌食物中毒的潜伏期长，其临床表现以运动神经麻痹症状为主，胃肠道症状少见。潜伏期12～48h，短者6h，长者8～10天或更长。潜伏期越短，其病死率越高，潜伏期越长，病情进展越缓慢。中毒的前驱症状为头晕、头痛、乏力、食欲缺乏、步态不稳等，少数患者有恶心、呕吐等胃肠道症状。随后出现神经症状，主要表现为对称性脑神经受损的症状，即眼症状、延髓麻痹和分泌障碍，如视物模糊、眼睑下垂、复视、斜视、瞳孔散大、喉肌麻痹、咀嚼障碍、吞咽困难、颈无力、头下垂、声音嘶哑，严重者可致呼吸肌麻痹，出现呼吸困难，最后因呼吸衰竭而死亡。体温一般正常或稍低，脉搏加快。在得不到抗生素治疗的情况下病死率为30%～70%，多发生在中毒后4～8天。近年来，我国肉毒梭菌食物中毒的病死率较低，为10%左右。患者经治疗可于4～10天后恢复，一般无后遗症。

【急救与治疗】

中毒后立即催吐或用0.05%高锰酸钾溶液洗胃，硫酸钠导泻。治疗应早期使用多价抗肉毒毒素血清，使用前应做皮肤过敏试验，试验阳性者需进行脱敏疗法，轻度和中度中毒者首次肌内注射各型抗毒血清10000～20000 U。以后根据病情酌情改变剂量或间隔时间，重症患者应采用静脉注射。同时要及时应用支持疗法及有效的护理，特别注意预防呼吸肌麻痹和窒息。

预防肉毒梭菌食物中毒首先应彻底清洗食品原料；其次罐头食品应彻底灭菌，严格执行罐头食品生产卫生规范；最后应低温贮藏食品，防止毒素产生，可疑食品食用前应彻底加热破坏毒素。同时加强宣传教育，改变不良贮藏方法和生食习惯。

（六）李斯特菌食物中毒

【概述】

李斯特菌（*Listeria*）为革兰氏阳性兼性厌氧菌，耐碱不耐酸，在pH值9.6时仍能生长，引起食物中毒的主要是单核细胞增生李斯特菌。李斯特菌在自然界分布广泛，在土壤、粪便、污水、饲料和牛奶中存活时间较长，在5～45℃均可生长，58～59℃ 10min可被杀死。

【诊断】

1. 流行病学特点

春季可发生，夏秋季呈季节性增长。引起李斯特菌食物中毒的食品主要是奶及奶制品、肉类制品、水产品、水果、蔬菜。

2. 临床表现

腹泻型中毒的潜伏期为 8~24h，主要表现为腹痛、腹泻、发热。侵袭型中毒的潜伏期为 2~6 周，初期主要为胃肠炎症状，该型中毒最突出的临床表现是败血症、脑膜炎、脑炎、发热、有时可引起心内膜炎。孕妇、新生儿、免疫系统有缺陷的人易发病。有神经症状特别是累及脑干者预后较差，少数轻症患者仅有流感样表现。

【急救与治疗】

首选药物为氨苄西林，另外，李斯特菌对氯霉素、红霉素、四环素、新霉素敏感，但对多黏菌素 B 有抗药性。

冷藏食品在食用前彻底加热是预防李斯特菌食物中毒的关键。

第五节 内分泌科急症

一、甲状腺危象

【概述】

甲状腺危象（thyroid crisis）又称甲亢危象，属甲状腺功能亢进症恶化时的严重表现，表现为全身代谢严重紊乱，发生原因可能与循环中的甲状腺激素水平增高有关。多发生于较重甲状腺功能亢进症未予治疗或治疗不充分的患者。

常见诱因有感染、手术、精神刺激、随便停药、放射性同位素碘治疗前未做好准备工作等。本病死亡率高，宜早期诊断，早期治疗。甲状腺危象常危及生命，如诊断和抢救措施不及时，死亡率为 20%~50%；即使诊断治疗及时，5%~15% 的患者也难以幸免于难。

【诊断】

1. 典型甲状腺危象

临床表现为高热、大汗淋漓、心动过速、频繁的呕吐及腹泻、谵妄,甚至昏迷,最后多因休克、呼吸及循环衰竭以及电解质失衡而死亡。

(1) 体温升高 本症均有体温急骤升高,高热常在39℃以上,大汗淋漓,皮肤潮红,继而可汗闭,皮肤苍白和脱水。高热是甲状腺危象的特征表现,是与重症甲状腺功能亢进症的重要鉴别点。

(2) 中枢神经系统 精神变态、焦虑很常见,也可有震颤、极度烦躁不安、谵妄、嗜睡,最后陷入昏迷。

(3) 循环系统 窦性或异源性心动过速,常达160次/分以上,与体温升高程度不成比例,可出现心律失常,也可以发生肺水肿或充血性心力衰竭。

(4) 消化系统 食欲极差,恶心、呕吐频繁,腹痛、腹泻明显。随病情的进展,肝细胞功能衰竭,常出现黄疸。黄疸的出现则预示病情预后不良。

(5) 电解质紊乱 由于进食差,吐、泻以及大量出汗,最终出现电解质紊乱,约半数患者有低钾血症,1/5的患者血钠减低。

(6) 精神系统 出现极度烦躁不安、谵妄、嗜睡、四肢震颤、抽搐,甚至昏迷。有的患者出现幻觉、精神失常等,易误诊为精神疾病。

2. 淡漠型危象

少部分中老年患者表现为神志淡漠、嗜睡、虚弱无力、反射降低、心率慢、脉压小,最后陷入昏迷而死亡。

3. 常规检查

白细胞计数及中性粒细胞比例常升高;半数以上患者血钠降

低；患者转氨酶可升高，黄疸时血胆红素升高。

4. 甲状腺激素测定

可见甲状腺激素升高，TSH降低，但未必有别于一般甲状腺功能亢进症患者。

【急救与治疗】

（1）一般处理　去除诱因。

（2）减少甲状腺激素的合成　立即口服或鼻饲甲巯咪唑或丙硫氧嘧啶。由于丙硫氧嘧啶吸收快，用药后50min血中浓度达峰值，可以抑制组织中$5'$-脱碘酶的活性，阻断T_4向生物活性更强的T_3转化，故为首选制剂。

（3）阻止甲状腺激素释放　服用抗甲状腺药1~2h后，用碘/碘化钾，首剂30~60滴，以后5~10滴，每8h1次，口服或由胃管灌入，或碘化钠0.5~1.0g加于5%葡萄糖盐水500mL中，缓慢静脉滴注12~24h，视病情好转后逐渐减全，危象消除即可停用。

（4）降低周围组织对甲状腺激素反应　应用肾上腺素受体拮抗药普萘洛尔。若无心功能不全，剂量为40~80mg，每6~8h口服1次。或2~3mg加于5%葡萄糖盐水250mL中缓慢静脉滴注。同时密切注意心率、血压变化。一旦危象解除改用常规剂量。

（5）拮抗应激　可用氢化可的松100mg或相应剂量的地塞米松加入5%葡萄糖盐水500mL中静脉滴注，每天可用2~3次。危象解除后可停用或改用泼尼松（强的松）小剂量口服，维持数日。

（6）抗感染、监护各重要器官功能和防治各种并发症。

（7）支持和对症治疗

① 吸氧：视病情需要给氧。

② 镇静药的应用：可选用或交替使用地西泮（安定）10mg，肌内注射或静脉注射，或苯巴比妥钠0.1g肌内注射，10%水合氯醛10~15mL灌肠，必要时可用人工冬眠Ⅱ号半量或全量肌内注射。

③ 积极物理降温：冰袋，酒精擦澡，冷生理盐水保留灌肠，输入低温液体等。

④ 纠正水电解质紊乱：一般输5％葡萄糖盐水，24h内可输入2000～3000mL，根据血钾、尿量合理补钾。

二、糖尿病急性并发症

糖尿病急性并发症（acute diabetic complication）主要包括糖尿病酮症酸中毒（diabetic ketoacidosis，DKA）、高渗性非酮症性糖尿病昏迷（hyperosmolar nonketotic diabetic syndrome，HNDS）和糖尿病乳酸性酸中毒（lactic acidosis，LA）。糖尿病急性并发症病情危重者，应注意数症同时存在的可能。三者可以单独发生，也可2种以上先后或同时发生。例如患者发生的尽管主要是DKA，往往同时有HNDC和（或）LA，几乎半数DKA患者血乳酸增高，而HNDC患者至少有1/3存在轻度DKA，另有不少HNDC患者，也有血乳酸增高。因此，对糖尿病急性并发症危重患者，应警惕上述病症重叠存在。

（一）糖尿病酮症酸中毒

【概述】

糖尿病酮症酸中毒（DKA）主要是指糖尿病患者在多种诱因作用下，由于胰岛素缺乏、升糖激素绝对或相对增多，导致糖代谢紊乱，体内脂肪分解加速，酮体产生过多并在血中堆积，酸碱平衡失调而发生的代谢性酸中毒。诱因多为急性感染、中断药物治疗、剂量不足、饮食失调及胃肠道疾病、外伤、麻醉手术、妊娠分娩、精神刺激等情况。

【诊断】

1. 临床特点

DKA按其程度可分为轻度、中度及重度。轻度是指仅有酮症而无酸中毒；酮症伴轻度酸中毒者为中度；重度则是指酮症酸中毒伴昏迷，或虽无昏迷但是二氧化碳结合力低于10mmol/L者。

(1) 典型DKA表现为极度烦渴、尿多，明显脱水、极度乏力、恶心、呕吐、食欲低下。少数患者尤其是1型糖尿病患儿表现为全腹不固定疼痛，有时较剧烈，似外科急腹症，但无腹肌紧张和仅有轻压痛。

(2) 精神萎靡或烦躁、神志渐恍惚，最后嗜睡、昏迷；严重酸中毒时出现酸中毒大呼吸（又称Kussmaul呼吸），频率不快，也无呼吸困难感，呼气有烂苹果味（酮臭味）。

(3) 脱水程度不一，双眼球凹陷，皮肤弹性差，脉快，血压低或偏低，舌干程度是估计脱水程度的重要而敏感的体征；如脱水量超过体重的15%时，则可有循环衰竭，症状包括心率加快、脉搏细弱、血压及体温下降等，严重者可危及生命。

(4) 诱因本身的症候群，如感染、心脑血管病变的症状和体征。

2. 实验室检查

(1) 血糖、尿糖过高　血糖多为16.7～33.3mmol/L，有时可达55mmol/L以上。

(2) 酮体　血酮体>4mmol/L。尿酮体阳性。丙酮无肾阈，若酮体产生过多而肾功能无障碍时，尿酮虽然阳性，但血酮并不高，临床上无酮血症。换言之，糖尿病酮症酸中毒时肾功能多数都降低。

(3) 血浆CO_2结合力　降低30容积或90%以下，血浆pH值<7.35。

(4) 血气分析　标准碳酸氢、缓冲碱低于正常，碱剩余负值增大，阴离子隙>16。

【急救与治疗】

尽快补液以恢复血容量。纠正失水状态，降低血糖，纠正电解质及酸碱平衡失调，同时积极寻找和消除诱因，防治并发症，降低病死率。

(1) 补液 对重症DKA尤为重要,不但有利于脱水的纠正,且有助于血糖的下降和酮体的消除。

① 补液总量:一般按患者体重(kg)的10%估算,成人DKA一般失水4~6L。

② 补液种类:开始以生理盐水为主,若开始输液时血糖不是严重升高或治疗后血糖下降至13.9mmol/L后,应输入5%葡萄糖或糖盐水,以消除酮症。

③ 补液速度:按先快后慢为原则。原则上前4h输入总失水量的1/3~1/2,在前12h内输入量4000mL左右,达输液总量的2/3。其余部分于24~28h内补足。

(2) 胰岛素治疗 小剂量胰岛素疗法,输注胰岛素0.1U/(kg·h),血中浓度可达$120\mu U/mL$,该浓度即可对酮体生成产生最大的抑制效应,并能有效的降低血糖。用药过程中要严密监测血糖,若血糖不降或下降不明显,尤其是合并感染或原有胰岛素抵抗的患者。

(3) 纠正电解质及酸碱平衡失调 一般经输液和胰岛素治疗后,酮体水平下降酸中毒可自行纠正,一般不必补碱。补碱指征为血pH值<7.1,HCO_3^-<5mmol/L。应采用等渗碳酸氢钠溶液,补碱不宜过多过快。

(4) 对症治疗 针对感染、心力衰竭、心律失常等的治疗。

(5) 要坚持"防优先于治"的原则。尤其对1型糖尿病,应强调要求严格胰岛素治疗制度,不能随意中断胰岛素治疗或减少胰岛素剂量,且对胰岛素必须注意妥善保存(2~8℃),尤其是夏季高温季节,以免失效。2型糖尿病患者,应随时警惕,防止各种诱因的发生,尤其感染和应激等。不论是1型还是2型糖尿病,即使在生病期间如发热、厌食、恶心、呕吐等,不能因进食少而停用或中断胰岛素治疗。糖尿病合并轻度感染,院外治疗时,应注意监测血糖、血酮或尿酮体;合并急性心肌梗死、外科急腹症手术及重度感染时,应及时给予胰岛素治疗。重度2型糖尿病用口服降血糖药物失效者,应及时换用胰岛素治疗,以防酮症发生。

(二) 高渗性非酮症性糖尿病昏迷

【概述】

正常血浆渗透压维持在 280~320mOsm/(kg·H_2O),主要靠血 Na^+ 提供,当血糖明显增高时也会引起血浆渗透压升高。高渗性非酮症性糖尿病昏迷(hyperosmolar nonketotic diabetic syndrome,HNDS),以严重高血糖、脱水和血浆渗透压升高为特征,无酮症及酸中毒。患者临床上表现为意识障碍或昏迷,如未出现昏迷者称为高渗状态。HNDS 好发生于老年糖尿病患者,多数年龄大于 60 岁,死亡率较高。

【诊断】

(1) 50~70 岁老人好发,男女患病率相近。半数患者已有糖尿病,且多为 2 型糖尿病患者,约 30% 有心脏病史,约 90% 患有肾脏病变。1 型糖尿病少发,可与 DKA 并存。

(2) 发病前数日至数周,患者常有烦渴、多饮、多尿、乏力等糖尿病症状逐渐加重的表现,可出现头晕、食欲缺乏及呕吐等症状。

(3) 患者有脱水表现,如皮肤干燥、弹性减退、眼球凹陷、舌干并可有纵行裂纹。重者出现周围循环衰竭表现,如脉搏快而弱、直立性低血压,甚至处于休克状态。

(4) 患者可出现精神症状,如淡漠、嗜睡等,血浆渗透压超过 350mOsm/(kg·H_2O) 时,约半数 HNDS 可有神志模糊或昏迷。患者意识障碍是否存在取决于血浆渗透压升高的速度和程度。

(5) 实验室检查

① 血糖:患者血糖显著升高,多超过 33.3mmol/L (600mg/dL)。

② 尿糖:大多数患者尿糖呈强阳性,如肾糖阈升高,尿糖可呈弱阳性。

③ 电解质：血钠正常、升高或降低，血钾正常、降低或升高。血钠、血钾的改变取决于丢失总量、细胞内外的分布情况及其失水的严重程度。

④ 血尿素氮和肌酐：正常或明显升高，其程度反映脱水状况和肾功能不全程度。

⑤ 酸碱失衡：约半数患者有轻度或中度代谢性、高阴离子间隙性酸中毒。

⑥ 血酮和尿酮：血酮正常或轻度升高，多不超过50mg/dL，尿酮阴性或弱阳性。

【急救与治疗】

HNDC的治疗原则与酮症酸中毒相同，包括积极地寻找并消除诱因，严密观察病情变化，因人而异地给予有效的治疗。治疗方法包括补液、使用胰岛素、纠正电解质紊乱及酸中毒等。

① 迅速大量补液，根据失水量，补液量按体重的10%～15%计算，总量6～10L，总量的1/3应在4h内输入，其余应在12～24h内输完，可以按中心静脉压、红细胞比容、平均每分钟尿量确定补液量和速度。

② 胰岛素治疗，患者对胰岛素多较敏感，以每小时4～8U速度持续静脉滴注，使血糖缓慢下降，血糖下降过快有引起脑水肿的危险。

③ 维持电解质平衡，参考尿量及时补钾，即应足量又要防止高钾血症，可定期监测血钾和心电图，对肾功能障碍和尿少者尤应注意。

④ 调节酸碱平衡，血液HCO_3^-低于9mmol/L，要补充5%碳酸氢钠，4～6h后复查，如HCO_3^-大于10mmol/L则停止补碱。

⑤ 治疗原发病、诱因及并发症，抗感染治疗，停用一切引起高渗状态的药物。

⑥ 透析治疗适用于HNDC并急、慢性肾衰竭和糖尿病肾病患者的治疗。

临床资料表明，HNDC 与 DKA 并非两种截然不同的病症，二者之间存在着多种多样的中间类型，形成一个连续的病态谱，二者是这一连续病谱的两个极端而已。临床可见不少 HNDC 患者同时存有酮症或酮症酸中毒，而不少酮症酸中毒患者血浆渗透压明显升高。NHDC 和 DKA 之间可有重叠，称之为重叠综合征，例如 HNDC 伴 DKA 重叠综合征，或 DKA 伴 HNDC 重叠综合征等。

(三) 糖尿病乳酸性酸中毒

【概述】

糖尿病乳酸性酸中毒（lactic acidosis，LA），系不同原因引起血乳酸持续增高和 pH 值减低（＜7.35）的异常生化改变所致的临床综合征，后果严重，死亡率高。本病主要见于服用双胍类药物的老年糖尿病合并慢性心、肺疾病或肝肾功能障碍患者，一旦出现感染、脱水、血容量减少、饥饿等，极易诱发 LA。

【诊断】

糖尿病乳酸性酸中毒起病较急。

(1) 轻症　可仅有疲乏无力、恶心、呕吐、食欲降低、腹痛、头昏、困倦、嗜睡、呼吸稍深快。

(2) 中至重度　可有恶心、呕吐、头痛、头昏、全身酸软、口唇发绀、深大呼吸（不伴酮臭味）、血压和体温下降、脉弱、心率快，可有脱水表现、意识障碍、嗜睡、木僵、昏睡等症状，更重者可致昏迷。缺氧引起者有发绀、休克及原发病表现。药物引起者常有服药史及相应中毒表现。

(3) 实验室检查　通过血乳酸、动脉血 pH 值、二氧化碳结合力、阴离子间隙、HCO_3^-、血丙酮酸等测定，可以确诊。主要诊断标准为：血乳酸⩾5mmol/L；动脉血 pH 值⩽7.35；阴离子间隙＞18mmol/L；HCO_3^-＜10mmol/L；CO_2 结合力降低；丙酮酸增高，乳酸/丙酮酸⩾30∶1；血酮体一般不升高。

本病症状与体征可无特异性，轻症临床表现可不明显，常被原发或诱发疾病的症状所掩盖，应注意避免误诊或漏诊。

【急救与治疗】

LA发展并达到目前通用的诊断标准后，即使通过治疗能使乳酸下降，也无法改善预后，死亡率很高。故对高乳酸血症患者（即无酸血症，但乳酸>2.5mmol/L）需及时治疗各种潜在诱因，积极预防诱发因素，早期发现及时治疗、及时抢救，并密切随访观察。

（1）在糖尿病治疗中不用苯乙双胍。凡糖尿病肾病、肝肾功能不全、大于70岁的老年人以及心肺功能不佳者，其他双胍类药物也不应采用。糖尿病控制不佳者可用胰岛素治疗。

（2）积极治疗各种可诱发乳酸性酸中毒的疾病。

（3）糖尿病患者应戒酒，并尽量不用可引起乳酸性酸中毒的药物。

三、低血糖症

【概述】

低血糖症（hypoglycemia）是由多种病因引起的血葡萄糖（简称血糖）浓度过低所致的一组临床综合征。一般以成人血浆血糖浓度（血浆真糖，葡萄糖氧化酶法测定）<2.8mmol/L，或全血葡萄糖<2.5mmol/L为低血糖症。

【诊断】

临床症状取决于低血糖的速度、个体差异、年龄、性别（女性耐受力较强）及原发疾病。

1. 病因

（1）空腹低血糖症　常见于葡萄糖供应不足、消耗过多，如长期饥饿，剧烈运动、厌食、严重呕吐、腹泻等症。另外，可见于胰岛 B 细胞增生或肿瘤、胰外恶性肿瘤、垂体前叶功能减退症、甲状腺功能减退症、肾上腺皮质功能减退症、严重肝病、糖原贮积症、糖原合成酶缺乏等疾病。

（2）餐后低血糖症　常见于胃大部切除后、胃肠运动功能异常综合征、半乳糖血症、果糖耐受不良症等。

（3）药源性低血糖症　可见于胰岛素剂量过多、磺脲类口服降糖药过量等。

2. 临床表现

（1）肾上腺素能症状包括出汗、神经质、颤抖、无力、眩晕、心悸、饥饿感，归因于交感神经活动增强和肾上腺素释放增多（可发生于肾上腺切除患者）。

（2）中枢神经系统的表现包括意识混乱、行为异常（可误认为酒醉）、视力障碍、木僵、昏迷和癫痫。低血糖昏迷常有体温降低。

（3）引起交感神经症状的血糖降低速率较引起中枢神经症状的为快，但低血糖程度轻，无论哪一种类型，血糖水平都有明显个体差异。

3. 辅助检查

（1）血糖测定　血浆血糖较正常下限为低，$<2.8 \text{mmol/L}$，或全血葡萄糖$<2.5 \text{mmol/L}$即可诊断为低血糖症。

（2）糖化血红蛋白检测　糖化血红蛋白$>7\%$，可能提示低血糖呈急性发作；糖化血红蛋白$<7\%$可能有较长时间慢性低血糖经过。

（3）血、尿酮体检查　血中酮体增高，尿中酮体阳性提示脂肪分解代谢增强，出现饥饿性酮症。

【急救与治疗】

1. 紧急治疗

（1）自救　一旦患者确认出现低血糖的症状，应立即进食含$20\sim30\text{g}$糖类的食物或口服糖水，而不必于每次发作时均作血糖检测，进食量不宜过多，否则可能致发作后高血糖。若自救未能好转，或低血糖严重有神志不清、抽搐、胸痛、低血压等症状，均应送医院急诊救治。

（2）院内抢救　当症状严重或患者不能口服葡萄糖时，应静脉注射50%葡萄糖50mL，继而10%葡萄糖持续静脉滴注。开始10%葡萄糖静脉滴注几分钟后应用血糖仪监测血糖，以后要反复多次测血糖，调整静脉滴注速率以维持正常血糖水平。对有中枢神经系统症状的儿童，开始治疗用10%葡萄糖，以每分钟3~5mg/kg速率静脉滴注，根据血糖水平调整滴速，保持血糖水平正常。一般而言，儿科医生不主张对婴儿或儿童用50%葡萄糖静脉注射或用10%葡萄糖静脉滴注，因为这样可引起渗透压改变，在某些患者中可诱发明显高血糖症及强烈兴奋胰岛素分泌。

（3）手术治疗　肿瘤患者发生低血糖症应考虑原发病症治疗。非胰岛素分泌间质瘤对手术切除疗效好。当肿瘤大部分切除有困难或肿瘤重新长大至一定体积时，出现低血糖症，这时可能需要胃造口术，需24h不断给予大量碳水化合物。

2. 缓解期治疗

建议胰岛素治疗患者随时携带糖果或葡萄糖片。磺脲类药治疗患者，尤其是长效药和氯磺丙脲，若饮食不足，可在数小时或数天内反复低血糖发作。当口服葡萄糖不足以缓解低血糖时，可静脉注射葡萄糖或胰高血糖素。

3. 预防护理

① 广泛开展宣传教育，使人们了解低血糖的病因与症状，轻度低血糖应及时处理，防止低血糖由轻度发展为低血糖昏迷。

② 注射胰岛素或口服降糖药避免大剂量或自行增加剂量以防低血糖发生。糖尿病患者要做到定期检查血糖、尿糖，发现有低血糖倾向时与医师密切合作，以确定低血糖原因。

③ 经常在早餐前发生空腹性低血糖要排除胰岛B细胞瘤。

四、痛风和高尿酸血症

【概述】

痛风（gout）是由于遗传性或获得性病因，引起嘌呤代谢紊乱，血尿酸增高，尿酸盐在组织沉积引起组织损伤的一组代谢性疾病。男性发病显著多于女性。主要包括急性发作性关节炎、痛风石形成、痛风石性慢性关节炎、尿酸盐肾病和尿酸性尿路结石，重者可出现关节残疾和肾功能不全。

【诊断】

痛风的自然病程可分为四期，即无症状高尿酸血症期、急性痛风性关节炎、间歇发作期、慢性痛风石病变期。

1. 临床表现

（1）无症状高尿酸血症　血清尿酸盐浓度随年龄而增高，超过 $416\mu mol/L$（7mg/dL）时，可谓高尿酸血症，此期仅有血尿酸增高，并无尿酸盐沉积和组织炎症反应，男性患者从青春期后血尿酸升高，女性大都见于绝经期后，多数患者停留在此阶段，而并未出现临床症状，只有少部分患者发展为痛风，但血清尿酸浓度越高，持续时间愈长，则发生痛风的机会亦愈多。

（2）急性痛风性关节炎　多数患者发作前无明显征兆，或仅有疲乏、全身不适和关节刺痛等。典型发作常于深夜因关节痛而惊醒，疼痛进行性加剧，在12h左右达高峰，呈撕裂样、刀割样或咬噬样，难以忍受。受累关节及周围组织红、肿、热、痛和功能受限。多于数天或2周内自行缓解。

（3）间歇发作期　痛风发作持续数天至数周后可自行缓解，一般无明显后遗症状，或遗留局部皮肤色素沉着、脱屑及刺痒等，以后进入无症状的间歇期，历时数月、数年或十余年后复发，多数患者1年内复发，越发越频，受累关节越来越多，症状持续时间越来越长。受累关节一般从下肢向上肢、从远端小关节向大关节发展。

(4) **慢性痛风石病变期** 皮下痛风石和慢性痛风石性关节炎是长期显著的高尿酸血症,大量单钠尿酸盐晶体沉积于皮下、关节滑膜、软骨、骨质及关节周围软组织的结果。皮下痛风石发生的典型部位是耳郭,也常见于反复发作的关节周围及鹰嘴、跟腱和髌骨滑囊等部位。外观为皮下隆起的大小不一的黄白色赘生物,皮肤表面菲薄,破溃后排出白色粉状或糊状物,经久不愈。

(5) **肾脏病变**

① 慢性尿酸盐肾病:尿酸盐晶体沉积于肾间质,导致慢性肾小管-间质性肾炎。临床表现为尿浓缩功能下降,出现夜尿增多、低比重尿、小分子蛋白尿、白细胞尿、轻度血尿及管型尿等。晚期可致肾小球滤过功能下降,出现肾功能不全。

② 尿酸性尿路结石:尿中尿酸浓度增高呈过饱和状态,在泌尿系统沉积并形成结石。在痛风患者中的发生率在20%以上,且可能出现于痛风关节炎发生之前。

③ 急性尿酸性肾病:血及尿中尿酸水平急骤升高,大量尿酸结晶沉积于肾小管、集合管等处,造成急性尿路梗阻。

2. 辅助检查

(1) **血尿酸测定** 男性血尿酸值超过7mg/dL,女性超过6mg/dL为高尿酸血症。

(2) **尿尿酸测定** 在正常饮食情况下,24h尿尿酸排泄量以800mg进行区分,超过上述水平为尿酸生成增多。低嘌呤饮食5天后,24h尿尿酸排泄量>600mg为尿酸生成过多型(约占10%);<300mg提示尿酸排泄减少型(约占90%)。

(3) **尿酸盐检查** 单钠尿酸盐晶体,在偏振光显微镜下表现为负性双折光的针状或杆状。急性发作期,可见于关节滑液中白细胞内、外;也可见于在痛风石的抽吸物中;在发作间歇期,也可见于曾受累关节的滑液中。

(4) **X检查和超声检查** 可确定病变程度及关节受损情况,也可发现尿酸性尿路结石。

【急救与治疗】

1. 一般治疗

进低嘌呤低能量饮食,保持合理体重,戒酒,多饮水,每日饮水2000mL以上。避免暴食、酗酒、受凉受潮、过度疲劳和精神紧张,穿舒适鞋,防止关节损伤,慎用影响尿酸排泄的药物如某些利尿药和小剂量阿司匹林等。防治伴发病如高血压、糖尿病和冠心病等。

2. 急性痛风性关节炎

卧床休息,抬高患肢,冷敷,疼痛缓解72h后方可恢复活动。尽早治疗,防止迁延不愈。应及早、足量使用以下药物,见效后逐渐减停。急性发作期不开始降尿酸治疗,已服用降尿酸药物者发作时不需停用,以免引起血尿酸波动而延长发作时间或引起转移性发作。

(1) 非甾体抗炎药(NSAIDs) 非甾体抗炎药均可有效缓解急性痛风症状,为一线用药。

(2) 秋水仙碱 是治疗急性发作的传统药物。秋水仙碱不良反应较多,主要是胃肠道反应,也可引起骨髓抑制、肝损害、过敏和神经毒性等。

(3) 糖皮质激素 治疗急性痛风有明显疗效,通常用于不能耐受非甾体抗炎药和秋水仙碱或肾功能不全者。

3. 间歇期和慢性期

使用降尿酸药指征包括急性痛风复发、多关节受累、痛风石、慢性痛风石性关节炎或受累关节出现影像学改变、并发尿酸性肾石病等。

(1) 抑制尿酸生成药 黄嘌呤氧化酶抑制剂广泛用于原发性及继发性高尿酸血症,尤其是尿酸产生过多型或不宜使用促尿酸排泄药者。

(2) 促尿酸排泄药 主要通过抑制肾小管对尿酸的重吸收,降低血尿酸。主要用于肾功能正常,尿酸排泄减少型。

（3）碱性药物　尿酸在碱性环境中可转化为溶解度更高的尿酸盐，利于肾脏排泄，减少尿酸沉积造成的肾脏损害。

4. 肾脏病变的治疗

痛风相关的肾脏病变均是降尿酸药物治疗的指征，应选用别嘌醇，同时均应碱化尿液并保持尿量。对于急性尿酸性肾病急危重症，迅速有效地降低急骤升高的血尿酸，除别嘌醇外，也可使用尿酸氧化酶，其他处理同急性肾衰竭。

5. 饮食治疗

人体内尿酸，内源性生成的占80%，外源性摄取（经食物分解产生）只占20%，长期严格地限制食物嘌呤，势必也限制了蛋白质的摄取，从而影响合理的营养。尽管如此，适当限制食物嘌呤的摄取，依然有意义：可防止或减轻痛风急性发作；避免急性发作期的延长；减轻尿酸盐在体内的沉积，预防尿酸结石形成；减少抗尿酸药的应用，从而减少其不良反应。

（1）保持理想体重　肥胖患者体重降低后，血清尿酸盐水平降低，尿排出减少，痛风发作减轻。

（2）限制食物嘌呤摄取量　痛风和高尿酸血症最好少喝肉汤、鱼汤、鸡汤、火锅汤等，每天嘌呤摄取量最好控制在100～150mg以下。

① 低嘌呤食物

a. 主食类：米（大米、玉米、小米、糯米等）、麦（大麦、小麦、燕麦、荞麦、麦片等）、面类制品（精白粉、富强粉、面条、玉米面、馒头、面包、饼干、蛋糕）、苏打饼干、黄油小点心、淀粉、高粱、通心粉、马铃薯、甘薯、山芋、冬粉、荸荠等。

b. 奶类：鲜奶、炼乳、奶酪、酸奶、麦乳精、奶粉、冰激凌等。

c. 肉类与蛋类：鸡蛋、鸭蛋、皮蛋、猪血、鸭血、鸡血、鹅血等。

d. 蔬菜类：白菜、卷心菜、莴苣、苋菜、雪里蕻、茼蒿、芹菜、芥菜叶、水瓮菜、韭菜、韭黄、番茄、茄子、瓜类（黄瓜、冬瓜、丝瓜、南瓜、胡瓜、苦瓜等）、萝卜、甘蓝、葫芦、青椒、洋葱、葱、蒜、姜、木耳、榨菜、辣椒、泡菜、咸菜等。

e. 水果类：苹果、香蕉、红枣、黑枣、梨、芒果、橘子、橙、柠檬、葡萄、石榴、枇杷、菠萝、桃子、李子、金橘、西瓜、木瓜、葡萄干、龙眼干。

f. 饮料：苏打水、可乐、汽水、矿泉水、茶、果汁、咖啡、可可等。

g. 其他：西红柿酱、花生酱、果酱、酱油、冬瓜糖、蜂蜜、油脂类（瓜子、植物油、黄油、奶油、杏仁、核桃、榛子）、薏苡仁、干果、糖、巧克力、海蛰、海藻、动物胶或琼脂制的点心及调味品。

② 中等嘌呤食物

a. 豆类及其制品：豆制品（豆腐、豆腐干、乳豆腐、豆奶、豆浆）、干豆类（绿豆、红豆、黑豆、蚕豆）、豆苗、黄豆芽。

b. 肉类：鸡肉、野鸡、火鸡、斑鸡、石鸡、鸭肉、鹅肉、鸽肉、鹌鹑、猪肉、猪皮、牛肉、羊肉、狗肉、鹿肉、兔肉。

c. 水产类：草鱼、鲤鱼、鳕鱼、比目鱼、鲈鱼、梭鱼、刀鱼、螃蟹、鳗鱼、鳝鱼、香螺、红绘、鲍鱼、鱼丸、鱼翅。

d. 蔬菜类：菠菜、笋（冬笋、芦笋、笋干）、豆类（四季豆、青豆、菜豆、豇豆、豌豆）、海带、金针、银耳、蘑菇、菜花、龙须菜。

e. 油脂类及其他：花生、腰果、芝麻、栗子、莲子、杏仁。

③ 高嘌呤食物

a. 豆类及蔬菜类：黄豆、扁豆、紫菜、香菇。

b. 肉类：肝（猪肝、牛肝、鸡肝、鸭肝、鹅肝）、肠（猪肠、牛肠、鸡肠、鸭肠、鹅肠）、心（猪心、牛心、鸡心、鸭心、鹅心）、肚与胃（猪肝、牛肝、鸡胃、鸭胃、鹅胃）、肾（猪肾、牛肾）、肺、脑、胰、肉脯、浓肉汁、肉馅等。

c. 水产类：鱼类（鱼皮、鱼卵、鱼干、沙丁鱼、凤尾鱼、鲭鱼、鲢鱼、乌鱼、鲨鱼、带鱼、吻仔鱼、海鳗、鳊鱼干、鲳鱼)、贝壳类(蛤蜊、牡蛎、蛤子、蚝、淡菜、干贝)、虾类(草虾、金钩虾、小虾、虾米)、海参。

d. 其他：酵母粉、各种酒类(尤其是啤酒)。

第六节 泌尿内科急症

一、急性肾小球肾炎

【概述】

急性肾小球肾炎(acute glomerulonephritis)多由链球菌(偶可见于其他细菌或病原微生物)感染后,导致机体免疫反应,以急性肾炎综合征为主要临床表现的一组原发性肾小球肾炎。在小儿和青少年中发病较多,也偶见于老年人,男性发病率高于女性,为(2∶1)～(3∶1)。

【诊断】

急性肾炎通常于前驱感染后1～3周起病。本病起病较急,病情轻重不一,轻者呈亚临床型(仅有尿常规异常);典型者呈急性肾炎综合征表现,重症者可发生急性肾衰竭。本病大多预后良好,常可在数月内临床自愈。

本病典型者具有以下表现。

(1) 血尿、蛋白尿 几乎全部患者均有肾小球源性血尿,约30%患者可有肉眼血尿,常为起病首发症状和患者就诊原因。可伴有轻、中度蛋白尿,约20%患者呈肾病综合征范围的蛋白尿。尿沉渣除红细胞外,早期尚可见白细胞和上皮细胞增多,并可有颗粒管型和红细胞管型等。

(2) 水肿 水肿常为起病的初发表现,典型表现为晨起眼睑水肿或伴有下肢轻度可凹性水肿,少数严重者可波及全身。

（3）高血压　多数患者出现一过性轻、中度高血压，常与其钠水潴留有关，利尿后血压可逐渐恢复正常。少数患者可出现严重高血压，甚至高血压脑病。

（4）肾功能异常　患者起病早期可因肾小球滤过率下降、钠水潴留而尿量减少，少数患者甚至少尿（<400mL/d）。肾功能可一过性受损，表现为轻度氮质血症。多于1～2周后尿量渐增，肾功能于利尿后数日可逐渐恢复正常。仅有极少数患者可表现为急性肾衰竭，需要与急进性肾炎相鉴别。

（5）充血性心力衰竭　常发生在急性期，水钠严重潴留和高血压为重要的诱因，需紧急处理。

（6）免疫学检查异常

① 在咽部或皮肤病变部位检出可致肾炎的M蛋白型A组β溶血性链球菌。

② 对链球菌胞外酶的免疫反应-抗链球菌溶血素"O"（ASO）、抗链激酶（ASK）、抗脱氧核糖核酸酶B（ADNaseB）、抗辅酶Ⅰ酶（ANADase）、抗透明质酸酶（AH），有一项或多项呈阳性，咽部感染后ASO增高，皮肤感染后AH、ADNaseB和ANADase反应阳性。

③ 血清补体C3浓度短暂下降，肾炎症状出现后8周内恢复正常，症状不明显者必须详细检查，特别应反复检查尿常规方能确诊。

【急救与治疗】

（1）休息　起病后应卧床休息2～4周。

（2）饮食　早期低盐或忌盐、低蛋白高糖饮食，水肿明显者应限制水分。

（3）感染灶治疗　病初给予青霉素80万U肌内注射，一日2次；或红霉素一日1.0～1.5g静脉滴注，疗程7～14日。

（4）对症治疗

① 利尿：口服氢氯噻嗪20～50mg，一日2～3次。口服呋塞米20～40mg，一日3次；或200～1000mg，每日分次静脉

注射。

② 降压：首先用利尿药（用法见上），效果不佳时加用钙通道阻滞药硝苯地平口服10mg，一日3次；或血管扩张药肼屈嗪口服25mg，一日3次。

③ 纠正高血钾症，积极处理急性心力衰竭。

（5）透析治疗　用于急性肾衰竭有透析指征时。

（6）预防　增强体质，改善身体防御机能，保持环境卫生，以减少上呼吸道感染、咽峡炎、扁桃体炎等疾病。

二、急性肾衰竭

【概述】

急性肾衰竭（acute renal failure，ARF）属临床危重症，是指肾脏功能在短期内（数小时或数天）突然急剧下降以致不能维持体液电解质平衡和排泄代谢产物，而导致高血钾、代谢性酸中毒及急性尿毒症等临床症候群。病因包括肾前性（失水、失血、休克等）、肾性（中毒、感染、肾炎、肾血管病变等）和肾后性（急性完全性尿路梗阻）。本症多数为可逆性。

【诊断】

（1）存在急性肾功能衰竭的病因，发病前无慢性肾衰竭病史。

（2）早期主要表现为原发疾病的症状和体征，常有面色苍白、四肢厥冷、血压下降、休克等。

（3）急性肾衰竭典型的临床表现可分为少尿期、多尿期和恢复期。近年来，一种急性肾衰竭表现为尿量正常或较多，但氮质血症逐日加重乃至尿毒症，称为非少尿型急性肾衰竭。

① 少尿期：尿量减少致使发生高钾血症、严重水肿、血压升高、肺水肿或脑水肿、代谢性酸中毒及急性尿毒症症状。

② 多尿期：肾小管上皮细胞再生修复后尿量渐增多，使血

钾、血钠下降,持续多尿,导致脱水及电解质紊乱。

③ 恢复期:多尿期后尿量减至正常,血尿素氮、肌酐及电解质均恢复正常水平,但肾小管功能及结构恢复正常尚需3~6个月。未能恢复者转为慢性肾衰竭。

④ 非少尿型:虽尿量不少,但血尿素氮,肌酐逐日升高并出现中毒症状,因肾损伤轻,故预后良好。

【急救与治疗】

(1) 针对病因治疗,如扩容纠正肾前因素,解除肾后性梗阻因素,重症急进性或其他肾小球肾炎用激素冲击可获效,过敏性间质性肾炎应立即停用药,给予抗过敏药等。

(2) 少尿期,液体入量以量出为入为原则。

(3) 纠正高钾血症及酸中毒。

(4) 尽早开展透析疗法,有脱水、清除毒素、纠正电解质紊乱及酸碱平衡失调之功能,使患者度过少尿期难关。多尿期严格监测水、电解质平衡以防死于脱水及电解质紊乱。恢复期注意加强营养、休息及避免用肾毒性药物均甚重要。

(5) 饮食治疗　按病情限量进食蛋类、乳类,限水;忌用油脂类及高蛋白食品,忌用刺激性食品如酒、咖啡、辣椒等。

① 供给患者足够的热量:热量供给以易消化的碳水化合物为主,可多用水果,配以麦淀粉面条、麦片、饼干或其他麦淀粉点心,加少量米汤或稀粥。

② 低蛋白质饮食:急性肾衰竭患者在少尿期,每日应供给15~20g优质蛋白,这样既照顾了患者肾功能不全时的排泄能力,又酌量维持患者营养需要。如果少尿期时间持续较长、广泛创伤或大面积烧伤丢失蛋白质较多时,除补充优质蛋白外,尚要酌情配以要素膳。蛋白质的供给量可随血液非蛋白氮下降而逐渐提高。可挑选含必需氨基酸丰富的食品如牛奶、鸡蛋等。

③ 限水:少尿期要限制入液量,防止体液过多而引起急性肺水肿和稀释性低钠血症。在计算好入液量的情况下,可适当进食各种新鲜水果或菜汁以供给维生素C等维生素和无机盐。

④ 采用少盐、无盐或少钠饮食：少尿期要限制钠的摄入量。另外，酌量减少饮食中钾的供给量，以免因外源性钾增多而加重高钾血症。除避免食用含钾量高的食物外，还可以采取冷冻、加水浸泡或弃去汤汁等方法，以减少食物中钾的含量。

第七节　其他内科急症

一、热射病

【概述】

中暑是指因高温引起的人体体温调节功能失调，体内热量过度积蓄，从而引发神经器官受损。热射病（thermoplegia）在中暑的分级中是重症中暑，是一种致命性急症，以高温和意识障碍为特征，病死率高。该病通常发生在夏季高温同时伴有高湿的天气。

【诊断】

热射病起病前往往有头痛、眩晕和乏力。早期受影响的器官依次为脑、肝、肾和心脏。根据发病时患者所处的状态和发病机制，临床上分为两种类型：劳力性热射病和非劳力性（或典型性）热射病。劳力性热射病主要是在高温环境下内源性产热过多；非劳力性热射病主要是在高温环境下体温调节功能障碍引起散热减少。

1. 劳力性热射病

多在高温、湿度大和无风天气进行重体力劳动或剧烈体育运动时发病。患者多为平素健康的年轻人，在从事重体力劳动或剧烈运动数小时后发病，约50%患者大量出汗，心率可达160～180次/分，脉压增大。此种患者可发生横纹肌溶解、急性肾衰竭、肝衰竭、弥散性血管内凝血（DIC）或多器官功能衰竭，病死率较高。

2. 非劳力性热射病

在高温环境下,多见于居住拥挤和通风不良的城市老年体衰居民。其他高危人群包括精神分裂症、帕金森病、慢性酒精中毒及偏瘫或截瘫患者。表现皮肤干热和发红,84%～100%病例无汗,直肠温度常在41℃以上,最高可达46.5℃。病初表现行为异常或癫痫发作,继而出现谵妄、昏迷和瞳孔对称缩小,严重者可出现低血压、休克、心律失常和心力衰竭、肺水肿和脑水肿。约5%病例发生急性肾衰竭,可有轻、中度DIC,常在发病后24h左右死亡。

【急救与治疗】

高温下发生有人昏迷的现象时,应立即将昏迷人员抬放至通风阴凉处,解开衣带,浇凉水以降低昏迷者的体温,随后要持续监测体温变化,高热40℃左右持续不下的要马上送至有经验的医院进行液体复苏治疗,千万不可以为是普通中暑而小视,耽误治疗时间。

热射病患者预后不良,死亡率高,幸存者可能留下永久性脑损伤,故需积极抢救。

(1)体外降温 将患者安置在阴凉处。在头部、腋下和腹股沟等处放置冰袋,用冷水、冰水或酒精擦身,同时用风扇向患者吹风。必要时可将患者全身除头部外浸在4℃的水浴中,给患者四肢降温,以防止周围血液循环的淤滞。在物理降温初期,由于表皮受冷的刺激可引起皮肤血管收缩和肌肉震颤,反而影响散热甚至促进机体产热,使体温上升。因此,目前多数主张用药物及物理联合降温方法。

(2)体内降温 体外降温无效者,用冰盐水进行胃或直肠灌洗,也可用无菌生理盐水进行腹膜腔灌洗或血液透析,或将自体血液体外冷却后回输体内降温。

(3)药物降温 氯丙嗪有调节体温中枢的功能,有扩张血管、松弛肌肉和降低氧耗的作用。患者出现寒战时可应用氯丙嗪静脉输注，并同时监测血压。待肛温降至38℃左右时，应立即停止降温，以免发生体温过低而虚脱的危险。

（4）对症治疗　昏迷患者容易发生肺部感染和褥疮，须加强护理；提供必需的热量和营养物质以促使患者恢复，保持呼吸道畅通，给予吸氧；积极纠正水、电解质紊乱，维持酸碱平衡；补液速度不宜过快，以免促发心力衰竭，发生心力衰竭予以快速效应的洋地黄制剂；应用升压药纠正休克；甘露醇脱水防治脑水肿。激素对治疗肺水肿、脑水肿等有一定疗效，但剂量过大易并发感染，并针对各种并发症采取相应的治疗措施。

（5）防止并发症　密切观察体温、血压和脉搏的情况，防止发生循环衰竭、酸中毒、吸入性肺炎、急性肾衰竭、弥散性血管内凝血（DIC）等并发症。

（6）预防　遇到高温天气，一旦出现大汗淋漓、神志恍惚时，要注意降温。选服人丹、十滴水、藿香正气丸、藿香正气水等。用清凉油或风油精涂搽太阳穴。口服淡盐水、浓茶、绿豆汤、西瓜水、冷饮料等。

二、溺　水

【概述】

人淹没于水中，由于呼吸道被水、污泥、杂草等杂质阻塞，喉头、气管发生后射性痉挛，引起窒息和缺氧，称为溺水（drowning）。

【诊断】

患者有明显的呛水、溺水史，并表现为典型的缺氧窒息症状。这在临床上诊断并不难。

【急救与治疗】

不论淹没于淡水江河或是海水中，溺水的致死原因都是水灌入呼吸道内引起窒息。溺水的现场急救十分重要,以尽快地恢复呼吸与心跳为主。

(1) 当溺水者从水中救出后,解开其颈部领口,取俯卧位,腹部垫高或横置于救护者屈曲的膝头上,头下垂并侧向一边。

(2) 抢救者以手压其背部,迅速进行倒水,也可起到人工呼吸的作用。同时,由另一人挖清溺水者口鼻内泥沙、污物,将舌头拉出。水倒尽后取仰卧位进行口对口呼吸。人工呼吸在最初向溺水者肺内吹气时必须用大力,以便使气体加压进入灌水萎缩的肺内,尽早改善窒息状态。若同时有心跳停止,还要进行胸外心脏按压抢救。

(3) 经现场初步抢救后,要迅速转送到附近医院,在转送途中即使呼吸、心跳已恢复,也不要停止人工呼吸与心脏按压。一般溺水者可在苏醒后15min到4天内出现严重肺水肿和肺炎,应对症治疗。

三、一氧化碳中毒

【概述】

一氧化碳中毒(carbon monoxide poisoning)常称煤气中毒,多见于冬季,是含碳物质燃烧不完全时的产物一氧化碳经呼吸道吸入引起的中毒。一氧化碳与血红蛋白的亲和力比氧与血红蛋白的亲和力高200～300倍,极易与血红蛋白结合,形成碳氧血红蛋白,使血红蛋白丧失携氧的能力和作用,造成组织窒息。对全身的组织细胞均有毒性作用,尤其对大脑皮质的影响最为严重。

【诊断】

1. 临床表现

临床表现主要为缺氧,其严重程度与碳氧血红蛋白(HbCO)的饱和度呈比例关系。

(1) 轻型 中毒时间短,血液中 HbCO 为 $10\%\sim20\%$。表

现为中毒的早期症状,头痛、眩晕、心悸、恶心、呕吐、四肢无力,甚至出现短暂的昏厥,一般神志尚清醒,吸入新鲜空气、脱离中毒环境后,症状迅速消失,一般不留后遗症。

(2) 中型 中毒时间稍长,血液中碳氧血红蛋白占30%~40%,在轻型症状的基础上,可出现虚脱或昏迷。皮肤和黏膜呈现煤气中毒特有的樱桃红色。如抢救及时,可迅速清醒,数天内完全恢复,一般无后遗症状。

(3) 重型 发现时间过晚,吸入煤气过多,或在短时间内吸入高浓度的一氧化碳,血液碳氧血红蛋白浓度常在50%以上,患者呈现深度昏迷,各种反射消失,大小便失禁,四肢厥冷,血压下降,呼吸急促,会很快死亡。一般昏迷时间越长,预后越严重,常留有痴呆、记忆力和理解力减退、肢体瘫痪等后遗症。

2. 辅助检查

(1) 血液 HbCO 定性与含量测定 正常人不吸烟者,血液中 $HbCO<5\%$;吸烟者血液中 $HbCO<10\%$。

(2) 头部 CT 检查 可发现大脑皮质下白质密度减低或苍白球对称性密度减低。

(3) 脑电图检查 可发现弥漫性不规则性慢波、双额低幅慢波及平坦波。

【急救与治疗】

(1) 现场救护 迅速将患者移至通风处,呼吸新鲜空气,并解开领口、背带(胸扣),以保持呼吸通畅;同时注意保暖。

(2) 纠正脑缺氧 吸入氧气,氧流量4~6L/min,抑制期用加压给氧法;高压氧治疗效果最佳。

(3) 改善脑微循环 0.1%普鲁卡因500mL,静脉滴注(先做皮试),于2~4h内滴完,每日1次,疗程5~7天;或采用6%右旋糖酐40(低分子右旋糖酐)500mL,静脉滴注,每日1次,疗程5~7天。

(4) 防治脑水肿 静脉给予地塞米松10~30mg/d,20%甘露醇250mL,静脉滴注,每日2次。必要时可与呋塞米联合或交替使用。

（5）换血或输血　重症昏迷患者，血压稳定者可放血300～400mL。在严格无菌操作条件下，充氧后再行输入。如无上述条件或血压偏低不宜放血者，可输入新鲜全血200～400mL。

（6）人工冬眠疗法　昏迷时间超过10h、抽搐频繁、高热者可采用。

（7）促进脑细胞代谢　应用能量合剂，常用药物有三磷腺苷、辅酶A、细胞色素C和大量维生素C等。

（8）防治并发症和后发症　昏迷期间护理工作非常重要。保持呼吸道通畅，必要时行气管切开。定时翻身以防发生压疮和肺炎。注意营养，必要时鼻饲。急性一氧化碳中毒患者从昏迷中苏醒后，应尽可能休息观察2周，以防神经系统和心脏并发症的发生。如有并发症，给予相应治疗。

四、急性有机磷农药中毒

【概述】

急性有机磷农药中毒（acute organophosphorus pesticide poison，AOPP）是指有机磷农药短时大量进入人体后造成的以神经系统损害为主的一系列伤害，临床上主要包括急性中毒患者表现的胆碱能兴奋或危象，其后的中间综合征（intermediate syndrome，IMS）以及迟发性周围神经病（organophosphate induced delayed polyneuropathy，OPIDPN）。有机磷农药是我国使用广泛、用量最大的杀虫剂。主要包括敌敌畏、对硫磷（1605）、甲拌磷（3911）、内吸磷（1059）、乐果、敌百虫、马拉硫磷（4049）等。

有机磷农药进入人体的主要途径有三：①经口进入，误服或主动口服；②经皮肤及黏膜进入，多见于热天喷洒农药时有机磷落到皮肤上，由于皮肤出汗及毛孔扩张，加之有机磷农药多为脂溶性，故容易通过皮肤及黏膜吸收进入体内；③经呼吸道进入，空气中的有机磷随呼吸进入体内。口服毒物后多在 10min 至 2h 内发病。经皮肤吸收发生的中毒，一般在接触有机磷农药后数小时至 6 天内发病。

【诊断】

1. 临床表现

（1）有确切的有机磷农药接触史，患者的衣服、体表、呼吸、排泄物（尤其是尿），具有特征性大蒜样臭味。

（2）急性有机磷农药进入人体后往往病情迅速发展，患者很快出现如下情况。

① 胆碱能神经兴奋及危象

a. 毒蕈碱样症状：临床表现为恶心、呕吐、腹痛、多汗、流泪、流涕、流涎、腹泻、尿频、大小便失禁、心跳减慢和瞳孔缩小、支气管痉挛和分泌物增加、咳嗽、气急，严重患者出现肺水肿。

b. 烟碱样症状：面、眼睑、舌、四肢和全身横纹肌发生肌纤维颤动，甚至全身肌肉强直性痉挛，血压增高、心跳加快和心律失常。患者常有全身紧束和压迫感，而后发生肌力减退和瘫痪。严重者可有呼吸肌麻痹，造成周围性呼吸衰竭。

c. 中枢神经系统症状：中枢神经系统受乙酰胆碱刺激后有头晕、头痛、疲乏、共济失调、烦躁不安、谵妄、抽搐和昏迷等症状。

② 中间综合征（IMS）：是指有机磷毒物排出延迟，在急性中毒后 1～4 天急性中毒症状缓解后，患者突然出现颈、上肢和呼吸肌麻痹。累及颅神经者，出现睑下垂、眼外展障碍和面瘫。

（3）有机磷迟发性神经病　个别患者在急性中毒症状消失后 2～3 周可发生迟发性神经病，主要累及肢体末端，且可发生下肢瘫痪、四肢肌肉萎缩等神经系统症状。

（4）其他表现　敌敌畏、敌百虫、对硫磷、内吸磷等接触皮肤后可引起过敏性皮炎，并可出现水疱和脱皮，严重者可出现皮肤化学性烧伤，影响预后。

2. 实验室检查

（1）血胆碱酯酶（CHE）活力降低　轻度中毒为正常值的70%左右，中度中毒为正常值的50%左右，重度中毒为正常值的30%左右。

（2）尿中可检出毒物的代谢产物　如对硫磷中毒者，尿中对硝基酚测定阳性。

（3）肌酸激酶（CK）及肌钙蛋白（cTnI）测定　可反应AOPP时心肌损害程度。

【急救与治疗】

（1）一般处理　将患者迁移中毒现场，安静、保暖。对于皮肤染毒者应立即及时去除被污染的衣服，并在现场用大量清水反复冲洗，对于意识清醒的口服毒物者，应立即在现场反复实施催吐。绝不能不做任何处理就直接拉患者去医院，否则会增加毒物的吸收而加重病情。

（2）尽早清除毒物　洗胃是切断毒物继续吸收的最有效方法，口服中毒者用清水、2%碳酸氢钠溶液（敌百虫忌用）或1:5000高锰酸钾溶液（对硫磷忌用）反复洗胃，直到洗出的液体无农药味为止。

（3）特效解毒药

① 阿托品：使用原则为早期、足量、反复给药及快速阿托品化而避免阿托品中毒。首次用药剂量：轻度中毒为1～2mg，皮下或肌内注射；中度中毒为3～5mg，肌内或静脉注射；重度中毒为5～15mg，静脉注射；极重度中毒时可增至20～40mg。以后，每隔10～30min再重复注射1次。

② 胆碱酯酶复能剂：氯解磷定（氯磷定）：轻度中毒者肌内注射0.5g，必要时2～4h重复1次；中度中毒者肌内注射0.75～1.0g，2～4h后重复注射0.5g，或于首剂注射后，改为0.25g，静脉滴注，每日2～3次。

（4）肾上腺皮质激素　氢化可的松200～300mg，静脉滴注，或地塞米松10～20mg，有助于机体提高应激能力、解毒及抗过敏作用。

(5) **血液净化** 在治疗重度中毒中具有显著效果,包括血液灌流、血液透析及血浆置换等,可有效清除血液中和组织中释放入血的有机磷农药,提高治愈率。

(6) 预防 建立健全一系列农药销售、运输及保管制度。同时加强安全宣传教育,让群众保管好有机磷农药,切勿与生活用品混放,以免被误服。

五、急性酒精中毒

【概述】

酒精中毒(alcoholism)俗称醉酒,是指患者一次饮大量酒精(乙醇)后发生的机体机能异常状态,对神经系统和肝脏伤害最严重。医学上将其分为急性中毒和慢性中毒两种,前者可在短时间内给患者带来较大伤害,甚至可以直接或间接导致死亡。后者给患者带来的是累积性伤害,如酒精依赖、精神障碍、酒精性肝硬化及诱发某些癌症(口腔癌、舌癌、食管癌、肝癌)等。

【诊断】

急性酒精中毒有三种形式:普通醉酒、病理性醉酒、复杂醉酒。

(1) **普通醉酒** 又称单纯醉酒或一般性醉酒,就是饮酒后出现的急性酒精中毒状态。醉酒的发展取决于酒精在血液中的浓度。当血液中酒精的浓度达到 0.05% 时,出现微醉,感到心情舒畅、妙语趣谈、诗兴发作,但这时眼和手指的协调动作受到影响;如果继续饮酒,血液中酒精的浓度升至 0.1% 以上时,表现为举止轻浮、情绪不稳、激惹易怒、不听劝阻、感觉迟钝、步态蹒跚,这是急性酒精中毒的典型表现;血液中酒精的浓度升到 0.2% 以上时,平时被抑制的欲望和潜藏的积怨都发泄出来,表现为出言不逊、借题发挥、行为粗暴、滋事肇祸;如果继续饮酒，血液中酒精的浓度达到0.3%以上时，表现为说话含糊不清、呕吐狼藉、烂醉如泥；当血液中酒精的浓度升至0.4%以上时，则出现全身麻痹，进入昏迷状态；当血液中酒精的浓度升至0.5%以上时，可直接致死。并不是每个醉酒者发展过程都会如此界限分明的一步一步进行。

血液中酒精浓度的升高与下述因素有关：胃内有无食物（空腹者吸收快）、是否食入了脂肪性食物（脂肪性食物可减慢酒精的吸收）、胃肠功能好坏（胃肠功能好的吸收迅速）、人体转化处理酒精的能力（能迅速将乙醇转化为乙酸的不易中毒）。

（2）病理性醉酒　特征是小量饮酒引起严重的精神失常。主要发生于对酒精耐受性很低的人，往往在少量饮酒后突然出现谵妄或朦胧状态、极度兴奋、错觉幻觉和被害妄想、攻击性行为、紧张恐惧、痉挛发作。一般发作持续数小时或一整天，常以深睡结束发作，醒后对发作经过不能回忆。

（3）复杂醉酒　复杂醉酒通常有脑器质性损害，如颅脑损伤、脑炎、癫痫等，或严重脑功能障碍、智力障碍、人格改变等，对酒精的耐受性大大下降，由于大量饮酒产生的严重酒精中毒状态。其复杂性在于除一般的醉态外，意识障碍明显，表现为兴奋躁动、暴力行为甚至杀人毁物，持续时间往往仅有数小时，事后对发作经过完全丧失记忆，或仅有零星记忆。

【急救与治疗】

（1）对轻度中毒者，首先要制止患者再继续饮酒。可给予白开水，或给予一些梨子、马蹄、西瓜等含水分多的水果解酒。也可以用刺激咽喉的办法引起呕吐反射，将酒等胃内容物尽快呕吐出来（对于已出现昏睡的患者不适宜用此方法）。然后卧床休息，注意保暖，注意避免呕吐物阻塞呼吸道，观察呼吸和脉搏的情况，如无特别，一觉醒来即可自行康复。如果卧床休息后，还有脉搏加快、呼吸减慢、皮肤湿冷、烦躁的现象，则应马上送医院救治。

（2）严重的急性酒精中毒，会出现烦躁、昏睡、脱水、抽搐、休克、呼吸微弱等症状，应该从速送医院急救。患者进院后可用"间歇吸氧疗法""血液透析疗法""纳洛酮疗法"等，能较好地解除呼吸抑制及其他中枢抑制症状，可缩短重度酒精中毒患者苏醒时间，降低死亡率。

（3）注意事项　用咖啡和浓茶解酒并不合适。

六、镇静催眠药中毒

【概述】

镇静催眠药中毒即安眠药中毒（poisoning of sedative hypnotic drug）。镇静催眠药通常分为三类：苯二氮䓬类（地西泮、硝西泮、艾司唑仑、阿普唑仑等）、巴比妥类（巴比妥、苯巴比妥、异戊巴比妥、司可巴比妥、硫喷妥钠等）、其他类。镇静催眠药对中枢神经系统有抑制作用，具有安定、松弛横纹肌及抗惊厥效应，过量则可致中毒，抑制呼吸中枢与血管运动中枢，导致呼吸衰竭和循环衰竭。

【诊断】

镇静催眠药的急性中毒症状因药物的种类、剂量、作用时间的长短、是否空腹以及个体体质差异而轻重各异。

（1）往往由误服、有意自杀或投药过量而引起中毒。

（2）神经系统症状　表现为嗜睡、神志恍惚甚至昏迷、言语不清、瞳孔缩小、共济失调、腱反射减弱或消失。

（3）呼吸与循环系统　表现为呼吸减慢或不规则，严重时呼吸浅慢甚至停止；皮肤湿冷、脉搏细速、发绀、尿少、血压下降、休克。

（4）其他　表现为恶心、呕吐、便秘，肝功异常，白细胞和血小板计数减少，部分发生溶血或全血细胞减少等。

（5）辅助检查

① 血、尿常规，肝、肾功能，血气分析等。

② 血、尿或胃内容物毒物分析。

【急救与治疗】

(1) 意识清醒者立即催吐。尽快用 1∶5000 高锰酸钾溶液或清水洗胃。洗胃后胃内灌入药用活性炭,吸附残存药物,30～60min 后给予硫酸钠导泻。

(2) 保持呼吸道通畅,吸氧;酌情使用呼吸兴奋药,维持呼吸功能;必要时应用呼吸机辅助呼吸。

(3) 纳洛酮与内啡肽竞争阿片受体,可对抗巴比妥类和苯二氮䓬类药物中枢抑制。必要时可重复使用。氟马西尼是苯二氮䓬类受体特异性拮抗剂,对苯二氮䓬类药有解毒作用。本药半衰期短,治疗有效后宜重复给药,以防复发。氟马西尼剂量过大可发生抽搐。

(4) 输液、利尿、促进药物排泄,必要时行血液净化治疗。

(5) 对症支持治疗。

七、亚硝酸盐食物中毒

【概述】

亚硝酸盐食物中毒(nitrite food poisoning)是由于摄入了富含亚硝酸盐的食物而引起的以缺氧为主要症状的疾病,亦称为"肠源性青紫症"。

亚硝酸盐食物中毒时有发生,其中多数为建筑施工队食堂因误将亚硝酸盐当作食盐而引起的误食中毒;另外,也有由于食入含有大量硝酸盐、亚硝酸盐的蔬菜所致中毒,多发生于农村,以散发和儿童发病居多。

亚硝酸盐的来源有以下几类。

① 新鲜的叶菜类,如菠菜、芹菜、大白菜、小白菜、圆白菜、生菜、韭菜、甜菜、菜花、萝卜叶、灰菜、芥菜等都含有一定量的硝酸盐,一般情况下摄入并无大碍,但新鲜蔬菜放置过久或

新鲜蔬菜煮熟后若存置过久,亚硝酸盐的含量会明显增高,大量摄入后可引起中毒。

② 刚腌不久的蔬菜(暴腌菜)含有大量亚硝酸盐,尤其是加盐量少于12%、气温高于20℃的情况下,可使菜中亚硝酸盐含量增加,第7~8天达高峰,一般于腌后20天降至最低。

③ 苦井水含较多的硝酸盐,当用苦井水煮粥或食物,再在不洁的锅内放置过夜后,则硝酸盐在细菌作用下可还原成亚硝酸盐。

④ 食用蔬菜过多时,大量硝酸盐进入肠道,对于儿童胃肠功能紊乱、贫血、蛔虫症等消化功能欠佳者,肠道内细菌可将硝酸盐转化为亚硝酸盐,且由于形成过多、过快而来不及分解,结果大量亚硝酸盐进入血液导致中毒。

⑤ 腌肉制品加入过量硝酸盐或亚硝酸盐。

⑥ 误将亚硝酸盐当作食盐应用。

【诊断】

亚硝酸盐食物中毒是以高铁血红蛋白症为主的全身性疾病。

(1) 潜伏期1~3h,误食大量亚硝酸盐者潜伏期仅十几分钟。

(2) 皮肤青紫是本病的特征,以口唇青紫最普遍,稍重一点耳郭、舌尖、指(趾)甲可出现发绀。

(3) 轻者出现头晕、头痛、乏力、胸闷、心跳加速、嗜睡或烦躁不安、呼吸困难,也可有恶心、呕吐、腹胀、腹痛、腹泻。

(4) 重者眼结膜、面部、手足及全身皮肤呈紫黑色、呼吸困难、昏迷、痉挛、大小便失禁,也可发生循环衰竭及肺水肿,最后因呼吸麻痹而死亡。

(5) 辅助检查 血液中高铁血红蛋白的定量检验和剩余食物中亚硝酸盐的定量检验。

【急救与治疗】

(1) 轻症中毒一般不需要治疗。

(2) 重症中毒应迅速洗胃、催吐、导泻。特效治疗可采用1%亚甲蓝小剂量口服或缓慢静脉注射，亚甲蓝、维生素C和葡萄糖三者合用效果更佳。

(3) 预防亚硝酸盐食物中毒的主要措施有保持蔬菜新鲜，勿食存放过久的蔬菜和刚腌的菜；食品生产加工企业应严格执行国家卫生标准，肉制品中不可多加硝酸盐和亚硝酸盐；勿用苦井水煮饭且勿存放过夜；严格管理亚硝酸盐，防止其污染食品或误食误用。

八、电损伤

【概述】

电损伤（electric injury）俗称触电，是指一定量的电流或电能通过人体，引起的一种全身性和局部性损伤。电损伤可以由闪电、触及家用电线或意外事故中折断的电线、接触某些带电体等引起闪击所致。严重程度从轻度烧伤直至死亡，取决于电流的种类和强度、触电部位、电流通过人体的路径以及触电持续时间长短。

【诊断】

(1) 一般电击可使人突然受惊而摔倒或引起肌肉强有力收缩。这两种情况都可引起关节脱位、骨折和钝挫伤。患者也可能丧失意识、呼吸麻痹、心跳停止。皮肤电灼伤明显，也可波及深部组织。

(2) 高电压损伤全身症状较轻，局部损伤较重。高压电流能使电流入口和出口之间的组织坏死并引起大面积肌肉烧伤，一般呈三度烧伤改变。大量的液体和电解质丢失，合并严重烧伤时，会出现危险的低血压。损伤的肌纤维释放肌球蛋白，能引起肾脏损害、肾衰竭。

(3) 一个身体潮湿的人接触电流，如洗澡时，吹风机掉进浴缸或踏入带电的水池,这时皮肤电阻较低,虽然不被烧伤,但能引起心跳暂停,若不能迅速复苏,可能导致死亡。

(4)雷击很少引起入口与出口部位烧伤,也少有引起肌肉损伤和肌球蛋白尿。最初可能出现意识丧失,继而出现昏迷和短暂的精神障碍,通常在数小时或数天内消失。雷击引起死亡最主要的原因是心跳和呼吸停止。

【急救与治疗】

(1)电击伤的急救应迅速切断电源,或用非导电物质挑开电源。

(2)呼吸心跳微弱或停止者,立即就地抢救,做心肺复苏。

(3)电烧伤的治疗同三度烧伤治疗。

(4)预防　最重要的是普及用电知识和重视安全用电教育。保证所有电器用品正确设计、安装、维护,有助于防止家庭或工作场所的触电事故。预防雷击要根据现场情况采取适当的措施,如雷电时,不要在露天场地、棒球场、高尔夫球场站立,寻找避雨场所,但不要在容易吸引闪电的大树下或金属顶棚下停留,应离开水潭、池塘或湖泊。躲在汽车内是安全的。

九、毒蛇咬伤

【概述】

毒蛇咬伤(venomous snake bite)是由具有毒牙的毒蛇咬破人体皮肤,继而毒液侵入引起局部和全身中毒的一类急症。蛇毒中主要有毒成分有神经毒、血液毒和某些酶类。据统计,我国的毒蛇有48种,其中危害较大的有以下种类:眼镜蛇科的眼镜蛇、眼镜王蛇、金环蛇、银环蛇;蝰蛇科的蝰蛇、尖吻蝮(五步蛇)、龟壳花蛇(烙铁头)、竹叶青蛇、蝮蛇;以及海蛇科的十多种蛇类。主要见于我国南方农村、山区,夏秋季节发病较多。

【诊断】

（1）病史询问　询问咬伤时间、部位及咬伤后的处理经过。了解蛇的形态，判断何种毒蛇咬伤，判断不清时，按毒蛇咬伤处理。

（2）体检　注意咬伤部位的牙痕及局部皮肤红肿，有无青紫斑及水疱、渗血，有无疼痛或麻木感，局部淋巴结肿痛情况。严重者局部组织可坏死或溃烂。

（3）全身中毒症状

① 神经毒中毒的表现：伤口局部出现麻木，知觉丧失，或仅有轻微痒感，伤口红肿不明显，出血不多，约在伤后半小时后觉头昏、嗜睡、恶心、呕吐及乏力，重者出现吞咽困难、声嘶、失语、眼睑下垂及复视，最后可出现呼吸困难、血压下降及休克，致使机体缺氧、发绀、全身瘫痪，如抢救不及时则最后出现呼吸及循环衰竭，患者可迅速死亡，神经毒吸收快，危险性大，又因局部症状轻，常被人忽略，受伤的第1～2天为危险期，一旦渡过此期，症状就能很快好转，而且治愈后不留任何后遗症。

② 血液毒中毒的表现：咬伤的局部迅速肿胀，并不断向近侧发展，伤口剧痛，流血不止，伤口周围的皮肤常伴有水泡或血泡，皮下瘀斑，组织坏死，严重时全身广泛性出血，如结膜下淤血、鼻衄、呕血、咯血及尿血等，个别患者还会出现胸腔、腹腔出血及颅内出血，最后导致出血性休克，患者还会伴头痛、恶心、呕吐及腹泻、关节疼痛及高热。由于症状出现较早，一般救治较为及时，故死亡率可低于神经毒致伤的患者，但由于发病急，病程较持久，所以危险期也较长，治疗过晚则后果严重，治愈后常留有局部及内脏的后遗症。

③ 混合毒致伤的表现：兼有神经毒及血液毒的症状，从局部伤口看类似血液毒致伤，如局部红肿、瘀斑、血泡、组织坏死及淋巴结炎等，从全身来看，又类似神经毒致伤，此类伤员死亡原因仍以神经毒为主。

【急救与治疗】

（1）急救　立即在肢体咬伤处的近端用绳带缚扎，其松紧度以能阻止淋巴和静脉回流为宜。伤肢尽量制动，伤口用清水或肥皂水反复冲洗。有条件时，可在局部麻醉下，以牙痕为中心，做"米"形切开，以利毒素排出，再用过氧化氢溶液（双氧水）或1∶5000高锰酸钾液冲洗。亦可用吸奶器、拔火罐或50mL的注射器，前端套一条橡皮管和眼药水瓶，对准伤口抽吸毒液。

（2）治疗

① 尽早应用抗蛇毒血清。抗蛇毒血清对毒蛇咬伤有一定的疗效，单价血清疗效可高达90%，但多价血清疗效仅为50%，目前已试用成功的血清有抗蝮蛇毒血清、抗眼镜蛇毒血清、抗五步蛇毒血清和抗银环蛇毒血清等，有的已精制成粉剂，便于保存。使用抗蛇毒血清之前应先做皮肤过敏试验，阴性者可注射。

② 中草药外敷或内服。

③ 加强全身支持疗法，根据病情给予输液和其他抗休克治疗。保护重要脏器功能，应用糖皮质激素等。

（3）预防　宣传预防蛇伤的基本知识，在野外从事劳动生产的人员，进入草丛前，应先用棍棒驱赶毒蛇，在深山丛林中作业与执勤时，要随时注意观察周围情况，及时排除隐患，应穿好长袖上衣、长裤及鞋袜，必要时戴好草帽等。

第四章 普通外科常见急症

第一节 胸外科急症

一、气管、支气管异物

【概述】

气管、支气管异物（foreign body in trachea and bronchus）是临床常见急症，异物可存留在喉咽腔、喉腔、气管和支气管内，引起声嘶、呼吸困难等，右支气管较粗短长，故异物易落入右主支气管。75%发生于2岁以下的儿童。

【诊断】

1. 临床分期

(1) 异物吸入期 异物经声门入气管时，必出现剧烈呛咳，有的同时出现短暂憋气和面色青紫。如异物嵌顿于声门，则可出现声嘶及呼吸困难，严重者发生窒息。如异物进入气管或支气管，除有轻微咳嗽外可无其他症状。

(2) 安静期 异物进入气管、支气管后，停留于某一部位，刺激性减小，此时患者可有轻微咳嗽而无其他症状，常被忽视，此期长短不定，如异物堵塞气管引起炎症，则此期很快结束而进入第3期。

（3）炎症期　异物的局部刺激和继发性炎症，加重了气管、支气管的堵塞，可出现咳嗽、肺不张和肺气肿的表现，患者此期可出现体温升高。

（4）并发症期　随着炎症发展，可出现肺炎、肺脓肿或脓胸等，患者有高热、咳嗽、脓痰、胸痛、咯血、呼吸困难等，此期的长短和轻重程度可因异物大小、性质、患者的体质及治疗情况而异。

2. 临床表现

临床表现因异物所在部位不同而不同。

（1）喉异物　异物进入喉内时，出现反射性喉痉挛而引起吸气性呼吸困难和剧烈的刺激性咳嗽，如异物停留于喉入口，则有吞咽痛或咽下困难；如异物位于声门裂，大者出现窒息，小者出现呛咳及声嘶、呼吸困难、喉鸣音等；如异物为小膜片状贴于声门下，则可只有声嘶而无其他症状；尖锐异物刺伤喉部可发生咯血及皮下气肿。

（2）气管异物　异物进入气道立即发生剧烈呛咳、面红耳赤，并有憋气、呼吸不畅等症状，随着异物贴附于气管壁，症状可暂时缓解；若异物轻而光滑并随呼吸气流在声门裂和支气管之间上下活动，可出现刺激性咳嗽，闻及拍击音；气管异物可闻及哮鸣音，两肺呼吸音相仿。如异物较大，阻塞气管，可致窒息，此种情况危险性较大，异物随时可能上至声门引起呼吸困难或窒息。

（3）支气管异物　早期症状和气管异物相似，咳嗽症状较轻。若为植物性异物，支气管炎症多较明显，即咳嗽、多痰。呼吸困难程度与异物部位及阻塞程度有关，大支气管完全阻塞时，听诊患侧呼吸音消失；不完全阻塞时，可出现呼吸音降低。

3. 诊断

多数患者异物吸入史明确，症状典型，结合肺部听诊及X线检查，多可明确诊断。

【急救与治疗】

气管、支气管异物应及时诊断,尽早取除,保持呼吸道通畅,防止因呼吸困难、缺氧而致心力衰竭。

1. 异物取除

(1) 气管异物　可用"守株待兔"法在直接喉镜下或麻醉喉镜下钳取,钳取失败,可在支气管镜下钳取异物。

(2) 支气管异物　用直接法或间接法导入支气管镜,用钳子夹持后取出。直接法适用于成人,间接法适用儿童。

① 直接法:自口正中进镜,以悬雍垂、会厌为标志,挑起会厌,暴露声门。将镜远端斜面转向左侧,在镜内只见左侧声带。进声门,将镜转回原位,然后依次检查声门下、气管、隆突及左右主支气管。此法适用于操作较熟练者。

② 间接法:即先以直接喉镜挑起会厌,暴露声门,再将支气管镜经直接喉镜内插入气管,然后取出直接喉镜,使支气管镜继续下行检查。目前,硬性支气管镜取异物法仍是最常用的方法。

(3) 对硬管支气管镜下难以窥见的细小异物,可用纤维支气管镜钳取。但使用中亦有局限性。

① 不宜用于小儿,因小儿气道较狭小,纤维支气管镜为实心无通气结构,使用此法影响小儿呼吸道通畅。

② 纤维支气管镜钳结构细小、精致,体积稍大的异物难以夹出。故对无把握顺利取出的异物,需先行气管插管,以防声带损伤(针、钉类),或异物于声门下滑脱、嵌顿。

2. 并发症治疗

(1) 因异物致心力衰竭时,应酌情用强心药物,在心电监护下,及时取出异物。

(2) 有严重气胸、纵隔气肿时,应及时引流。

(3) 呼吸道有继发感染时,应用足量有效抗生素。

3. 预防护理

本病是一种危急病症,婴幼儿不可进食花生米、瓜子、豆类,带壳、带骨食物,小儿进食时不可哭、笑或打闹,改变平时口中含物的不良习惯;昏迷患者要取出假牙,及时清理呕吐物。

二、食管异物

【概述】

食管异物(foreign body in oesophagus)是常见急症之一,可发生在任何年龄,以老人居多,幼儿次之。因大块异物可暂时停留在咽下部或食管入口部位狭窄处,可堵塞气道引起严重并发症,甚至危及生命,故必须及时处理。

【诊断】

1. 临床特征

食管异物的临床特征与异物所在部位、大小、性质有关。大多数患者发生食管异物后即有症状,通常症状的严重程度与异物的特性、部位及食管壁的损伤程度有关,特别是异物有无穿破食管壁。其主要临床特征如下。

(1)吞咽困难 吞咽困难与异物所造成的食管梗阻程度有关。完全梗阻者,吞咽困难明显,流质难以下咽,多在吞咽后立即出现恶心、呕吐;对于异物较小者,仍能进流质或半流质饮食。个别患者吞咽困难较轻,甚至没有任何症状,可带病数月或数年而延误治疗。

(2)异物梗阻感 在异物偶然进入食管时,一般开始都有气顶,继之有异物梗阻在食管内的感觉,若异物在颈部食管时则症状更为明显,患者通常可指出异物在胸骨上窝或颈下部;若异物在胸段食管时可无明显梗阻感,或只有胸骨后异物阻塞感及隐痛。

(3)疼痛 上段食管疼痛最显著,常位于颈根部中央,吞咽时疼痛加重甚至不能转颈;中段食管疼痛可在胸骨后,有时放射到背后,疼痛不甚严重;下段食管疼痛更轻,可引起上腹部不适或疼痛,疼痛常表示食管异物对食管壁的损伤程度,较重的疼痛是异物损伤食管肌层的信号,应加以重视。通常光滑的异物为钝痛,边缘锐利和尖端异物为剧烈锐痛,食管黏膜损伤常为持续性疼痛,且随吞咽运动阵发加重。有时疼痛最剧烈处可提示异物的停留部位,但其定位的准确性很有限。

(4) 涎液增多　涎液增多为一常见症状,颈段食管异物更为明显,如有严重损伤还可出现血性涎液。在所有患病人群中以儿童涎液增多的症状明显且多见。导致涎液增多的原因是咽下疼痛、吞咽困难和食管堵塞的综合作用,异物局部刺激也可使分泌增加。一般依据涎液增多的症状,结合异物病史,可初步推断异物存留于颈段食管而不在胸段食管。

(5) 反流症状　异物存留食管后可发生反流症状,其反流量取决于异物阻塞食管的程度和食管周围组织结构的感染状况,个别患者也可发生反射性呕吐。

(6) 呼吸道症状　主要表现为呼吸困难、咳嗽、发绀等。多发生于婴幼儿,特别是在食管入口及食管上段的异物。异物较大或尖锐带刺者,可压迫喉或损伤黏膜引起炎症。

2. 辅助检查

(1) X线检查　X线对不透光的异物如金属异物具有决定性的诊断意义。但某些薄性骨片可因显影差或体积较小而不能在透视上看出。

(2) CT检查　对X线透光异物具有良好显像效果。

(3) 食管镜检查　食管镜检查包括硬性金属食管镜和纤维食管镜检查,是一种最为可靠的诊断手段。通常食管镜下所见的异物类型为阻塞型、刺入型和混合型,检查时一经发现异物即予以取出。

【急救与治疗】

1. 食管镜直视取物法

在做食管镜前,必须充分了解患者的各项情况,除查阅X线片和判断异物位置、类型、形状、大小外,还应了解全身情况,特别是老年患者,严格掌握手术禁忌证和适应证。

(1) 适应证　①食管异物诊断明确者;②缺少影像学依据,

但临床高度怀疑异物存留者。

(2) 禁忌证 ①张口受限者；②主动脉瘤压迫食管者；③颈椎病、脊椎严重畸形者；④食管静脉曲张严重者；⑤严重活动性呕血期，但无食管镜下填塞止血的指征者；⑥脑血管意外，特别是未脱离危险期者；⑦严重肺气肿、重度甲状腺功能亢进症等严重器质性疾病及全身衰弱者；⑧较重的呼吸困难者，应在气管切开或气管插管下进行手术。

2. 纤维食管镜、胃镜对食管异物的处理

纤维食管镜、胃镜是一类用光导纤维束制成的软性内镜，外径约1.1cm，其远端可以上下、左右弯曲，以适应不同部位病变的检查需要。

3. 注意事项

(1) 高度怀疑有食管穿孔者，必须住院治疗，给予禁食、输液或鼻饲饮食，同时大剂量使用广谱抗生素，密切观察确定是否穿孔，如穿孔的诊断确定，应立即按食管穿孔进行处理。

(2) 一旦出现食管周围脓肿，脓肿位于颈段食管者可行颈侧切开引流，位于中、下段食管者则需开胸引流。

4. 预防护理

(1) 进食切忌匆忙，要细嚼慢咽。

(2) 老年人的义齿要严防脱落，进食前要留心，睡眠前、全身麻醉前应取下，义齿松动者及时修复。

(3) 教育儿童不要将各类物体放入口中玩耍。

(4) 异物误入食管后要立即就医，切忌用饭团、韭菜、馒头等强行下咽，以免增加并发症和手术困难。

三、创伤性气胸

【概述】

创伤性气胸（traumatic pneumothorax）是由于肺组织、支气管破裂，或胸壁伤口穿破胸膜，空气进入胸膜腔所致。空气通道已闭合者称闭合性气胸；持续开放者称开放性气胸；形成活瓣者，空气能进入胸膜腔而不能排出，胸膜腔内气体、压力不断增加，称张力性气胸。

【诊断】

1. 临床表现

（1）闭合性气胸多为肋骨骨折并发症。少量气胸，肺萎缩在30%以下多无明显症状，大量气胸可有胸闷、胸痛及呼吸困难，气管向健侧移位，伤侧胸部叩诊鼓音，呼吸音减弱或消失。

（2）开放性气胸胸壁伤口与胸腔相通，有不同程度的呼吸困难和发绀，甚至休克，呼吸有时能听到空气进出胸腔的声音，伤侧胸部叩诊鼓音，呼吸音减弱或消失，气管、纵隔向健侧移位。

（3）张力性气胸有肺裂伤或支气管破裂，其裂口与胸腔相通形成活瓣，吸气时空气进入胸膜腔，呼气时活瓣关闭气不能排出，严重影响呼吸及循环功能，患者极度呼吸困难、端坐呼吸、发绀、烦躁不安，以致昏迷，体检见伤侧胸部饱满、肋间隙增宽、呼吸幅度减低，可有皮下气肿，叩诊呈高度鼓音，呼吸音消失。X线检查胸腔大量积气，肺可完全萎陷，纵隔向健侧移位。

2. 辅助检查

（1）胸腹腔穿刺　如果患者血气胸和腹膜刺激征同时存在，则应该及早进行胸腹腔穿刺，胸腹腔穿刺是一种简便又可靠的诊断方法。

（2）X线、CT检查　X线、CT检查是诊断气胸的重要方法。

（3）疑有支气管断裂者可行纤维支气管镜检查。

【急救与治疗】

（1）少量闭合性气胸不需要治疗，1~2周内可自行吸收。

（2）开放性气胸应及时封闭伤口使之变成闭合性气胸，并做胸腔闭式引流术，予抗生素预防感染。大量气胸应进一步行清创术或剖胸探查术。

（3）张力性气胸应立即排气降低胸腔压力，可在伤侧锁骨中线第 2 肋间用一粗针头穿刺，之后在此处行胸腔闭式引流，有时需用负压吸引装置促使肺膨胀，同时应用抗生素预防感染。长期漏气者应剖胸探查修补裂口。

四、创伤性血胸

【概述】

创伤性血胸（traumatic hemothorax）即外伤性血胸，是胸部损伤后引起的胸膜腔积血，是胸外伤常见的并发症。血的来源有肺组织裂伤、肋间或胸廓内血管损伤、心脏及大血管损伤。按胸膜腔积血量的多少，分为：①少量血胸：500mL 以下；②中量血胸：500～1000mL；③大量血胸：1000mL 以上。

【诊断】

1. 临床表现

临床表现取决于胸部损伤的严重程度、血量和速度。

（1）少量血胸可无明显症状。

（2）中量血胸患者除失血性休克表现外，随着胸膜腔内积血的增多，胸内压力增加，造成患侧肺受压萎陷，纵隔移位，呼吸困难。检查可见伤侧呼吸运动明显减弱，肋间隙饱满，胸部叩诊浊音，气管、纵隔向健侧移位，呼吸音明显减弱或消失。

（3）大量血胸，患者会快速进入休克状态，患者往往因得不到及时抢救而死亡。

2. 辅助检查

（1）X 线检查　伤侧胸膜腔积液阴影，纵隔向健侧移位。

（2）胸部 B 型超声检查　伤侧胸膜腔内有积液形成的液性暗区，出血量大时，因存在不凝血，可出现不均质密度的液性暗区。

(3) 胸部 CT 检查　可见伤侧胸腔积血，对判断肺部损伤和胸部损伤程度也可提供帮助。

(4) 胸膜腔穿刺　抽出不凝固血液即可确诊。

【急救与治疗】

1. 一般处理

积极抗休克治疗，给予输血、输液、抗生素，同时处理血胸。

2. 出血已停止的血胸

(1) 少量血胸　可观察，后期可用物理疗法促进吸收。

(2) 中量血胸　可胸腔穿刺或闭式引流，若行胸腔穿刺抽液，穿刺后可在胸腔内注入抗生素防治感染。

(3) 大量血胸　应及时行胸腔闭式引流，尽快使血及气排出，使肺及时复张。

3. 进行性血胸

应在积极输血、输液等抗休克处理的同时，立即行剖胸手术止血。根据术中所见对肋间血管或胸廓内血管破裂予以缝扎止血；对肺破裂出血做缝合止血，肺组织损伤严重时可行部分切除或肺叶切除术；对破裂的心脏、大血管进行修复。

4. 凝固性血胸

可采用链激酶或尿激酶溶于生理盐水内，5～10min 缓慢注入胸内，8～24h 后将积血抽出。亦可待病情稳定，2 周左右行剖胸手术或在电视胸腔镜下施行手术，清除血凝块及附着在肺表面之纤维蛋白膜或纤维板，术后鼓励患者进行呼吸锻炼，使肺及早膨胀。

5. 感染性血胸

应及时放置胸腔闭式引流，排除积脓，并保持引流通畅，必要时可进行双管对引并冲洗引流胸膜腔（后肋膈角处一根，胸前肺尖部一根）。加强全身抗感染治疗，选用大剂量对细菌敏感的抗生素，避免慢性脓胸的形成。若为多房性脓胸或保守治疗效果不佳者，应及早行廓清手术。

五、肋骨骨折

【概述】

胸廓由胸骨、肋骨、胸椎相互连结共同构成。肋骨共12对，平分在胸部两侧，前与胸骨、后与胸椎相连，构成一个完整的胸廓。胸部损伤时，无论是闭合性损伤或开放性损伤，肋骨骨折（rib fractures）最为常见，约占胸廓骨折的90%。

【诊断】

1. 临床表现

（1）骨折断端刺激肋间神经产生疼痛，深呼吸、咳嗽或身体转动可使疼痛加剧。疼痛使伤侧呼吸活动度受限，咳嗽无力，易使呼吸道分泌物潴留，易造成肺不张、肺部感染等并发症。

（2）骨折断端向内移位可刺破胸膜、肋间血管和肺组织，产生气胸、血胸、皮下气肿或咯血等，则有相应的症状和体征。

（3）胸壁伤处局部可能有肿胀或局部血肿，骨折移位时可见局部变形。连枷胸患者可见软化胸壁与正常胸壁在呼吸时呈反常运动，患者可有呼吸困难、发绀，甚至休克。

（4）体格检查可有骨折部位明显压痛，伴有骨擦音。

2. 辅助检查

X线检查可以观察骨折部位，也可见到肋骨骨折的骨折线或断端错位。还可以了解胸内脏器有无损伤及并发症。

【急救与治疗】

肋骨骨折的治疗原则为镇痛、清理呼吸道分泌物、固定胸廓、恢复胸壁功能和防治并发症。镇痛方法很多,可口服或肌内静脉注射镇痛药和镇静药;或应用自控镇痛泵;也可肋间神经阻滞和痛点封闭。

(1) 单处闭合性肋骨骨折的治疗 骨折两端因有上下肋骨和肋间肌支撑,发生错位、活动很少,多能自动愈合。固定胸廓主要是为了减少骨折端活动和减轻疼痛,方法有:宽胶条固定、多带条胸布固定或弹力胸带固定。

(2) 连枷胸的治疗 纠正反常呼吸运动、抗休克、防治感染和处理合并损伤。固定胸廓方法如下。

① 厚敷料固定包扎:适用于软化胸壁范围较小者或紧急处理时暂时使用。方法是用棉垫数块或沙袋压迫覆盖于胸壁软化区,并固定包扎。注意压力适中,不宜过紧,以免肋骨骨折端嵌入胸膜腔内,发生气胸、血胸等并发症。

② 胸壁牵引固定:在局部麻醉下用手术钳夹住游离段肋骨,或用不锈钢丝绕过肋骨上、下缘,将软化胸壁提起,固定于胸壁支架上,或用牵引绳通过滑车进行重量牵引,牵引时间为2～3周。

③ 呼吸机"内固定":适用于伴有呼吸功能不全的患者。施行气管插管或气管切开术,连接呼吸机进行持续或间歇正压呼吸2～4周,待胸壁相对稳定、血气分析结果正常后逐渐停止呼吸机治疗。

④ 手术内固定:适用于合并有胸内脏器损伤须开胸手术的患者。可在手术时切开胸壁软组织,暴露肋骨骨折断端,用金属缝线固定每一处骨折的肋骨。对于双侧前胸部胸壁软化,可用金属板通过胸壁后方将胸骨向前方托起,再将金属板的两端分别固定于左右两侧胸廓的肋骨前方。

(3) 开放性骨折的治疗 应及早彻底清创治疗。清除碎骨片及无生机的组织,咬平骨折断端,以免刺伤周围组织。如有肋间血管破损者,应分别缝扎破裂血管远近端。剪除一段肋间神经,有利于减轻术后疼痛。胸膜破损者按开放性气胸处理。术后常规注射破伤风抗毒血清和给予抗生素防治感染。

六、急性脓胸

【概述】

胸腔内因致病菌感染造成积脓,称为脓胸(empyema)。按病程发展分为急性脓胸和慢性脓胸,按病变累及的范围分成局限性脓胸和全脓胸,若合并胸膜腔积气则称为脓气胸。急性脓胸往往是在肺部感染症状好转以后,又再次出现高热、胸痛、呼吸困难、咳嗽等急性病容,严重时可出现发绀。

【诊断】

1. 临床表现

(1) 主要表现为胸腔急性炎症与积液症状,常有高热、胸痛、胸闷、呼吸急促、咳嗽、食欲缺乏、全身不适、乏力等。婴儿肺炎后脓胸的感染中毒症状更为明显。当肺脓肿或邻近组织的脓肿溃破进入胸腔,常有突发剧烈胸痛和呼吸困难、寒战、高热、甚至休克。术后并发脓胸者,常在术后手术热基本消退后又出现高热和胸部症状。

(2) 体检可见呼吸急促、患侧胸廓稍饱满、呼吸运动减弱、语颤减弱、叩诊有浊音、呼吸音减弱或消失、气管纵隔向健侧移位。局限脓胸者的体征常不明显或有病灶部位的局部体征。

2. 辅助检查

胸腔积液检查是诊断脓胸最可靠的方法。但脓胸的诊断标准仍未统一。Weese 等把脓胸定义为胸腔积液比重 >1.018,白细胞计数(白细胞)>0.5×10^9/L,或胸腔积液蛋白质浓度 >25g/L。Vianna 认为胸腔积液细菌培养阳性或白细胞计数(白细胞)>15.0×10^9/L 和蛋白质水平 30g/L 以上可诊断为脓胸。

(1) 胸部 X 线检查 可见胸腔内积液呈均匀模糊或致密阴影,并因积液量和部位不同而表现各异。

（2）胸部CT检查　CT是诊断肺周积液很有价值的检查方法，可见脓腔的边界由炎性脏胸膜、壁胸膜构成，壁脏层增厚，被静脉显影剂增强。脏胸膜、壁胸膜被脓液分隔开，产生"胸膜撕裂症"。

（3）胸部超声检查　超声对于卧位胸片显示的非游离性胸腔积液的标本采集非常有用，并较X线更能清晰分辨积液和实变性病变，对于多腔积液、包裹性积液更为适合，对积脓区的定位及指引胸膜腔穿刺有帮助。

【急救与治疗】

单纯肺周积液常不需要采用特殊的治疗，治疗的基础是针对原发的肺部感染。对于大量积液压迫了肺组织而造成的呼吸困难，可采用穿刺，偶也可放置胸管。一旦诊断为复杂性胸腔积液或脓胸，即应采用传统的脓肿治疗原则：①抗生素控制基础感染病灶；②充分的引流；③消灭所有残腔。

（1）抗生素　早期适当地选用敏感抗生素治疗肺炎可减少肺周积液的发生，单纯肺周积液不需要在肺部感染控制后长期应用抗生素，如果由于持续渗液或包裹多腔需长期引流者，抗生素需长期大量应用。

（2）胸膜腔引流　采用何种胸膜腔引流取决于胸水的黏滞度、胸膜腔包裹的范围、病原菌的毒力、介入治疗的经验、是否有手术治疗的适应证、患者的临床状态等。原则为最快、最有效地引流胸腔积液，使肺组织复张，消灭感染的残腔。常用的方法有胸膜腔穿刺、胸管引流和影像诱导经皮导管引流术。

胸膜腔穿刺后胸水复发提示须选择更加有效的引流手段，如放置胸管，而不应反复穿刺。如果胸部CT显示为包裹性积液，胸管引流则效果不佳，应采用电视胸腔镜外科手术（VATS）或开胸手术。影像学诱导的置导管术对于放胸管困难、脓腔分隔包裹者非常适用，尽管引流导管放置的部位恰当，一段时间后，仍会出现新的分隔包裹。

（3）纤维蛋白溶解剂　胸膜腔内注射纤维蛋白溶解剂可降低

脓液的黏滞度，并可部分清除限制肺复张的纤维板。纤维蛋白溶解剂仅能作为辅助治疗，一般情况下，经2～3天治疗，就可看出其是否有效，如果疗效不佳，则不能避免进一步的手术治疗。

(4) 外科引流　由于积液黏稠和包裹妨碍引流，很多纤维脓性晚期或机化期脓胸需手术治疗以改善引流。治疗的目的在于建立有效的引流、促进肺完全复张，以消除胸膜残腔和缩短病期。

① 麻醉：选择双腔气管插管，术中对侧肺通气，伴有支气管-胸膜瘘的患者，双腔插管有助于避免健肺的污染。术后镇痛以不影响呼吸和咳嗽为标准，留置硬膜外插管理论上可以达到以上要求，但不适合在感染活动期采用，常规使用便携式负压吸引装置、早期下地活动、深呼吸锻炼和胸部物理治疗，必要时可皮下注射肝素以预防深静脉血栓形成。

② VATS：胸腔镜可用于治疗复杂性肺周积液和早期脓胸，手术的时机和患者的选择是成功的关键，其在纤维脓性期最为有效，此期脓腔可通过VATS完全分离，达到彻底引流的目的，并可剥离脏胸膜上的早期纤维膜和薄层纤维板，使肺复张，因此，VATS手术的目的是使分隔包裹的脓腔变为单腔，并使肺完全复张。完成手术前，放置胸管引流，在消除感染、漏气封闭、引流液清亮并少于50～100mL/d后拔除胸管。一旦脓胸发展到机化期，由于胸膜变得厚且坚实，粘连包裹更加严重，VATS常无助于治疗，必须采用开放式手术，而对于机化早期患者，可先采用VATS手术，而机化晚期，也可用VATS辅助检查开胸手术。

第二节　腹外科急症

一、急腹症

【概述】

急腹症（acute abdomen）是指以急性腹痛为突出表现的急

性腹部疾病的总称，具有发病急、进展快、病情重、需要早期诊断和紧急处理的临床特点，涉及内科、外科、妇科疾病。临床上习惯把以腹痛为主要症状而需外科紧急处理的腹部疾病，列入急腹症。常见于腹部急性炎症性疾病、急性穿孔性疾病、急性出血性疾病和脏器缺血性疾病。

【诊断】

1. 病史

（1）发病情况　有无诱因、起病缓急以及症状出现的情况。暴饮暴食后腹痛常与胆囊炎、胰腺炎、溃疡穿孔有关；外伤后腹痛需考虑内脏损伤或出血。腹痛骤起而剧烈常为穿孔、梗阻或破裂；而腹痛由轻逐渐加重多为炎性病变。

（2）腹痛部位　一般开始疼痛或疼痛最显著的部位，多为病变部位。如右上腹痛为胆囊炎居多，右下腹痛常为阑尾炎等。

（3）腹痛性质

① 阵发性绞痛：多为空腔脏器梗阻或痉挛所致。

② 持续性疼痛：多为炎症或出血刺激腹膜所致。

③ 持续性疼痛阵发性加剧：多为炎症与梗阻并存，如胆石症合并胆道感染。

④ 放射痛或牵涉痛：上腹痛向右肩放射多为胆囊炎；腰背部牵涉痛可能是胰腺炎；而转移性右下腹痛是阑尾炎的特点。

（4）消化道症状　恶心、呕吐是腹痛常伴有的症状，早期出现多为反射性的；频繁呕吐多为高位肠梗阻，低位梗阻呕吐出现较迟。注意呕吐物的内容，如隔宿食物残渣、胃液、胆汁、鲜血或粪样物。有无排便、排气，有无里急后重，注意粪便性状等，完全性肠梗阻停止排便、排气。

（5）其他　女性患者询问月经周期、有无阴道流血、末次月经时间，了解腹部手术史，过去史中有无类似腹痛发作史、溃疡病、黄疸、呕血、黑粪等。

2. 体检

（1）一般情况　体温、脉搏、呼吸、神志、血压、体位、皮肤颜色等。面色苍白、表情淡漠伴休克者常为腹内出血；腹膜炎者常处蜷曲体位。

（2）腹部检查

① 视诊：注意腹部皮肤颜色、有无手术瘢痕、腹式呼吸情况。腹胀程度、有无肠型、蠕动波、腹外疝嵌顿等。

② 触诊：腹肌紧张度，压痛、反跳痛的部位、程度与范围。有无腹部包块，其部位、大小、活动度等；阑尾压痛点、胆囊触痛试验等是否存在。

③ 叩诊：肝浊音界是否缩小或消失，有无移动性浊音，前者提示肠道穿孔，后者为内出血或腹膜炎表现。

④ 听诊：注意肠鸣音活跃、亢进或消失，有无气过水声。

（3）直肠指检　有无触痛、肿块，指套有无血液、脓液、黏液沾染。

3. 辅助检查

（1）化验检查　血、尿常规检查，白细胞计数及分类增高提示炎症病变，尿中红细胞可能为尿路结石；疑有腹内出血，做血红蛋白检查；疑有急性胰腺炎，做血、尿淀粉酶测定。

（2）X线检查　立位透视检查胸部、膈位置，膈下有无游离气体、肠腔内有无气液平等，必要时做钡灌肠。

（3）超声成像检查　了解胆囊有无结石、胆总管是否扩大；胰腺有无水肿；腹腔有无积血、积液；肝、脾包膜是否完整。在急腹症中超声成像检查可提供重要的诊断参考依据。

（4）腹腔穿刺　怀疑腹内出血、肠穿孔、原因不明腹膜炎，腹部闭合性损伤不易诊断时，可做腹腔穿刺，注意穿刺液颜色、气味、透明度、性质。

【急救与治疗】

1. 非手术疗法

病情较轻、全身情况较好、体征较轻，如胆道蛔虫病、胆囊炎、单纯性肠梗阻等，可在治疗原发病的同时，严密观察病情变化。对诊断不明、病情不重，生命体征平稳者，可暂行非手术治疗并严密观察，根据病情发展决定进一步治疗措施，观察期间禁用镇痛药。

2. 手术治疗

外科急腹症多数需手术治疗，应积极做好术前准备，纠正水、电解质失衡，应用抗生素等。患者处于休克或趋向休克者，先行抢救休克和防治休克。腹内出血者，抗休克同时进行手术。其他患者应做好较完善的术前准备，待休克好转后，再做手术处理，术式以简单、安全为宜。

3. 剖腹探查指征

如有下列情况，诊断虽不十分肯定，仍需考虑立即手术探查。

① 腹痛严重，阵发加剧，持续 6～12h 以上，非手术治疗不见缓解者。

② 有广泛、明显的腹膜刺激症状，疑有消化道穿孔者或肠绞窄、肠坏死者。

③ 有外伤史，疑有腹腔实质性脏器破裂者。

④ 剧烈腹痛伴有腹内肿块者。

二、腹部损伤

【概述】

腹部损伤（abdominal injuries）分闭合性腹部损伤（钝挫伤）与开放性腹部损伤（穿入伤）两类。闭合性腹部损伤由钝性暴力如撞击挤压所致，依损伤程度表现为局部挫伤、肌层血肿乃至内脏破裂。开放性腹部损伤又称穿通伤，常由火器或锐利器械造成。

【诊断】

（1）腹部外伤史。观察神志状况、呼吸状况，测量血压、脉搏，注意有无休克征象以及有无其他部位复合伤。

（2）单纯性腹壁损伤的症状及体征一般较轻，常有局限性腹壁肿痛和压痛，皮下瘀斑，它们的程度和范围不随时间推移而加重或扩大。

（3）腹内实质性脏器（肝、脾、肠系膜等）破裂的主要表现是内出血，包括面色苍白，脉率加快，重者脉搏微弱，血压不稳甚至休克，可有腹胀及移动性浊音，但腹痛及腹膜刺激征一般不重。

（4）空腔脏器（肠、胃、胆囊、膀胱等）破裂主要表现为腹膜炎，强烈的腹膜刺激征，可有恶心、呕吐、便血、呕血，有时有气腹征，稍后出现全身感染表现及肠麻痹而腹胀。

（5）疑有直肠损伤时，行直肠指检，指套常有血染。

（6）实验室检查

① 血常规：腹腔内脏损伤时白细胞计数增高，有内出血时红细胞比容降低，血红蛋白下降。

② 尿常规：导尿如有血尿，提示尿路损伤。留置导尿管记录每小时尿量对创伤性休克患者尤为重要。

③ 其他：疑有胰腺伤应做血淀粉酶测定。

（7）X线检查

① 胸腹部平片或透视：观察膈下有无游离气体，金属异物所在位置，膈肌的位置及运动情况，肠腔积气情况等。注意有无合并血胸、气胸、肋骨骨折，低位肋骨骨折常合并肝、脾破裂。

② 疑有肾破裂可行排泄法尿路造影，膀胱破裂可行膀胱造影。

③ 动脉造影：少数腹内脏器伤不能确诊，而患者情况较好时，有条件可做选择性腹腔动脉造影。

（8）超声检查　肝实质内血肿、脾包膜下破裂，腹腔内积血、积液，可用B超探查测出。

（9）CT检查　对肝、脾、胰腺损伤及腹腔积液、后腹膜血肿诊断正确率较高。

（10）诊断性腹腔穿刺及灌洗术　简单可靠、比较安全，能迅速确定有无内脏伤。可在腹直肌外的腹部上、下、左、右四个象限,根据压痛最明显部位选点,先消毒,浸润麻醉后穿刺,根据腹腔内有无渗液、血液、胆汁或尿判断有无脏器损伤。如多象限、多次穿刺阴性,仍不能排除腹内脏器伤者,可行腹腔灌洗术。

腹腔灌洗:患者平卧,下腹正中脐下 3cm 做小切口,分开肌肉,切开腹膜,置入硅胶管抽吸,如有不凝血液或胆汁、胃肠内容物、炎性渗液则为阳性。如以输液装置经管输入生理盐水 1000mL,再使灌洗液虹吸反流入瓶,灌洗液淡红,镜检大量红细胞、脓细胞则为阳性。

(11)腹腔镜检查 在以上检查仍不能确诊,而患者病情允许的情况下,可在剖腹探查前行此检查,避免不必要的开腹探查。

【急救与治疗】

1. 急救与术前准备

(1)迅速做简要全面检查 判断有无腹部内脏伤与全身多部位伤,维持呼吸道通畅,必要时做气管插管、辅助呼吸及氧气吸入。

(2)补充血容量及抗休克 疑有内脏伤,迅速做血型交叉试验配血,开通 2 条以上静脉通道,快速输入生理盐水。有休克者输注全血,收缩压到 12.0kPa 以上并可搬动者,直送手术室;如血压不升或升而复降者,应在抗休克的同时迅速进行手术探查。

(3)暂不能确诊时,需静卧、禁食,胃肠减压,留置导尿管。严密观察血压、脉搏、呼吸、体温、腹部体征与血象改变。

(4)静脉滴注抗生素,如属开放性损伤或大肠伤,注射精制破伤风抗毒素 1500U。

2. 手术治疗

(1)腹壁开放性伤 行清创术,平时清创后一期缝合,战伤可延期缝合。

(2) 明确有腹内脏器伤应早期剖腹探查,控制出血及膜腔感染。

(3) 剖腹探查 取正中切口或经腹直肌切口,手术按"先止血、后修补"的原则进行,注意腹腔可能有多处损伤,应仔细、全面检查。空腔脏器修补或吻合、部分脏器切除创面渗血,均应放置引流。术后继续胃肠减压、补液、输血、使用抗生素等综合治疗措施。

三、上消化道出血

【概述】

上消化道出血(upper gastrointestinal hemorrhage)是指十二指肠悬韧带(Treitz 韧带,屈氏韧带)以上的消化道,包括食管、胃、十二指肠或胰、胆等病变引起的出血。大量出血是指在数小时内失血量超出 1000mL 或循环血容量的 20%,其临床主要表现为呕血和(或)黑粪,往往伴有血容量减少引起的急性周围循环衰竭,是常见的急症,病死率高达 8%～13.7%。

导致上消化道出血的病因很多,常见的有消化性溃疡、食管-胃底静脉曲张、急性胃黏膜损伤和胃癌等。

【诊断】

1. 症状

(1) 呕血和(或)黑粪是上消化道出血的特征性表现。出血部位在幽门以上者常有呕血和黑粪,在幽门以下者可仅表现为黑粪。

(2) 失血性周围循环衰竭 出血量 400mL 以内可无症状,出血量中等可引起贫血或进行性贫血、头晕、软弱无力,突然起立可产生晕厥、口渴、肢体冷感及血压偏低等。大量出血达全身血量 30%～50% 即可产生休克,表现为烦躁不安或神志不清、面色苍白、四肢湿冷、口唇发绀、呼吸困难、血压下降至难以测出、脉压差缩小及脉搏快而弱等,若处理不当,可导致死亡。

(3) 氮质血症。

(4) 急性大出血后均有失血性贫血,出血早期,血红蛋白浓度、红细胞计数及红细胞比容可无明显变化,一般需要经3~4h或以上才出现贫血。上消化道大出血2~5h,白细胞计数可明显升高,止血后2~3天才恢复正常。但肝硬化和脾功能亢进者,则白细胞计数可不增高。

(5) 发热 中度或大量出血病例,于24h内发热,多在38.5℃以下,持续数日至一周不等。

(6) 出血情况 重点了解呕血时间、次数、数量、血色,何时发现柏油样便、排便次数及排出量,以估计出血速度及出血量。

2. 实验室检查

血、尿常规,急性出血后白细胞计数常增高,如增高不明显甚至降低,可见于肝硬化。肝功能检查异常,有助于肝硬化诊断。出血后短期内血胆红素增高,考虑胆道出血、肝硬化、壶腹部肿瘤的可能。

3. 辅助检查

(1) 纤维或电子胃镜检查 急诊检查可直接观察食管、胃、十二指肠病变性质及出血情况,同时可经内镜紧急止血治疗。

(2) 选择性动脉造影 在出血期进行股动脉插管行腹腔动脉、肠系膜上动脉造影,有助于明确出血部位。活动性出血每分钟超过0.5mL,造影即可显示。

(3) X线钡餐检查 出血停止后行钡餐检查,有助于明确上消化道病变部位。

【急救与治疗】

1. 急救措施

对出血性休克采取抢救措施,建立良好的静脉输液通道,输注平衡盐液、生理盐水、血浆代用品等,同时做血型鉴定,交叉配血，准备输血。经输血、补液后，使血压稳定在13.3kPa（100mmHg），脉率在100次/分以下，最好保持血红蛋白在90～100g/L。

2. 止血措施

（1）药物治疗

① 近年来治疗消化性溃疡疗效最好的药物是质子泵抑制剂奥美拉唑，H_2受体拮抗剂西咪替丁或雷尼替丁，或雷尼替丁在基层医院亦较常用。上述三种药物用药3～5日血止后皆改为口服。对消化性溃疡和糜烂性胃炎出血，可用去甲肾上腺素8mg加入冰盐水100mL口服或作鼻胃管滴注，也可使用凝血酶口服应用。凝血酶需临床用时新鲜配制，且服药同时给予H_2受体拮抗剂或奥美拉唑以便使药物得以发挥作用。

② 食管-胃底静脉曲张破裂出血时，垂体后叶素是常用药物，但作用时间短，主张小剂量用药。患高血压病、冠心病或孕妇不宜使用。有主张同时舌下含硝酸甘油或硝酸异山梨醇酯。也有采用生长抑素，对上消化道出血的止血效果较好。短期使用几乎没有严重不良反应，但价格较贵。

（2）内镜局部止血　经内镜对出血灶喷洒止血药，如凝血酶、孟氏液、去甲肾上腺素液，或经内镜行电凝止血。对食管静脉曲张破裂出血，可经内镜注射血管硬化剂，或采用套扎器结扎曲张静脉止血。

（3）三腔气囊管压迫出血　适用于食管-胃底曲张静脉破裂出血者。

3. 病因治疗

（1）胃、十二指肠溃疡出血　年轻人急性溃疡经对症治疗多可好转。下述情况经积极治疗后应争取早期手术：①出血后迅速出现休克，或反复呕血，内科治疗无效；②年龄在50岁以上伴动脉硬化者；③合并穿孔、幽门梗阻者；④较大溃疡出血，有溃疡恶变可能者。

（2）门静脉高压引起的大出血　视肝脏功能情况决定处理方

法。肝功能差的，宜采用三腔二囊管压迫止血，或采用内镜硬化、套扎治疗；肝功能好的可采用手术治疗，如贲门胃底周围血管离断术或分流手术，以及经颈内静脉肝内门体分流术。

（3）消化道肿瘤所致　纠正全身情况后尽早手术。

（4）肝内胆道出血　多数可经内科治疗止血，如反复出血，可采用选择性动脉造影明确出血部位，采取栓堵止血或手术治疗。

（5）对出血部位不明的上消化道出血　在积极处理后仍有出血，可行选择性动脉造影。血压、脉搏仍不稳定，应考虑手术探查，明确原因，有效止血。

四、下消化道出血

【概述】

下消化道出血（lower gastrointestinal hemorrhage）是指十二指肠悬韧带（屈氏韧带）以下消化道出血，主要来源于大肠，小部分来源于小肠，通常以排出暗红或鲜红血便为特征。

导致下消化道出血的病因很多，除了常见痔出血外，结肠癌、直肠癌、肠道息肉、溃疡性结肠炎较为多见。

【诊断】

（1）小量（400mL以下）、慢性出血多无明显自觉症状。急性、大量出血时出现头晕、心慌、冷汗、乏力、口干等症状，甚或晕厥、四肢冰凉、尿少、烦躁不安、休克等症状。

（2）脉搏和血压改变是失血程度的重要指标。急性消化道出血时血容量锐减，最初的机体代偿功能是心率加快，如果不能及时止血或补充血容量，出现休克状态则脉搏微弱，甚至扪不清。休克早期血压可以代偿性升高，随着出血量增加，血压逐渐下降，进入失血性休克状态。

（3）根据原发疾病的不同，可以伴有其他相应的临床表现，如腹痛、发热、肠梗阻、呕血、便血、柏油便、腹部包块、蜘蛛痣、腹壁静脉曲张、黄疸等。中年以上以大肠息肉、癌肿、血管畸形、缺血性肠炎多见。儿童多为小肠憩室、肠息肉、肠套叠等。

(4) 实验室检查　血常规动态观察血红蛋白、红细胞计数，必要时做血小板计数、凝血酶原时间测定等，排除造血系统疾病；大便检查有无脓及黏液，必要时做培养检查。

(5) 辅助检查

① 内镜检查：主要有乙状结肠镜、纤维结肠镜、小肠镜等。活动出血患者常可明确出血部位，并行必要的止血措施。休克时禁忌。

② 选择性动脉造影：活动出血速度达 0.5mL/min 可显示出血部位，定位准确，还可介入治疗。

③ 放射性核素扫描：出血量 0.12mL/min 可发现出血病变，定位作用强，定性价值不大。

【急救与治疗】

1. 补液止血

轻度便血通过适当补液、使用止血药物，控制出血。大量便血需建立良好的静脉通道，补液、输血，扩充血容量并使用止血药物。

2. 手术治疗

若经结肠镜或血管造影发现活动出血部位及病因，可经结肠镜行电灼、电凝或局部喷洒止血药物、套扎等方法；在选择性动脉造影基础上局部灌注加压素或选择性栓塞治疗。

有下述情况者考虑手术治疗：①经止血药物应用及介入治疗，出血仍无法控制；②24h内输血超过 1500mL，血压、脉搏仍不稳定；③反复多次严重出血；④伴有绞窄性肠梗阻、肠穿孔者；⑤对于下消化道癌出血，确诊后，只要病情许可，应尽早手术治疗。

五、胃、十二指肠溃疡急性穿孔

【概述】

胃、十二指肠溃疡急性穿孔（acute perforation of gastric and duodenal ulcer）是胃、十二指肠溃疡的常见严重并发症，穿孔又以十二指肠溃疡为多。急性穿孔时，胃、十二指肠内大量内容物突然流入腹腔，首先引起化学性腹膜炎，数小时后，流入腹腔的胃肠道细菌开始滋长，又逐渐形成细菌性腹膜炎，病情严重者可并发休克。

【诊断】

（1）多数患者有胃、十二指肠溃疡病史，突然出现刀割样上腹持续性剧痛，因腹痛而不敢移动体位，同时可伴有恶心、呕吐、腹部肌肉紧张，可呈板状强直，有明显的压痛和反跳痛，尤以右上腹为甚。

（2）早期患者体温并无升高，由于穿孔后的胃、十二指肠液的强烈化学刺激，患者可出现面色苍白、出冷汗、四肢发凉、脉搏细速、血压下降等症状。

（3）后期由于肠道细菌进入腹腔引起的感染，患者出现高热、肠麻痹、腹胀等症状。

（4）辅助检查

① X线片及腹部透视见膈下游离气体。

② 腹腔穿刺抽得黄色混浊液体，石蕊试纸呈酸性反应。

【急救与治疗】

1. 非手术治疗

适于年龄较轻、溃疡病程短、穿孔小、漏至腹腔的内容物不多、腹膜炎有局限趋势者，但需严密观察病情变化。

在无休克情况下采取半卧位，禁食，胃肠减压，应用抗生素，输液，纠正水与电解质紊乱及维持酸碱平衡。

2. 手术治疗

（1）手术指征

① 经24h非手术治疗无好转者。

② 再次穿孔者。

③ 伴有幽门梗阻或出血者。

④ 年老、全身情况差或疑有癌变者。

（2）手术方式

① 穿孔缝合及网膜覆盖：适用于穿孔时间长、腹腔污染重者；年老体弱不宜作胃切除者；穿孔周围组织柔软，缝合无技术困难者。

② 胃大部切除：适于穿孔时间短、炎症轻者；胃溃疡穿孔者；十二指肠溃疡穿孔合并出血者；行穿孔缝合术可能发生幽门梗阻者。

3. 预防护理

（1）生活要有规律，注意劳逸结合，保持心情舒畅，避免过度劳累、精神紧张。季节转换时注意保暖，戒烟戒酒，少吃或不吃刺激性的食物。

（2）尽量不用或慎用对胃黏膜有刺激的药物。

（3）患者一旦出现上腹痛、腹胀、恶心等消化不良症状，应及时去医院就诊，并进行一些必要的检查，一旦发现有消化性溃疡，应遵医嘱作正规治疗并定期复查，直到溃疡全部愈合为止。

六、急性胆囊炎

【概述】

急性胆囊炎（acute cholecystitis）是由于胆囊管阻塞和细菌侵袭而引起的胆囊炎症。其典型临床特征为右上腹阵发性绞痛，伴有明显的触痛和腹肌强直。在我国急性胆囊炎位居急症腹部外科疾病的第2位，仅次于急性阑尾炎。

【诊断】

（1）疼痛为最主要症状。病初时疼痛多局限于上腹部剑突下，较轻，呈持续性，以后疼痛逐渐加剧，转至右上腹部，为持续性伴阵发性加重，约半数病例可伴右肩背部或右腰部放射痛。如伴有胆石症，则疼痛程度更为严重，阵发亦更明显；若疼痛加剧，呼吸可受抑制，表现为浅而快。

（2）大约半数以上患者有恶心，1/3以上患者有呕吐。实验证明，单纯胆囊扩张并不引起呕吐，而胆总管扩张者常有呕吐；若症状甚剧，应考虑胆囊管或胆总管结石存在的可能。

（3）患者常有低热，一般在38～39℃，热度高低与炎症范围及炎症严重程度有关。寒战和高热较少见，若有此现象多表示已并有胆总管炎或上行性肝管炎。

（4）体检见右上腹部压痛，肌紧张；1/3患者可扪及肿大胆囊，可伴巩膜黄染；墨菲征阳性，即检查者站在患者右侧，用左手拇指置于胆囊区，其余各指放在肋骨上，让患者做深呼吸使肝脏下移，则因拇指触及胆囊而使疼痛加剧，患者有突然屏息呼吸的现象。

（5）辅助检查　血常规见白细胞及中性粒细胞计数增高。肝功能检查可有黄疸指数升高。B超检查见胆囊增大、胆囊壁增厚、胆囊结石等。

【急救与治疗】

1. 一般治疗

（1）积极预防和治疗细菌感染及并发症，注意饮食卫生，防止胆道寄生虫病的发生，并积极治疗肠蛔虫症。

（2）生活起居有节制，注意劳逸结合、寒温适宜，保持乐观情绪及大便通畅。

（3）经常保持左侧卧位，有利于胆汁排泄。

（4）本病若有结石，或经常发作，可考虑手术治疗。

（5）应选用低脂肪餐，以减少胆汁分泌，减轻胆囊负担。

2. 非手术治疗

（1）解痉、镇痛　可使用阿托品肌内注射，硝酸甘油舌下含化、哌替啶（杜冷丁）等，以解除Oddi括约肌痉挛和疼痛。

（2）抗菌治疗　抗生素使用是为了预防菌血症和化脓性并发症，通常以氨苄西林、克林霉素和氨基糖苷类联合应用，或选用第二代头孢菌素如头孢孟多或头孢呋辛治疗。

3. 手术治疗

（1）手术适应证　①全身情况和体征严重，寒战高热，局部有腹膜刺激征，黄疸明显，白细胞计数在 $20.0\times10^9/L$ 以上；②胆囊肿大张力高，易发穿孔者；③并发重症急性胰腺炎或弥漫性腹膜炎；④胆囊腔或胆管内有气体影；⑤60岁以上老人易发生严重合并症，宜早期手术。

（2）手术方式　胆囊切除术（腹腔镜为首选）。

七、胆石症

【概述】

胆石症（cholelithiasis）是胆道系统中最常见的疾病之一，主要见于成人，女性多于男性，40岁后发病率随年龄增长而增高。依结石发生部位分成胆囊结石、肝外胆管结石（胆总管结石最多），以及肝内胆管结石。胆道结石成因与胆道感染、胆汁滞留以及胆色素代谢障碍有关。

【诊断】

1. 临床表现

大多数患者无症状，仅在体检、手术和尸解时发现，称为静止性胆囊结石。少数患者的胆囊结石的典型症状为胆绞痛。主要临床表现如下。

（1）胆绞痛　疼痛位于右上腹或上腹部，呈阵发性，或者持续疼痛阵发性加剧，可向右肩胛部和背部放射，可伴恶心、呕吐。部分患者因疼痛剧烈而不能准确说出疼痛部位。首次胆绞痛出现后，约70%的患者1年内会复发。

（2）上腹隐痛　多数患者仅在进食过量、吃高脂食物、工作紧张或休息不好时感到上腹部或右上腹隐痛，或者有饱胀不适、嗳气、呃逆等，易被误诊为"胃病"。

（3）胆囊积液　胆囊结石长期嵌顿或阻塞胆囊管但未合并感染时，胆囊黏膜吸收胆汁中的胆色素，分泌黏液性物质，形成胆囊积液。积液呈透明无色，又称为白胆汁。

（4）Mirizzi综合征　是特殊类型的胆囊结石，由于胆囊管与肝总管伴行过长或者胆囊管与肝总管汇合位置过低，持续嵌顿于胆囊颈部的和较大的胆囊管结石压迫肝总管，引起肝总管狭窄，反复的炎症发作更导致胆囊肝总管瘘管，胆囊管消失、结石部分或全部堵塞肝总管而引起。临床表现为反复发作胆囊炎及胆管炎，明显的梗阻性黄疸。胆道影像学检查可见胆囊或增大、肝总管扩张、胆总管正常。

2. 辅助检查

首选B超检查，可见胆囊内有强回声团、随体位改变而移动、其后有声影即可确诊为胆囊结石。仅有10%～15%的胆囊结石含有钙，腹部X线能确诊，侧位照片可与右肾结石区别。CT、MRI也可显示胆囊结石，但不作为常规检查。

3. 鉴别诊断

（1）急性或慢性胃炎　可以表现为由轻到重的各种不典型上腹部不适或疼痛的症状。很多胆囊结石引起的疼痛部位不在右上腹，而在上腹部正中部位，因此很容易被误诊为胃炎。

（2）消化性溃疡　多有消化性溃疡的病史，上腹痛与饮食规律性有关。而胆囊结石及慢性胆囊炎引起的疼痛或腹胀多发生在餐后，尤其常在油腻饮食后出现。

（3）慢性肝炎　当肝炎导致肝功能异常时，可以有右上腹隐痛不适、食欲缺乏等临床表现。可以通过超声诊断和肝功化验来区分。

（4）脂肪肝　目前有相当比例的胆囊结石患者合并脂肪肝，右上腹部不适的症状难以区分该症状是来自有结石的胆囊还是有肝损害的脂肪肝，需要专科医生帮助鉴别。

【急救与治疗】

（1）无症状的胆囊结石一般不需积极手术治疗，可观察和随诊。

（2）对胆囊结石原则是切除病变胆囊，一般情况差者可行胆囊造口术，待病情好转后再行胆囊切除术。首选腹腔镜胆囊切除治疗，比经典的开腹胆囊切除损伤小，疗效确切。无腹腔镜条件可作小切口胆囊切除。对无症状的胆囊结石一般认为不施行预防性胆囊切除术。对老年及有重要脏器疾病不能耐受手术者可考虑溶石疗法及中西医结合治疗。

（3）胆总管结石应切开胆总管取石。下端梗阻无法解除时行胆总管空肠 Roux-Y 吻合术或胆总管十二指肠吻合术、Oddi 括约肌切开成形术。

（4）肝内胆管结石可行高位胆管切开取石内引流手术、肝叶切除术等，也可用溶石疗法、机械排石及中西医结合治疗。

八、急性梗阻性化脓性胆管炎

【概述】

急性梗阻性化脓性胆管炎（acute obstructive suppurative cholangitis，AOSC）又名急性化脓性胆管炎（acute purulent cholangitis，APC），泛指由阻塞引起的急性化脓性胆道感染，是胆道外科患者死亡的最重要、最直接的原因，多数继发于胆管结石和胆道蛔虫病。

【诊断】

1. 临床表现

一般起病急骤，突然发作剑突下和（或）右上腹部持续性疼痛，伴恶心及呕吐，继而出现寒战和发热，半数以上的患者有黄疸。典型的患者均有腹痛、寒战及发热、黄疸等查科（Charcot）三联征，近半数患者出现神志淡漠、烦躁不安、意识障碍、血压下降等征象。

（1）腹痛比较常见，为本病的首发症状。常有反复发作的病史。疼痛的部位一般在剑突下和（或）右上腹部，为持续性疼痛阵发性加重，可放射至右侧肩背部。疼痛的轻重程度不一，因胆管下端结石和胆道蛔虫引起的腹痛非常剧烈，而肝门以上的胆管结石，以及肿瘤所致胆道梗阻继发感染所致的急性化脓性胆管炎，一般无剧烈腹痛，仅感上腹部或右上腹部胀痛、钝痛或隐痛，通常可以忍受。

（2）发热是最常见的症状，除少数患者因病情危重，出现感染中毒性休克，体温可以不升外，一般患者均有发热，体温可高达40℃以上，持续高热。部分患者有寒战，是菌血症的征象，此时做血培养阳性率较高，其细菌种类与胆汁中的细菌相同。肝脏-叶内胆管结石所致的急性化脓性胆管炎常常仅有发热，而腹痛和黄疸可以很轻，甚至完全不出现。

（3）黄疸是急性化脓性胆管炎另一个常见症状。黄疸出现与否及黄疸的程度，取决于胆道梗阻的部位和梗阻持续的时间。一般来说，胆道梗阻的时间越长，胆道内压力越高，梗阻越完全，黄疸就越深。肝总管以下的胆管梗阻容易出现黄疸。

（4）恶心及呕吐是Charcot三联征以外的常见的伴发症状。

（5）体格检查可以发现巩膜和皮肤黄染，皮肤有抓痕，80%的患者剑突下和右上腹有压痛及反跳痛，腹肌紧张通常不明显。胆囊未切除及胆囊没有萎缩的患者，可触及肿大的胆囊。

2. 辅助检查

（1）白细胞计数　80%的病例白细胞计数明显升高，中性粒细胞升高伴核左移。但在重症病例或继发胆源性败血症时，白细胞计数可低于正常或仅有核左移和中毒颗粒。

（2）胆红素测定　血清总胆红素、结合胆红素的测定和尿胆原、尿胆红素试验，均表现为阻塞性黄疸的特征。

(3) 血清酶学测定　血清碱性磷酸酶显著升高，血清转氨酶轻度升高。如胆管梗阻时间较长，凝血酶原时间可延长。

(4) 细菌培养　在寒战、发热时采血作细菌培养，常呈阳性。细菌种类和胆汁中的一致，最常见细菌为大肠埃希菌、克雷白杆菌、假单胞菌、肠球菌和变形杆菌等。在约15%胆汁标本中可见到厌氧菌，如脆弱类杆菌或产气荚膜杆菌。

(5) 其他检查　B超检查已成为首选的检查方法。探查胆囊结石、胆总管结石及肝内胆管结石的诊断符合率分别为90%、70%～80%和80%～90%。可发现结石阻塞部位的胆管和（或）肝内胆管扩张，并可了解胆囊的大小、肝脏大小和有无肝脓肿形成等。胆管造影、CT和MRI检查，也具有诊断作用。

3. 鉴别诊断

对于典型病例一般较易作出诊断，但应与以下疾病相鉴别。

(1) 消化性溃疡穿孔　患者有溃疡病史，腹肌呈板状强直，肝浊音区缩小或消失，膈下有游离气体等可确诊。

(2) 膈下脓肿　B超检查可发现脓肿的部位和大小，CT检查能可靠定位，并可看出脓肿与周围脏器的关系。

(3) 急性胰腺炎　血、尿淀粉酶或血清脂肪酶升高。B超检查可发现胰腺呈局限性或弥漫性增大可与之鉴别，必要时可行CT检查进一步确定病变部位和程度。

(4) 肝脓肿　B超、CT等影像学检查与急性化脓性胆管炎易于鉴别。

(5) 右下细菌性肺炎　可通过其典型症状、体征及胸部X线检查确诊。

【急救与治疗】

急性化脓性胆管炎的治疗原则是手术解除胆管梗阻、减轻胆管内压力和引流胆汁。治疗方案应根据住院时患者的具体情况而定。多数学者认为该病应在严重休克或多器官功能未发生衰竭之前就及时采用手术治疗。但手术治疗必须结合有效的非手术疗法，才能取得较为理想的效果。

1. 非手术治疗

非手术治疗包括解痉镇痛和利胆药物的应用，其中50%硫酸镁溶液常有较好的效果，用量为每次30～50mL服用，或10mL，3次/天，胃肠减压也常应用。

大剂量广谱抗生素的联合应用很重要，虽在胆管梗阻时胆汁中的抗生素浓度不能达到治疗所需浓度，但它能有效治疗菌血症和败血症，常用的抗生素有庆大霉素、氯霉素、氨苄西林和第3代头孢菌素等，最终还须根据血或胆汁细菌培养以及药物敏感试验，再调整合适的抗生素。

如有休克存在，应积极抗休克治疗，多数学者主张对急性化脓性胆管炎的患者应用肾上腺糖皮质激素治疗中毒性休克，常用剂量为氢化可的松200～300mg/d或地塞米松15～20mg/d，随液体静脉滴注；如非手术治疗12～24h后病情无明显改善，应立即进行手术；即使休克不易纠正，也应争取手术引流，因只有胆管梗阻解除后，休克才能得到纠正。

升压药、抗生素的选择，应避免应用减少血容量或有肾毒性的药物，预防肾功能不全。

2. 手术治疗

现在多用微创手术治疗。在十二指肠镜下找到胆道口，取出蛔虫或结石，以疏通胆道。

3. 预防护理

急性化脓性胆管炎是肝胆管结石、胆道蛔虫病的严重并发症，故该病的一级预防主要是针对肝胆管结石及胆道蛔虫病的防治。

九、急性肠梗阻

肠腔内容物急性通过障碍称为急性肠梗阻（acute intestinal

obstruction），是一种常见的急腹症。肠管发生梗阻后可引起一系列局部与全身的病理变化，本病病因复杂，病情多变，发展迅速，处理不当可造成严重后果。急性肠梗阻是肠梗阻中临床表现较重的一种，肠梗阻分类如下。

(1) 按病因分类

① 机械性肠梗阻：临床上最常见，是由于肠内、肠壁和肠外各种不同机械性因素引起的肠内容物通过障碍。

② 动力性肠梗阻：是由于肠壁肌肉运动功能失调所致，并无肠腔狭窄，又可分为麻痹性和痉挛性两种。前者是因交感神经反射性兴奋或毒素刺激肠管而失去蠕动能力，以致肠内容物不能运行；后者系肠管副交感神经过度兴奋，肠壁肌肉过度收缩所致。有时麻痹性和痉挛性可在同一患者不同肠段中并存，称为混合型动力性肠梗阻。

③ 血运性肠梗阻：是由于肠系膜血管内血栓形成，血管栓塞，引起肠管血液循环障碍，导致肠蠕动功能丧失，使肠内容物停止运行。

(2) 按肠壁血循环分类

① 单纯性肠梗阻：有肠梗阻存在而无肠管血循环障碍。

② 绞窄性肠梗阻：有肠梗阻存在同时发生肠壁血循环障碍，甚至肠管缺血坏死。

(3) 按肠梗阻程度分类　可分为完全性肠梗阻和不完全性或部分性肠梗阻。

(4) 按梗阻部位分类　可分为高位小肠梗阻、低位小肠梗阻和结肠梗阻。

(5) 按发病轻重缓急分类　可分为急性肠梗阻和慢性肠梗阻。

(6) 闭袢性肠梗阻　是指一段肠袢两端均受压且不通畅者，此种类型的肠梗阻最容易发生肠壁坏死和穿孔。

肠梗阻的分类是从不同角度来考虑的，但并不是绝对孤立的。如肠扭转可是机械性、完全性，也可是绞窄性、闭袢性。不同类型的肠梗阻在一定条件下可以转化。

(一)粘连性肠梗阻

【概述】

腹部手术后肠曲间产生粘连、扭曲或腹腔内粘连带可阻碍肠内容物的通过,称为粘连性肠梗阻(adhesive intestinal obstruction)。

【诊断】

(1)以往有慢性梗阻症状和多次反复急性发作的病史。

(2)患者有腹腔手术、创伤、出血、异物或炎性疾病史。有腹部手术史者可见腹壁切口瘢痕。

(3)梗阻早期多无明显改变,出现临床症状为阵发性腹痛,伴恶心、呕吐、腹胀及停止排气排便等。

(4)多数可见肠型及蠕动波。

(5)腹部压痛在早期多不明显,随病情发展可出现明显压痛。

(6)梗阻肠襻较固定时可扪及压痛性包块。

(7)腹腔液增多或肠绞窄者可有腹膜刺激征或移动性浊音。

(8)肠梗阻发展至肠绞窄、肠麻痹前均表现肠鸣音亢进,并可闻及气过水声或金属音。

(9)实验室检查 梗阻早期一般无异常发现。应常规检查白细胞计数,血红蛋白,血细胞比容,二氧化碳结合力,血清钾、钠、氯及尿、便常规。

(10)辅助检查 梗阻发生后的4~6h,X线立位腹平片上即可见胀气的肠襻及多数气液平面。如立位腹平片表现为一位置固定的咖啡豆样积气影,应警惕有肠绞窄的存在。

【急救与治疗】

(1)非手术疗法 对于单纯性、不完全性肠梗阻,特别是广泛粘连者,一般选用非手术治疗;对于单纯性肠梗阻可观察24~48h,对于绞窄性肠梗阻应尽早进行手术治疗,一般观察不宜超过 4~6h。

基础疗法包括禁食及胃肠减压，纠正水、电解质紊乱及酸碱平衡失调，防治感染及毒血症。还可采用中药及针刺疗法。

（2）手术疗法　粘连性肠梗阻经非手术治疗病情不见好转或病情加重；或怀疑为绞窄性肠梗阻，特别是闭袢性肠梗阻；或粘连性肠梗阻反复频繁发作，严重影响患者生活质量时，均应考虑手术治疗。

① 粘连带或小片粘连行简单切断分离。

② 小范围局限紧密粘连成团的肠袢无法分离，或肠管已坏死者，可行肠切除吻合术，如肠管水肿明显，一期吻合困难，或患者术中情况欠佳，可先行造瘘术。

③ 如患者情况极差，或术中血压难以维持，可先行肠外置术。

④ 肠袢紧密粘连又不能切除和分离者，可行梗阻部位远、近端肠管侧侧吻合术。

⑤ 广泛粘连而反复引起肠梗阻者可行肠排列术。

（二）绞窄性肠梗阻

【概述】

绞窄性肠梗阻（strangulated intestinal obstruction）指梗阻并伴有肠壁血运障碍者，可因肠系膜血管受压、血栓形成或栓塞等引起。

【诊断】

（1）腹痛　为持续性剧烈腹痛，频繁阵发性加剧，无完全休止间歇，呕吐不能使腹痛、腹胀缓解。

（2）呕吐　出现早而且较频繁。

（3）早期即出现全身性变化，如脉率增快、体温升高、白细胞计数增高，或早期即有休克倾向。

（4）腹胀　低位小肠梗阻腹胀明显，闭袢性小肠梗阻呈不对称腹胀，可触及孤立胀大肠袢，不排气排便。

（5）连续观察 可发现体温升高、脉搏加快、血压下降、意识障碍等感染性休克表现，肠鸣音从亢进转为减弱。

（6）明显的腹膜刺激征。

（7）呕吐物为血性，或肛门排出血性液体。

（8）腹腔穿刺为血性液体。

（9）实验室检查 ①白细胞计数增多，中性粒细胞核左移，血液浓缩；②代谢性酸中毒及水、电解质平衡紊乱；③血清肌酸激酶升高。

（10）辅助检查 X线立位腹平片表现为固定孤立的肠袢，呈咖啡豆状，假肿瘤状及花瓣状，且肠间隙增宽。

【急救与治疗】

（1）绞窄性小肠梗阻，一经诊断应立即手术治疗，术中根据绞窄原因决定手术方法。

（2）如患者情况极严重，肠管已坏死，而术中血压不能维持，可行肠外置术方法，待病情好转再行二期吻合术。

十、急性阑尾炎

【概述】

急性阑尾炎（acute appendicitis）居外科常见各种急腹症的首位，约占1/4，多见于较大儿童及年轻人，男性发病率高于女性。病因多为阑尾管腔阻塞或胃肠道疾病影响。致病菌多为革兰氏阴性杆菌和厌氧菌。但因阑尾的解剖位置变异较多，故临床表现亦多变易，有时被误诊。

【诊断】

1. 临床表现

（1）转移性右下腹痛。疼痛起于脐周及上腹，呈阵发性痛、位置不固定，数小时后固定于右下腹。70%～80%的患者有典型转移性右下腹痛病史。少数患者的病情发展快，疼痛可一开始即局限于右下腹。因此，无典型的转移性右下腹疼痛史并不能除外急性阑尾炎。单纯性阑尾炎常呈阵发性或持续性胀痛和钝痛，持续性剧痛往往提示为化脓性或坏疽性阑尾炎。持续剧痛波及中下腹或两侧下腹，常为阑尾坏疽穿孔的征象。

阑尾压痛点通常位于麦氏（McBurney）点，即右髂前上棘与脐连线的中、外1/3交界处。阑尾的这一体表解剖标志并非固定不变，它也可位于两侧髂前上棘连线中、右1/3交界处的兰氏（Lanz）点。随阑尾解剖位置的变异，压痛点可相应改变，但关键是右下腹有一固定的压痛点。压痛程度和范围往往与炎症的严重程度相关。

反跳痛也称Blumberg征。在肥胖或盲肠后位阑尾炎的患者，压痛可能较轻，但有明显的反跳痛。

（2）单纯性阑尾炎的胃肠道症状并不突出。在早期可能由于反射性胃痉挛而有恶心、呕吐。盆腔位阑尾炎或阑尾坏疽穿孔可因直肠周围炎而排便次数增多。并发腹膜炎、肠麻痹则出现腹胀和持续性呕吐。

（3）一般只有低热，无寒战，化脓性阑尾炎一般亦不超过38℃。高热多见于阑尾坏疽、穿孔或已并发腹膜炎。伴有寒战和黄疸，则提示可能并发化脓性门静脉炎。阑尾穿孔者体温升高，如有寒战、高热、黄疸为门静脉炎表现。

2. 辅助检查

（1）结肠充气试验、腰大肌试验、闭孔内肌试验、直肠指诊可协助诊断。

① 结肠充气试验：也称Rovsing征，先以一手压住左下腹降结肠区，再用另一手反复按压其上端，患者诉右下腹痛则为阳性，只有阳性结果才有诊断价值。

② 腰大肌试验：患者左侧卧位，右下肢向后过伸，引起右下腹痛者为阳性，有助于盲肠后位阑尾炎的诊断。

③ 闭孔内肌试验：患者取仰卧位，使右髋和右大腿屈曲，将右髋和右膝均屈曲 90°，并伴右股向内旋转，引起右下腹痛者为阳性，有助于盆腔位阑尾炎的诊断。

④ 直肠指检：位于盆腔的阑尾炎症，腹部可无明显压痛，但在直肠右前壁处有触痛，如坏疽穿孔直肠周围积脓时，不仅触痛明显，而且直肠周围有饱满感。直肠指检尚有助于除外盆腔及子宫附件炎性病变。

（2）血白细胞计数增高及嗜中性粒细胞比例增高。小便常规检查，无红细胞。

3. 鉴别诊断

（1）右输尿管结石　腹痛在右下腹，多呈绞痛，向会阴部放射。尿检有大量红细胞，X 线摄片或 B 超检查提示结石或输尿管扩张。

（2）胃、十二指肠溃疡穿孔　穿孔溢液流至右下腹引起右下腹压痛与肌卫，与转移痛相似，但上腹仍有压痛、腹肌板样强直。患者有溃疡病史，并有膈下积气。

（3）妇科疾病　输卵管与盆腔急性炎症疼痛部位较低，双侧均有压痛，白带多。宫外孕有停经史，出现急性失血及腹内出血的症状、体征，妇科检查时有宫颈举痛，后穹窿穿刺有血。卵泡破裂发生在月经后 2 周之内，见于年轻女性，局部症状不如阑尾炎显著。

（4）肠系膜淋巴结炎　儿童多见，有上呼吸道感染史，腹痛较轻，范围不固定。

（5）其他　尚需鉴别的有右下肺炎、胸膜炎、急性胆囊炎、回盲部肿瘤、节段性肠炎、梅克尔（Meckel）憩室炎、右侧腰肌血肿或脓肿等。

【急救与治疗】

目前公认急性阑尾炎的治疗方法为手术切除阑尾和处理其并发症。

（1）阑尾切除术　急性阑尾炎诊断明确，应早期手术切除阑尾。阑尾根部坏疽、穿孔，宜放置引流。

（2）阑尾周围脓肿　先行保守治疗，禁食、输液、抗感染等。肿块如缩小、体温正常，3个月后切除阑尾。如无局限趋势，体温升高、肿块增大，行切开引流手术。

（3）抗感染　应用抗生素治疗。

（4）预防　饭后切忌暴急奔走，盛夏酷暑切忌过度贪凉，尤其不宜过饮冰啤酒以及其他冷饮。平时注意不要过于肥腻，避免过食刺激性食物。应积极参加体育锻炼，增强体质，提高免疫能力。如果有慢性阑尾炎病史，更应注意避免复发，平时要保持大便通畅。

十一、急性化脓性腹膜炎

【概述】

急性化脓性腹膜炎（acute bacterial peritonitis）是常见的外科急腹症，是由化学因素或细菌侵犯腹膜而引起的具有腹膜刺激症状的急性炎症。常见的病因如急性阑尾炎穿孔、溃疡病穿孔、急性出血坏死性胰腺炎、急性胆囊炎穿孔、创伤性胃肠破裂等。按发病机制可分为原发性腹膜炎和继发性腹膜炎。急性化脓性腹膜炎累及整个腹腔者称为急性弥漫性腹膜炎。

【诊断】

（1）病史　多有腹腔脏器疾病或外伤史。

（2）腹痛与呕吐　腹痛都很剧烈，呈持续性，患者不愿变动体位。腹痛先自原发病变开始，随炎症扩散延至全腹。呕吐、恶心出现较早时，吐出物为胃内容物，后期有黄绿色胆汁甚至粪样物。

（3）呈急性病容，体温升高，病情恶化时体温可反趋下降，脉快而弱。呼吸浅快、大汗、口干，进而发展为脱水、酸中毒及休克。

(4)腹部体征 腹部压痛、反跳痛及肌紧张,以原发灶最明显,肠鸣音减弱或消失;消化道穿孔者肝浊音界可消失。

(5)辅助检查

① 实验室检查:见白细胞计数与中性粒细胞增高。

② X线检查:见气腹可确定为脏器穿孔,晚期腹片可见肠胀气、肠间隙增宽及腹膜外脂肪线模糊等。

③ B超或CT检查:对于原发病的诊断亦是一个重要手段,特别是对于肝、胆、胰疾病帮助更大。

④ 腹腔穿刺:可抽出炎性或血性液体或消化道内容物。

【急救与治疗】

1. 原发性腹膜炎

首先选非手术疗法。如不能排除继发性腹膜炎,高度怀疑有坏死或穿孔时或非手术治疗无效者应行开腹探查术,并给予适宜的措施。

① 禁止饮用水,持续胃肠减压。

② 输液,保持水、电解质平衡和营养。必要时可输血浆、白蛋白或全血,治疗时间较久或全身情况较差者,可行静脉营养。

③ 抗生素的应用:应选用广谱抗生素或根据细菌药物敏感试验的结果选用抗生素。

④ 采用半卧位,使脓液积聚于盆腔,既可减轻感染中毒症状,也便于后期处理。

⑤ 严密观察,防止各种并发症。病情危重者,可入重症监护病房(ICU)进行呼吸与循环监测,这对于抢救成功与否是非常重要的。

⑥ 采用非手术疗法或诊断未明确前,不用镇痛药,以免掩盖病情。

2. 继发性腹膜炎

绝大部分患者须急诊手术治疗。

(1) 手术适应证

① 胃肠道术后有吻合口破裂，术后腹腔内大出血者。

② 腹内感染、炎症，需清除脓液、坏死组织及引流腹腔者。

③ 已确诊为腹腔内脏器穿孔或外伤性内脏破裂者，均应及早手术修补穿孔、切除病灶。

④ 腹膜炎病因不明、无局限化趋势者。

(2) 手术原则

① 吸净脓液：原则上开腹后应尽快吸净脓液，以减轻患者的感染中毒症状。

② 处理原发病灶：如切除阑尾、胆囊，修补胃肠穿孔，去除弹片等异物，清除坏死的胰腺组织等。

③ 充分引流：应留置双套管引流。在放引流物之前，应用大量无菌生理盐水冲洗腹腔。

第三节 泌尿外科急症

一、肾脏损伤

【概述】

肾脏损伤（injury of the kidney）是泌尿外科常见损伤之一，其发病率仅次于尿道损伤，可分为肾挫伤、肾部分裂伤、肾全层裂伤和肾蒂损伤。其中以闭合性损伤多见，而在闭合性肾损伤中1/3并发其他内脏损伤，半数以上并发骨折。肾脏损伤多由火器伤、刺伤以及局部直接或间接暴力所致。

【诊断】

(1) 外伤史 肾脏解剖位置较深．故外伤史较明确，但有部分患者原有肾脏病理改变，如肾积水、肾囊肿、肾肿瘤等，则外伤史可能并不十分明确，需仔细追问发病经过。

(2) 症状与体征

① 患者腰背部剧痛,可因肾包膜张力增加引起。当后腹膜血肿渗入腹腔后可出现腹膜刺激征,部分患者因血块经输尿管排出而诱发肾绞痛。

② 肾脏损伤时出现血尿,但血尿程度不一定与损伤程度相一致,主要与肾盂受损情况有关。当肾蒂血管断裂,肾动脉血栓形成,合并输尿管断裂或输尿管被血块阻塞时甚至可全无血尿出现。

③ 肾脏包膜下血肿、肾脏破裂出血、尿外渗都可在肾周筋膜腔内形成肿块,有明显触痛、叩痛,并可发生患侧腰背肌肉强直,腰部活动受限。

④ 严重创伤和肾脏损伤大出血可发生休克,肾损伤亦可同时伴发其他重要脏器的损伤如肝脏、脾脏损伤等,都可能发生失血性休克。

⑤ 尿外渗继发感染发生肾周脓肿、化脓性腹膜炎,出现全身中毒症状,如发热等。

(3) 辅助检查

① B超、CT、MRI检查可发现病变部位及范围,以及肾周的血尿外渗,DSA可发现主要出血动脉。

② 腹部平片加静脉肾盂造影,显示患侧肾脏阴影增大或消失,造影剂外渗,腰大肌阴影消失,脊柱侧弯,凸向健侧,亦可显示肾脏损伤的程度和范围及确定对侧肾脏功能。

【急救与治疗】

1. 非手术治疗

(1) 一般治疗　包括抗休克,维持水、电解质、酸碱平衡,止血、镇痛,镇静和抗生素应用等。

(2) 特殊治疗　在密切观察病情变化如血压、脉搏、血红蛋白、血尿、腰部肿块等前提下,绝对卧床休息2~4周。

(3) 介入放射治疗　出血较多时可经DSA行血管栓塞术。

2. 手术治疗

（1）指征　①开放性肾损伤或贯通肾损伤患者应急诊手术，术中不仅需要修补损伤的肾脏，还应注意其他脏器的损伤情况以及有无异物的存在等；②合并有胸腔、腹腔脏器损伤者；③严重休克经大量输血补液仍不能矫正或血压回升的短期内又下降，提示有大出血可能者；④非手术治疗过程中，肾区肿块不断增大，肉眼血尿持续不减，患者血红蛋白逐渐下降，短期内出现贫血者；⑤静脉尿路造影或 CT 增强扫描显示造影剂明显外渗等；⑥经较长时期的非手术治疗，仍反复出现血尿或合并感染或继发性高血压等。

（2）手术原则　根据患肾的具体情况行肾周引流术、肾脏修补术、肾部分切除术，在肾脏严重碎裂难以修复或肾脏本身有病理改变存在，以及肾蒂损伤修复困难时，在明确对侧肾脏功能良好的前提下可行肾脏切除术。

二、尿道损伤

【概述】

尿道损伤（injury of the urethra）多发生于男性青壮年，可分为前尿道损伤和后尿道损伤。根据损伤性质可分为挫伤、撕裂伤或完全断裂；亦可分为开放性损伤与闭合性损伤等。

【诊断】

（1）外伤史　有明确的外伤史，骨盆骨折引起后尿道损伤，而骑跨伤多造成前尿道损伤，另外，医源性损伤或锐器所伤亦不少见。

（2）症状

① 排尿困难：尿潴留或用力排尿后出现阴囊、会阴部肿胀、疼痛、尿外渗等情况，造成排尿困难。

② 尿道滴血：常见于前尿道损伤患者，伤口位于尿道括约

肌以外，出血由尿道口滴出。

③ 耻骨上区肿胀和压痛：尿潴留引起，膀胱隆起，而耻骨骨折后耻骨后静脉丛撕裂之出血亦加重膀胱区隆起，有明显的耻骨上区压痛，下腹部腹肌紧张。

④ 尿外渗：充盈于膀胱内尿液得不到及时引流，或用力排尿，尿由尿道断裂口流出即可发生尿外渗。前尿道损伤时尿外渗在阴茎、阴囊和会阴部，伴有会阴部大血肿，后尿道损伤时尿外渗在膀胱周围、腹膜外和后腹膜腔，但盆筋膜撕裂时则两者范围会混合为一。尿外渗如得不到及时处理，可能会继发感染。

⑤ 全身情况：骨盆骨折可伴大出血、休克，开放性创口及尿外渗可伴感染、高热。

(3) 辅助检查

① 直肠指诊：凡疑有尿道损伤特别是骑跨伤和骨盆骨折，必须进行直肠指诊，不可忽略。直肠指诊前列腺向上移位、有浮动感、可向上推动者，提示后尿道断裂；指套染有血迹或有血性尿液溢出时，说明直肠也有损伤，或膀胱、尿道直肠间有贯通伤。

② 导尿试验：对出现以上情况的患者可试行导尿试验，应选择硅胶导尿管，耐心试插，如插入膀胱后有大量尿液出来，则妥善固定长期保留导尿，至少2周以上。如插入后尿道断裂的血肿内有大量鲜血涌出而无明显尿液时，则需立即拔除导尿管。试插不成功，则说明尿道连贯性已中断，不能反复试插。

③ X线检查：骨盆片检查有无骨折以及位置和范围，有助于了解骨折与尿道损伤的关系，尿道造影可明确尿道损伤的部位。

【急救与治疗】

(1) 防治休克。

(2) 尿道挫伤及轻度裂伤，尿道造影无外渗不需特殊治疗，予抗生素预防感染，必要时插入尿管引流1周。

(3) 尿道球部断裂可经会阴断端吻合，留置导尿管2～3周。

但术后狭窄发生率高,损伤处狭窄范围广泛者需推后行重建术。

(4)后尿道损伤早期只行耻骨上膀胱造口,若为不全撕裂一般2~3周愈合,排尿通畅后可拔除造口管。完全断裂者需留置膀胱造口管3个月,若发生尿道狭窄或闭锁则行二期手术。也可早期施行尿道复位会师手术。

(5)并发尿道狭窄需定期施行尿道扩张术,也可切除狭窄部的瘢痕组织重新吻合。最新方法是经尿道冷刀内切开。

(6)后尿道损伤合并直肠损伤早期可立即修补,并做暂时性结肠造口。

三、泌尿系统结石

泌尿系统结石(lithiasis in urinary system)是泌尿系的常见病。结石可见于肾、膀胱、输尿管和尿道的任何部位。但以肾与输尿管结石为常见。

(一)肾、输尿管结石

【概述】

肾、输尿管结石(renal and ureteral calculi)是常见的泌尿外科疾病之一。肾、输尿管结石,又称为上尿路结石,多发于中壮年,男、女比例为(3~9):1,左右侧发病相似,双侧结石占10%。

【诊断】

(1)疼痛 肾区或上腹隐痛或钝痛,当结石引起肾盂输尿管连接处或输尿管完全梗阻时可出现肾绞痛,疼痛剧烈难忍,呈阵发性,患者辗转不安、大汗、恶心、呕吐。

(2)血尿 平时多为活动后镜下血尿,绞痛后血尿加重。

(3)并发症 伴感染时可有尿频、尿痛、畏寒、发热等。

(4)辅助检查 泌尿系平片95%以上能显影,排泄性尿路造影、B超及输尿管肾镜检查有助诊断。疑有甲状旁腺功能亢进症时应做手部、肋骨、脊柱、骨盆和股骨头摄片。

【急救与治疗】

(1) 保守疗法 结石小于1cm，光滑且无尿路梗阻及感染，可通过大量饮水、调节饮食、控制感染、调节尿pH值、中西医结合治疗。肾绞痛可用阿托品、吲哚美辛（消炎痛）、哌替啶（杜冷丁）、针刺等。

(2) 体外冲击波碎石术（ESWL）。

(3) 手术治疗 术前了解双侧肾功能。非开放性手术有输尿管套石术（适用于小于0.8cm，下段输尿管结石）、输尿管肾镜取石或碎石术、经皮肾镜取石或碎石术，开放性手术方法有输尿管切开取石术、肾盂或肾窦切开取石术、肾实质切开取石术，肾部分切除术、肾切除术等。

① 输尿管切开取石术：临手术前应再摄泌尿系X线平片以确定结石的部位无变动。输尿管上中段结石比下段结石的手术操作更简易，并发症少。输尿管的取石切口争取在结石上方正常的输尿管部位，将结石推上取出以免发生术后狭窄。取石后还应用导管探查远端有无梗阻。孤立结石的预后较多发结石好。

② 肾盂或肾窦切开取石术：优点是出血少，并发症少，对单个肾结石疗效最好。有多数小结石在肾盂内时可采用凝块法肾盂切开取石术。近年来，利用此技术结合术中弹通碎石术，可取出较复杂的肾铸形结石。此手术应注意勿损伤肾盂输尿管连接部，以免发生术后狭窄。

③ 肾实质切开取石术：方法是在肾脏外后侧血管较少的"Brodel"线或在肾背侧做放射形切口，甚或只在扩张的小盏上做小切口，以取出肾盂及小盏内的肾结石。

④ 肾部分切除术：集中于肾一极难以取净时，可采用肾一极的部分切除术。

⑤ 肾切除术：肾破坏严重的鹿角状或大量结石合并严重肾积水或肾积脓，而对侧肾正常时，才考虑行患肾切除。近年来因

肾结石而行肾切除术的患者逐渐减少。

（4）预防　充分饮水，保证每日有1500mL的尿量，尤其注意夜间也要适当饮水，饮水既可防止尿结石，又可有助于较小尿结石的排出。

（二）膀胱结石

【概述】

膀胱结石（vesical calculus）是指在膀胱内形成的结石。它可以分为原发性膀胱结石和继发性膀胱结石。原发性膀胱结石多见于男孩，与营养不良和低蛋白饮食有关。继发性膀胱结石常见于膀胱出口梗阻、膀胱憩室、神经源性膀胱、异物及长期留置导尿管者。肾结石排至膀胱也是原因之一。

【诊断】

（1）尿痛　疼痛可由于结石对膀胱黏膜的刺激引起。表现为下腹部和会阴部的钝痛，亦可为明显或剧烈的疼痛。活动后疼痛的症状加重，改变体位后可使疼痛缓解。常伴有尿频、尿急、尿痛的症状，排尿终末时疼痛加剧。儿童患者常因排尿时的剧烈疼痛而拽拉阴茎，哭叫不止，大汗淋漓。患儿为了避免排尿时的疼痛，会采取特殊的体位排尿，即站立时双膝前屈、躯干后仰30°。一旦尿线变细或尿流中断，就立即改变体位待结石移开后再继续排尿。

（2）排尿障碍　结石嵌于膀胱颈口时可出现明显的排尿困难，并有典型的排尿中断现象，还可引起急性尿潴留。合并前列腺增生症的患者，本来就有排尿困难的症状，如前列腺的体积巨大，突入膀胱并使尿道内口的位置升高，结石不容易堵塞尿道内口，故反而不会出现排尿中断的现象。

（3）血尿　大多为终末血尿。膀胱结石合并感染时，可出现膀胱刺激症状和脓尿。

（4）X线、B超、膀胱镜均有助诊断，直肠指检可扪及较大结石。

【急救与治疗】

（1）腔内手术　对直径较小、质地较疏松的结石可采用经尿道膀胱镜下碎石术。碎石的方法有机械、液电、超声、气压弹道、激光等。由于器械直径过大，容易造成尿道黏膜损伤，故所谓的"大力钳"碎石已很少被使用。目前，临床上使用最多的是气压弹道碎石和钬激光碎石。术后需加强抗感染治疗，同时嘱患者多饮水以促进结石排出。

（2）开放手术　对结石较大或需同时处理膀胱其他疾病者，可行耻骨上膀胱切开取石术。其指征是：①儿童膀胱结石；②结石体积过大；③合并前列腺增生症或尿道狭窄等需要开放手术治疗时；④膀胱憩室内的结石，尤其是巨大膀胱憩室者；⑤合并需要开放手术治疗的膀胱肿瘤；⑥在膀胱异物基础上生长的结石；⑦因为种种原因无法进行腔镜手术者等。

（3）纠正结石的成因　膀胱结石的最大病因见于下尿路梗阻如前列腺增生、尿道狭窄、膀胱颈部抬高等，因此对于明确梗阻所致结石者应同时治疗梗阻性疾病。异物所致结石者应在取出结石的同时一并取清异物。

（三）尿道结石

【概述】

尿道结石（urethral calculus）绝大多数来自肾脏和膀胱。尿道狭窄、尿道憩室及有异物存在时，可在尿道内形成结石。半数以上尿道结石位于前尿道。

【诊断】

（1）典型的表现为急性尿潴留伴会阴部疼痛，也可表现为排尿困难、尿痛。

（2）前尿道结石可通过扪诊发现，直肠指诊能扪及后尿道结石。

(3) X 线检查可确诊。

【急救与治疗】

前尿道结石可通过注入无菌石蜡油后挤出或钩取、钳出,也可用腔内器械碎石。后尿道结石在麻醉下用尿道探条将结石推入膀胱,按膀胱结石处理。

四、急性尿潴留

【概述】

急性尿潴留(acute urinary retention)是泌尿外科最常见的急症之一,发病急,患者痛苦,需要紧急诊断和及时处理,包括机械性梗阻和动力性梗阻。其中机械性梗阻包括尿道损伤或结石、异物的突然阻塞或前列腺增生、尿道狭窄等。动力性梗阻包括中枢和周围神经急性损伤、炎症、肿瘤水肿出血、各种松弛平滑肌药物如阿托品、溴丙胺太林等。

【诊断】

(1) 症状

① 常有骨盆骨折、尿道结石、骑跨伤病史,或既往有前列腺增生症等病史。

② 患者痛苦异常,腹胀难忍,用力排尿而不能排出。

③ 严重者可有尿毒症表现,如恶心、呕吐、厌食,这一点尤其在合并慢性尿潴留的患者中多见。

(2) 辅助检查

① 导尿试验:如能顺利插入导尿管则可放出大量尿液,同时亦达到治疗目的。

② B 超检查:可清楚地测出膀胱内尿液容积,以及是否合并上尿路梗阻的征象。

【急救与治疗】

原则上应去除病因,恢复正常排尿,但常因梗阻原因一时难以解除,需先引流膀胱内尿液,解除梗阻症状。

① 导尿:视病因做一次性导尿或持续保留导尿,如无大量出血感染情况可不做膀胱冲洗,仅做密闭式导尿即可。

② 耻骨上膀胱造口:在导尿失败时或一般情况差不允许采取大手术时使用,可暂时引流尿液,耻骨上穿刺造口术,必要时需切开膀胱造口,但需注意此类措施需在膀胱极度充盈腹腔脏器向上推开时进行才较安全。

③ 手术麻醉后的尿潴留应争取用针灸、滴水声刺激等方法,尽量鼓励患者自行排尿。也可用卡巴胆碱(卡巴可)0.25mg,肌内注射,一般术后一次性处理。

五、泌尿系统感染

【概述】

泌尿系统感染(urinary tract infection,UTI)是因细菌直接侵入泌尿系统而引起的炎症。由于感染可累及尿道、膀胱、肾盂及肾实质,且不易定位,故临床上统称为泌尿系统感染。大约50%的女性至少患过一次泌尿系统感染,20%的女性则有多重感染。男性泌尿系统感染通常是由性病所引起,非特异性尿道炎及淋病两种性病最常引起尿道和膀胱炎症。新生儿多为血行感染,男多于女,症状不典型。

【诊断】

1. 症状

(1)排尿异常 尿路感染常见的排尿异常是尿频、尿急、尿痛,也可见到尿失禁和尿潴留。慢性肾盂肾炎引起的慢性肾衰竭的早期可有多尿,后期可出现少尿或无尿。

(2) 尿液异常　尿路感染可引起尿液的异常改变，常见的有细菌尿、脓尿、血尿和气尿等。

(3) 腰痛　腰痛是临床常见症状，肾脏及肾周围疾病是腰痛的常见原因之一。肾脏包膜、肾盂、输尿管受刺激或张力增高时，均可使腰部产生疼痛感觉，下尿路感染一般不会引起腰痛。肾及肾周围炎症，如肾脓肿、肾周围炎、肾周围脓肿、急性肾盂肾炎，常引起腰部持续剧烈胀痛，慢性肾盂肾炎引起的腰痛常为酸痛。

2. 辅助检查

(1) 血常规、尿常规、尿细菌镜检、尿浓缩功能试验等，必要时进行有关的肾功能检查。

(2) 肾超声波检查，必要时行肾图、CT 或磁共振、肾扫描、静脉肾盂造影及膀胱尿道造影等检查。

【急救与治疗】

(1) 急性期应卧床休息，多饮水，有高热者按高热护理常规。

(2) 抗菌药物治疗　应早期用药，彻底治疗。应根据细菌药物敏感试验，选用有效抗生素。也可先用复方磺胺甲噁唑或选用喹诺酮类、氨苄西林或阿莫西林、头孢菌素类等，待检验结果报告后再行调整。

(3) 保持臀部及外阴部的清洁，便后清洗，按医嘱用 1:5000 高锰酸钾液清洗外阴部 1～2 次/天。

(4) 临床症状及体征消失，尿常规正常，停药后尿培养 3 次阴性为治愈。出院 2～4 周后门诊复查尿常规，必要时作尿培养，注意有无复发。无症状者每 3～6 月复查 1 次，持续 2 年。

对反复发生病例建议：①不常复发者，按急性处理；②反复再发者，急性症状控制后可用复方磺胺甲噁唑、喹诺酮类的一种，按 1/3～1/4 的治疗量，每晚睡前服用 1 次，疗程 3～6 月；③反复多次感染或肾实质已有受损者疗程可延长至 1～2 年；④为防耐药菌株的产生，可采用联合用药或交替用药，即每种药物用2～3周后轮换应用，以提高疗效。

第四节 骨科常见急症

一、骨 折

【概述】

骨折（fracture）是指骨结构的连续性完全或部分断裂。多见于儿童及老年人，中青年人也时有发生。患者常为一个部位骨折，少数为多发性骨折。经及时恰当处理，多数患者能恢复原来的功能，少数患者可遗留有不同程度的后遗症。发生骨折的原因主要有直接暴力、间接暴力、肌肉拉力、积累性劳损和骨骼疾病等。

【诊断】

1. 全身表现

（1）休克 对于多发性骨折、骨盆骨折、股骨骨折、脊柱骨折及严重的开放性骨折，患者常因广泛的软组织损伤、大量出血、剧烈疼痛或并发内脏损伤等而引起休克。

（2）发热 骨折处有大量内出血，血肿吸收时体温略有升高，但一般不超过38℃，开放性骨折体温升高时应考虑感染的可能。

2. 局部表现

（1）骨折的专有体征 畸形、反常活动、骨擦音或骨擦感。

（2）骨折的其他表现 疼痛与压痛、局部肿胀与瘀斑、功能障碍。

3. X线检查

对了解骨折的具体情况有重要价值。仔细阅读X线片后应辨明以下几点：①骨折是损伤性或病理性；②骨折是否移位，如何移位；③骨折对位对线是否满意，是否需要整复；④骨折是新鲜的还是陈旧的；⑤骨折有否临近关节。

【急救与治疗】

一旦怀疑有骨折，应尽量减少患处的活动，转送时尽量用硬板床。

（1）急救　疑有骨折者，可临时因地制宜地固定，伤口可加压包扎，有大血管损伤者，可使用止血带，迅速转运。

（2）复位、固定、功能锻炼　是骨折治疗的基本原则。

① 复位：是将骨折后发生移位的骨折断端重新恢复正常或接近原有解剖关系，以重新恢复骨骼的支架作用。复位的方法有闭合复位和手术复位。

② 固定：骨折复位后，因不稳定，容易发生再移位，因此要采用不同的方法将其固定在满意的位置，使其逐渐愈合。常用的固定方法有小夹板、石膏绷带、外固定支架、牵引制动固定等，这些固定方法称外固定。如果通过手术切开用钢板、钢针、髓内针、螺丝钉等固定，则称内固定。

③ 功能锻炼：通过受伤肢体肌肉收缩，增加骨折周围组织的血液循环，促进骨折愈合，防止肌肉萎缩，通过主动或被动活动未被固定的关节，防止关节粘连、关节囊挛缩等，使受伤肢体的功能尽快恢复到骨折前的正常状态。

④ 其他：严重外伤后，强烈的疼痛刺激可引起休克，因此应给予必要的镇痛药。如口服止痛片，也可注射止痛剂，如吗啡10mg或哌替啶50mg。但有脑、胸部损伤者不可注射吗啡，以免抑制呼吸中枢。

（3）预防护理　儿童走路不稳，容易摔倒，尤其不能到高处玩耍；少年不要爬墙上树；老年人手脚活动不便，雨雪天及夜晚尽量不外出，外出时要有人搀扶或持拐杖，夜晚外出要有照明工具。

二、关节脱位

【概述】

关节脱位（dislocation of joints）也称脱臼，是指构成关节的上下两个骨端失去了正常的位置，发生了错位。多由暴力作用所致，以肩、肘、下颌及手指关节最易发生脱位。临床上可分损伤性脱位、先天性脱位及病理性脱位等几种情形。关节脱位后，关节囊、韧带、关节软骨及肌肉等软组织也有损伤，另外关节周围肿胀，可有血肿，若不及时复位，血肿机化，关节粘连，使关节不同程度丧失功能。

【诊断】

（1）一般症状
① 疼痛明显。
② 关节明显肿胀。
③ 关节失去正常活动功能，出现功能障碍。
（2）特殊表现
① 畸形：关节脱位后肢体出现旋转、内收或外展和外观变长或缩短等畸形，与健侧不对称。
② 弹性固定：关节脱位后，未撕裂的肌肉和韧带可将脱位的肢体保持在特殊的位置，被动活动时有一种抵抗和弹性的感觉。
③ 关节窝空虚。
（3）辅助检查　X线检查可明确诊断，必要时作关节CT扫描。

【急救与治疗】

伤后在麻醉下尽早手法复位；适当固定，以利软组织修复；及时活动，以恢复关节功能。

1. 肩关节脱位

一般均需麻醉后或肌松弛下进行复位，常用手法复位有如下几种。

（1）希氏法　伤员仰卧位，术者立于伤侧，用靠近患肢术者一侧的足跟置于患肢腋窝部，于胸壁和肱骨头之间作支点，握患肢前臂及腕部顺其纵轴牵引。达到一定牵引力后，轻轻摇动或内、外旋其上肢并渐向躯干靠拢复位。

（2）牵引上提法　伤员坐位，助手握患肢腕部顺应其患肢体位向下牵引，用固定带或另一助手将上胸抱住固定。牵引后，术者用双手中指或辅以示指在腋下提移位之肱骨头向上外复位。复位后 X 线摄片检查完全复位后，用胶布或绷带作对肩位固定 3 周。习惯性脱位时，可作修补术。

2. 肘关节脱位

平卧位，助手固定患肢上臂作对抗牵引，术者握其前臂向远侧顺上肢轴线方向牵引。复位后上肢石膏托固定于功能位 3 周。

3. 桡骨头半脱位

术者一手握患肢肘部，拇指触及桡骨小头，另一手轻握其腕部作轻柔的牵引及将其前臂旋前，当肘关节屈曲，同时前臂旋后时即感到桡骨头清脆声或弹动而复位。绷带悬吊前臂适当保护患肢 1 周。

4. 髋关节脱位

（1）若已有休克时，应取平卧位，保持呼吸道通畅，注意保暖并急送医院进行抢救。

（2）急送医院在麻醉下进行手法复位。

（3）复位后可用皮肤牵引或髋"人"字形石膏固定 6～8 周。

（4）解除外固定后应继续锻炼髋部肌力，并逐步增加髋关节活动范围。

5. 开放性关节脱位的处理

争取在6~8h内进行清创术,在彻底清创后,将脱位整复,缝合关节囊,修复软组织,缝合皮肤,橡皮条引流48h,外有石膏固定于功能位3~4周,并选用适当抗生素以防感染。

6. 预防

对本病的预防最主要的是要加强劳动保护,防止创伤发生,体育锻炼前应做好充分的准备动作,防止损伤,对儿童应避免用力牵拉。

三、手外伤

【概述】

手外伤(hand injury)可分为开放性损伤和闭合性损伤两大类。前者损伤常合并出血、疼痛、肿胀、畸形和(或)功能障碍,后者皮下组织在损伤后严重肿胀,容易使得局部的血液循环障碍,部分患者可导致远端肢体或软组织的坏死。手外伤常为复合性损伤,涉及手部皮肤、皮下组织、肌肉、肌腱、骨、关节、神经、血管等。通常分为骨折、肌腱损伤、周围神经损伤、烧伤、断指再植等。

【诊断】

(1) 手的开放性损伤包括刺伤、切割伤、撕裂伤、挤压伤、爆炸伤和烧伤。可引起毁形、缺损,及功能障碍或丧失。

(2) 手的屈肌损伤呈伸直位畸形,屈曲功能障碍。手的伸肌损伤呈屈曲位畸形、伸直障碍,伸肌中央束断裂,近指间关节"纽扣"样畸形,侧束联合腱断裂,远指间关节呈锤状指畸形。

(3) 手的神经损伤,其支配区的感觉丧失及主动运动丧失,可分别呈垂腕、猿手或爪状手等畸形。

(4) 手的血管损伤可引起回流障碍,或缺血坏死,或呈伏克曼（Volkmann）肌挛缩。

(5) 手的骨关节损伤可因其骨折脱位而引起疼痛、肿胀、各种畸形及异常活动。

【急救与治疗】

(1) 开放性损伤治疗

① 严重手外伤需现场急救，止血、包扎，转送条件较好医院。并常规注射破伤风抗毒素。

② 在送医的过程中，如果出现较严重的出血，可行局部按压，或者在上臂用皮带或皮筋进行环扎止血，但如果采用这一方法止血，一定要注意在每环扎1h左右时，松开皮带或皮筋10~15min，否则会导致整个肢体的坏死。

③ 开放性手外伤早期彻底清创，清创的好坏直接决定了患者术后伤口是否可以一期愈合，是否会出现感染。清创时，应尽量将坏死、失活的组织以及严重污染的组织予以彻底清理，然后，反复用生理盐水、双氧水以及碘伏冲洗创面，冲洗后，如有必要还需二次清创，直至创面清洁、新鲜为止。

④ 尽量无张力下一期闭合伤口。有张力创面行皮片移植或皮瓣移植等一期覆盖创面。血管损伤影响血运者行血管吻合修复。神经损伤应早期修复，污染或缺损者行二期移植。肌腱断伤争取一期修复，污染重或腱鞘区的屈肌腱可行二期修复或肌腱移植。

⑤ 如果出现了肢体或指头的离断伤，最好将断肢或断指用塑料袋包好，置于低温保温桶中保存，并与患者一起送到医院，切忌冷冻保存残肢或将残肢直接置于冰水中。

(2) 在闭合性损伤时，也应及时就医，让医生对伤情给出全面、准确的判断，不致耽误了早期治疗。如果患者感觉肢体肿胀明显，出现了手部苍白或青紫、手指发麻、桡动脉搏动消失等情况，更要赶紧就医，及时处理。

(3) 其他如烧烫伤、擦皮伤、刺扎伤、火器伤等，对创面进行清理，并给予抗生素治疗。

第五节 神经外科急症

一、颅内压增高

【概述】

颅内压增高（increased intracranial pressure）即颅内高压综合征（intracranial hypertension syndrome），是神经外科常见临床病理综合征，是颅脑损伤、脑肿瘤、脑出血、脑积水和颅内炎症等所共有征象，由于上述疾病使颅腔内容物体积增加，导致颅内压持续在 1.96kPa（200mmH_2O）以上而引起相应的综合征。颅内压增高可引起一系列生理紊乱和病理改变，如不及时诊治，患者往往因脑疝而导致死亡。

【诊断】

1. 症状

（1）头痛　以早晨或晚间较重，部位多在额部及颞部，可从颈枕部向前方放射至眼眶。头痛程度随颅内压的增高而进行性加重。

（2）呕吐　当头痛剧烈时，可伴有恶心和呕吐。呕吐呈喷射性，易发生于饭后，有时可导致水、电解质紊乱和体重减轻。

（3）视盘水肿　若视盘水肿长期存在，则视盘颜色苍白，视力减退，视野向心缩小，称为视神经继发性萎缩。

（4）意识障碍及生命体征变化　疾病初期意识障碍可出现嗜睡，反应迟钝。严重病例可出现昏睡、昏迷。高颅压后期及昏迷时可出现局限性或全身性抽搐。瞳孔早期忽大忽小或缩小，如一侧散大，光反应消失说明形成了颞叶沟回疝。其他常见表现为视力减退、复视、去皮质强直、耳鸣和眩晕等。有些可表现为情绪不稳、易于激怒或哭泣，或情绪淡漠、反应迟钝、动作和思维缓慢等精神症状。

（5）婴幼儿表现　在婴幼儿患者，头痛症状常不明显，常出现头皮静脉怒张、头颅增大、囟门扩大、骨缝分开、前囟张力增高或隆起。头部叩诊呈"破壶音"（Macewen征）。

2. 辅助检查

（1）CT扫描及MRI　发现引起颅内压增高的原因，如脓肿、肿瘤、积水等；了解颅内压增高的程度，如脑室移位、变形、中线结构移位等。

（2）X线摄片　颅骨内板脑回压迹增多，蝶鞍扩大等；小儿颅缝分离，前囟扩大。

（3）腰椎穿刺测压　颅压增高者慎做，以免引起脑疝。

【急救与治疗】

（1）一般处理　密切观察患者意识及生命体征；保持呼吸道通畅，给氧以改善脑缺氧及脑代谢障碍；限制水分摄入，纠正水、电解质及酸碱平衡紊乱。每天液体入量一般限制在2000mL左右，应根据患者对脱水药物的反应、尿量多少、中心静脉压及电解质的变化等因素综合考虑液体的入量及输液速度。

（2）病因治疗　对于颅内占位或颅内血肿等应采取手术治疗；有脑积水者可行脑脊液分流术；针对颅内感染或寄生虫给予抗感染或抗寄生虫治疗等。

（3）降低颅内压　脱水剂如20%甘露醇、20%人白蛋白、50%葡萄糖静脉注射。利尿性脱水剂亦可运用。

（4）手术减压　若药物治疗无效或颅内压增高症状不断恶化，可行脑室穿刺引流术，或施行颞肌下减压术、大骨瓣减压术等。

二、头皮损伤

【概述】

头皮损伤（scalp injury）是原发性颅脑损伤中最常见的一

种，它的范围可由轻微擦伤到整个头皮的撕脱伤。头皮损伤可分为头皮裂伤、头皮血肿及头皮撕脱伤等。头皮损伤往往都合并有不同程度的颅骨及脑组织损伤，可成为颅内感染的入侵门户，引起颅内的继发性病变。

【诊断】

1. 头皮裂伤

（1）头皮单纯裂伤　常因锐器的刺伤或切割伤，裂口较平直，创缘整齐无缺损，伤口的深浅多随致伤因素而异，除少数锐器直接穿戳或劈砍进入颅内，造成开放性颅脑损伤者外，大多数单纯裂伤仅限于头皮，有时可深达骨膜，但颅骨常完整无损，也不伴有脑损伤。

（2）头皮复杂裂伤　常为钝器损伤或因头部碰撞在外物上所致，裂口多不规则，创缘有挫伤痕迹，创内裂口间尚有纤维相连，没有完全断离。

（3）头皮撕裂伤　大多为斜向或切线方向的暴力作用在头皮上所致，撕裂的头皮往往是舌状或瓣状，常有一蒂部与头部相连。这类患者失血较多，但较少达到休克的程度。

2. 头皮血肿

头皮富含血管，遭受钝性打击或碰撞后，可使组织内血管破裂出血，而头皮仍属完整。头皮出血常在皮下组织中、帽状腱膜下或骨膜下形成血肿，其所在部位和类型有助于分析致伤机制，并能对颅骨和脑的损伤作出估计。

3. 头皮撕脱伤

头皮撕脱伤是一种严重的头皮损伤，几乎都是因为留有发辫的妇女不慎将头发卷入转动的机轮而致。由于表皮层、皮下组织层与帽状腱膜三层紧密相接在一起，故在强力的牵扯下，往往将头皮自帽状腱膜下间隙全层撕脱，有时连同部分骨膜也被撕脱，使颅骨裸露。

【急救与治疗】

(1) 头皮裂伤 清创缝合，清创时间可在伤后 24~48h，小伤口全层缝合，较大伤口应分层缝合帽状腱膜及皮肤。由于撕裂的皮瓣并未完全撕脱，常能维持一定的血液供应，清创时切勿将相连的蒂部扯下或剪断。有时看来十分窄小的残蒂，难以提供足够的血供，但却出乎意料地使整个皮瓣存活。术后抗菌治疗并预防性肌内注射破伤风抗毒素（TAT）1500U（皮试阴性后）。

(2) 头皮血肿 血肿多在 1~4 周内自行吸收，无需特殊治疗，早期给予冷敷以减少出血和疼痛，24~48h 之后改为热敷以促进血肿吸收。婴幼儿帽状腱膜下血肿可加压包扎促其吸收。4周后血肿不吸收可穿刺抽血，然后加压包扎，但骨膜下血肿穿刺后不能加压包扎，以防血液经骨折缝流向颅内，引起硬脑膜外血肿。

(3) 头皮撕脱伤 皮瓣有蒂相连，清创后缝回原位，帽状腱膜下放引流，抗生素治疗。皮片完全脱离，清洁头皮原位再植。出血多者输血。

① 头皮瓣复位再植：即将撕脱的头皮经过清创后行血管吻合，原位再植。仅适于伤后 2~3h（最长不超过 6h）、头皮瓣完整、无明显污染和血管断端整齐的病例。分组行头部创面和撕脱头皮冲洗、清创，然后将主要头皮供应血管颞浅动、静脉或枕动静脉剥离出来，行小血管吻合术，若能将其中一对动、静脉吻合成功，头皮瓣即能成活。

② 清创后自体植皮：适于头皮撕脱后不超过 6~8h、创面尚无明显感染、骨膜亦较完整的病例。将头部创面冲洗清创后，切取患者腹部或腿部中厚断层皮片，进行植皮。亦可将没有严重挫裂和污染的撕脱皮瓣仔细冲洗、清创，剃去头发，剔除皮下组织包括毛囊在内，留下表皮层，作为皮片回植到头部创面上，也常能成活。

③ 晚期创面植皮：头皮撕脱伤为时过久，头皮创面已有感染存在，则只能行创面清洁及交换敷料，待肉芽组织生长后再行

晚期邮票状植皮。若颅骨有裸露区域，还需行外板多处钻孔，间距约1cm左右，使板障血管暴露，以便肉芽生长，覆盖裸露之颅骨后，再行种子式植皮，消灭创面。

三、颅骨骨折

【概述】

颅骨骨折（fracture of skull）是指头部骨骼中的一块或多块发生部分或完全断裂的疾病，多由于钝性冲击引起。颅骨骨折依据骨折部位可分为颅盖骨折与颅底骨折。根据骨折的形态不同，可分为线形、凹陷、粉碎和洞形骨折等；此外，视骨折局部与外界是否相通，又可分为闭合性骨折和开放性骨折。

【诊断】

1. 颅盖骨折

对闭合性颅盖骨折，若无明显凹陷仅为线形骨折时，单靠临床征象难以确诊，常要行X线平片检查始得明确。即使对开放性骨折，如欲了解骨折的具体情况，特别是骨折碎片进入颅内的位置和数目，仍有赖于X线摄片检查。

2. 颅底骨折

颅底骨折绝大多数都是由颅盖部骨折线延伸至颅底而致，少数可因头颅挤压伤所造成。

（1）颅前窝骨折　鼻出血或脑脊液鼻漏，眶周淤血呈"熊猫眼征"，可伴嗅神经、视神经损伤。

（2）颅中窝骨折　耳出血或脑脊液耳漏，可伴面神经、听神经损伤。出现颈内动脉海绵窦瘘时可有搏动性突眼。

（3）颅后窝骨折　乳突及枕部皮下淤血，部分出现后组脑神经受损表现。

颅底骨折的诊断主要依靠临床表现，X线平片不易显示颅底骨折，对诊断无助益。CT扫描可利用窗宽和窗距的调节清楚显示骨折的部位，不但对眼眶及视神经管骨折的诊断有帮助，还可了解有无脑损伤，故有重要价值。

【急救与治疗】

（1）颅盖骨折的治疗　颅盖骨折的治疗原则是手术复位。手术指征如下。

① 骨折片陷入颅腔的深度在 1cm 以上。

② 大面积的骨折片陷入颅腔，因骨性压迫或并发出血等引起颅内压增高者。

③ 因骨折片压迫脑组织，引起神经系统体征或癫痫者。

（2）颅底骨折的治疗

① 颅底骨折多数无需特殊治疗，而要着重处理合并的脑损伤和其他并发损伤。

② 耳鼻出血和脑脊液漏，不可堵塞或冲洗，以免引起颅内感染。多数脑脊液漏能在 2 周左右自行停止。持续 4 周以上或伴颅内积气经久不消时，应及时手术，进行脑脊液瘘修补，封闭瘘口。

③ 对碎骨片压迫引起的视神经或面神经损伤，应尽早手术去除骨片。

④ 伴脑脊液漏的颅底骨折属于开放伤，需给予抗生素治疗。

四、脑损伤

【概述】

脑损伤（brain injury）是由暴力作用于头部所造成的一种严重创伤，死亡率在 4%～7%，重度脑损伤的死亡率更高达 50%～60%。脑损伤可分为闭合性脑损伤和开放性脑损伤两大类。

【诊断】

1. 闭合性脑损伤

闭合性脑损伤按损伤程度与损伤部位不同，可分为脑震荡、脑挫裂伤和脑干损伤。

(1) 脑震荡　指头部外伤后短暂的脑功能障碍,伤后昏迷短暂,一般于数分钟或30min内恢复清醒,伤后数日内可有轻度头痛、恶心、呕吐,无神经系统阳性体征。

(2) 脑挫裂伤　是暴力造成脑组织形态上的破损,患者昏迷时间较长;根据脑组织破损的部位不同,可产生不同的神经系统症状与体征,如四肢瘫痪、口眼歪斜和失语等;伴发颅底骨折时,易出现相应部位的颅神经损伤,如嗅神经、动眼神经和面神经、听神经损伤等;存在蛛网膜下腔出血时有头痛和脑膜刺激征;损伤引起脑水肿、导致急性颅内压增高时患者头痛加剧,昏迷加深,甚至出现生命体征改变,严重者也可引发脑疝形成。

(3) 脑干损伤　又可分为原发性和继发性两种,前者由外力直接引起,伤后立即出现症状,后者是由于脑疝时发生移位的脑组织压迫脑干所致,脑干损伤患者表现为伤后持续昏迷、强直、瞳孔大小多变、双眼同向凝视或眼球分离、多数脑神经麻痹和双侧锥体束征等。

2. 开放性脑损伤

开放性脑损伤的临床表现与闭合性脑损伤类同,但有以下特点:①原发意识障碍较轻;②伤道出血,有脑组织和脑脊液外溢;③颅内压增高症状较轻,脑局灶症状较重,颅内可有异物存留,易发生颅内感染;④远期癫痫发生率较高。

许多国家的神经外科采用格拉斯哥昏迷评分法(见附录D)来确定颅脑损伤的程度。

3. 辅助检查

X线检查、CT扫描、MRI检查、脑电图检查、脑脊液检查等。但需要指出的是,颅外伤后患者的伤情是不断变化的,故对伤情的判断,不能固定于某次检查的结果。

【急救与治疗】

(1) 对于昏迷患者应及时作气管切开,以保证呼吸道通畅;

当脑水肿严重,存在明显占位效应,且不能用药物改善并危及生命时,可行减压手术,以清除挫伤而无生机的脑组织和部分无重要功能的脑组织,并行去骨瓣减压。

(2) 对于开放性脑损伤的处理原则是清创止血,变开放伤为闭合伤,并尽早使用抗生素和破伤风抗毒素。

(3) 过度换气疗法是通过引起血管收缩和随后脑血流减少而降低颅内压。过度换气在严重颅脑损伤处理中占有一定地位,因为它能快速地降低颅内压。颅内压增高还可使用20%甘露醇注射液,排出正常脑和脑水肿部分的水分。

(4) 脑损伤常为复合损伤中的一种损伤,在诊治脑损伤时,不要疏漏了身体其他部位损伤的诊断与治疗。

(5) 预防压疮、关节僵硬,预防呼吸道、泌尿道感染,保持口腔清洁,定时吸痰,定时消毒尿道口。便秘的处理可用轻泻剂,勿用高压灌肠。

五、脑震荡

【概述】

脑震荡(concussion of brain)是指头部遭受外力打击后,即刻发生短暂的脑功能障碍。它是最轻的一种脑损伤,经治疗后大多可以治愈。

【诊断】

(1) 伤后立即出现程度不一的意识障碍,表现为神志不清或完全昏迷,持续数秒、数分钟或数十分钟,一般不超过半小时。

(2) 脑震荡恢复期患者常有头昏、头痛、恶心、呕吐、耳鸣、失眠等症状,一般多在数周至数月逐渐消失,但神经系统无阳性体征。

(3) 部分患者清醒后有逆行性遗忘,不能回忆受伤当时乃至伤前一段时间内的情况,脑震荡的程度愈重、原发昏迷时间愈长，其近事遗忘的现象也愈显著。

（4）与轻度脑挫伤临床鉴别困难。如发现意识障碍、头痛加重、呕吐等颅内压增高症状，可疑为迟发性颅内血肿，应及时做 CT 复查，明确诊断，及时治疗。

【急救与治疗】

（1）脑震荡患者伤后应短期留院观察 2～3 天，定时观察意识、瞳孔和生命体征的变化，以便及时发现可能并发的颅内血肿。

（2）早期适当卧床休息 1 周，减少脑力和体力劳动。

（3）对症治疗，如镇静、镇痛等。不能进食的呕吐者，可适当补液。对于烦躁、忧虑、失眠者给予地西泮（安定）、氯氮䓬（利眠宁）等。

（4）做好病情解释，消除顾虑。

第六节 烧伤及其他外科急症

一、烧 伤

【概述】

烧伤（burns）是由热源、电能、化学物质和放射线引起的损伤。以热烧伤最常见。热烧伤一般指热力，包括热液（水、汤、油等）、蒸气、高温气体、火焰、炽热金属液体或固体（如钢水、钢锭）等所引起的组织损害，主要指皮肤和（或）黏膜，严重者也可伤及皮下和（或）黏膜下组织，如肌肉、骨、关节甚至内脏。

【诊断】

1. 深度的判断

采用国际通用三度四分法。

（1）Ⅰ度 又称红斑性烧伤，仅伤及表皮的一部分，但生发层健在，因而增殖再生能力活跃，常于3～5天内愈合，不留瘢痕。

（2）浅Ⅱ度 损伤达真皮浅层，部分生发层健在，表现有大水疱，剧痛，基底潮红，水肿明显。2周可愈，愈后不留瘢痕。

（3）深Ⅱ度 伤及真皮深层，残留皮肤附件。表现水疱小，基底呈浅红或红白相间。疼痛迟钝，拔毛痛，水肿明显。3～4周可愈，留有瘢痕。

（4）Ⅲ度 伤及皮肤全层，甚至可达皮下、肌肉、骨等。创面无水疱，蜡白或焦黄，可见树枝状栓塞血管，触之如皮革，感觉消失，焦痂下水肿。不能自愈。

2. 面积计算

（1）目前比较通用的是以烧伤皮肤面积占全身体表面积的百分数来计算，即中国九分法：在100%的体表总面积中，头颈部占9%（头部、面部、颈部各占3%）；双上肢占9%×2（双上臂7%，双前臂6%，双手5%）；躯干前后包括会阴9%×3（前躯13%，后躯13%，会阴1%）；双下肢（含臀部）占9%×5+1%（男性：双臀5%，双大腿21%，双小腿13%，双足7%；女性：双足和臀各占6%，双大腿21%，双小腿13%）。

小儿面积计算：

$$头颈面积:9+(12-年龄)= \quad \%$$
$$下肢面积:46-(12-年龄)= \quad \%$$

（2）手掌法 以伤者本人手掌五指并拢时占本人体表面积1%。

3. 烧伤严重性分度

（1）轻度 Ⅱ度烧伤面积9%以下。

（2）中度 Ⅱ度烧伤面积10%～29%；或Ⅲ度烧伤面积不足10%。

（3）重度 总面积30%～49%；或Ⅲ度烧伤面积10%～19%；或Ⅱ度、Ⅲ度烧伤面积虽不足上述面积但有休克者，或有复合伤、呼吸道烧伤者。

（4）特重　总面积50％以上；或Ⅲ度烧伤20％以上；或已有严重并发症。

【急救与治疗】

1. 急救

（1）热力烧伤　常用急救方法如下：①尽快脱去着火或沸液浸湿的衣服，特别是化纤衣服，以免着火或衣服上的热液继续作用，使创面加深；②用水将火浇灭，或跳入附近水池、河沟内；③就地打滚压灭火焰，禁止站立或奔跑呼叫，防止头面部烧伤或吸入性损伤；④立即离开密闭和通风不良的现场，以免发生吸入性损伤和窒息；⑤用不易燃材料灭火；⑥冷疗。

（2）化学烧伤　烧伤严重程度与酸碱的性质、浓度及接触时间有关，因此无论何种酸碱烧伤，均因立即用大量清洁水冲洗至少30min以上，一方面可冲淡和清除残留的酸碱，另一方面作为冷疗的一种方式，可减轻疼痛。注意清洁水用水量应足够大，迅速将残余碱从创面冲净，头面部烧伤应首先注意眼尤其是角膜有无烧伤，并优先冲洗。

（3）电烧伤　急救时，应立即立即切断电源，不可在未切断电源时去接触患者，以免自身被电击伤，同时进行人工呼吸、心外按压等处理，并及时转送至就近医院进一步处理。

2. 烧伤创面的保护

伤员脱离现场后，应注意对烧伤创面的保护，防止再次污染。可用就近可得的清洁衣服、被单、床单覆盖创面并予以保暖。如内层能盖以医用纱布等无菌敷料，则更为理想。在现场对烧伤创面处理时，应初步估计烧伤面积和深度。现场急救时，创面尽量不要涂布任何外用药物，尤其是油性的或带有颜色的药物（如汞溴红、甲紫等），以免影响转送到医院后治疗中对烧伤创面深度的判断和清创。对Ⅱ度烧伤的水疱和浮动的水疱表皮最好不要处理。

3. 小面积烧伤

先在无菌条件下行清创术,然后根据烧伤部位选用包扎法或暴露法。包扎法适用于四肢或躯干烧伤。清创后,先将一层油纱布或几层药液纱布铺盖创面,再加厚 2~3cm 的吸收性棉垫或制菌敷料,以绷带均匀地环形包扎。头面、颈、会阴的创面宜用暴露法。创面上可用有制菌、收敛作用的药物涂布。同时行对症处理,如镇痛、抗感染、注射精制破伤风抗毒素等。

4. 大面积烧伤

(1) 创面处理 清创术,包扎或暴露,基本上与小面积烧伤处理相同。有条件者采用暴露法为宜。根据具体情况及深度予以保痂,一次或分次切、削痂植皮。

(2) 全身治疗

① 防治低血容量性休克:在输液过程中应根据患者的精神状态、血压和脉搏、尿量、中心静脉压等情况,随时调整补液量和速度。

② 全身性感染的防治:正确处理创面,定时做创面细菌培养及药敏试验,合理选用抗生素,定时做血培养,防止败血症发生。

③ 支持治疗:尽量鼓励口服高热量饮食,必要时可静脉输入新鲜血浆、水解蛋白和能量合剂及多种维生素和微量元素。

二、脓毒症与菌血症

【概述】

脓毒症(sepsis)是病原菌产生的内毒素、外毒素和它们介导的多种炎症介质吸收后,对机体组织造成的全身损害。若细菌侵入血液循环,血培养阳性,则称为菌血症(bacteremia)。

【诊断】

脓毒症和菌血症常继发于严重创伤后的感染和各种化脓性感

染，致病菌种繁杂、数量多、毒力强。一般起病急骤，病情重，变化快，常合并器官灌注不足。

(1) 革兰氏阳性菌脓毒症　可有或无寒战，发热呈稽留热或弛张热。患者面色潮红，四肢温暖、干燥，多呈谵妄和昏迷。常有皮疹、腹泻、呕吐，可出现转移性脓肿，如皮下脓肿、脾炎、肝肾脓肿等。易并发心肌炎。发生休克的时间较晚，血压下降也较缓慢。

(2) 革兰氏阴性杆菌脓毒症　一般以突然寒战开始，发热可呈间歇热，严重时体温不升或低于正常。患者四肢厥冷、发绀、少尿或无尿。有时白细胞计数增加不明显或反见减少。休克发生早，持续时间长。

(3) 真菌性脓毒症　酷似革兰氏阴性杆菌脓毒症。患者突然发生寒战、高热（39.5～40.0℃），一般情况迅速恶化，出现神志淡漠、嗜睡、血压下降和休克。少数患者尚有消化道出血。周围血象常可呈白血病样反应，出现晚幼粒细胞和中幼粒细胞，白细胞计数可达 $25 \times 10^9/L$。

(4) 辅助检查

① 白细胞计数：明显增高，一般常可达 $(20～30) \times 10^9/L$ 以上，或降低、核左移、幼稚型增多，出现毒性颗粒。

② 细菌学培养（需氧菌和厌氧菌）：血细菌培养和脓液细菌培养。若两项所得的细菌相同，则诊断菌血症确立。但很多患者在发生菌血症前已接受抗菌药物的治疗，以致一次培养很难得到阳性结果。故应在一天内连续数次抽血做细菌培养，抽血时间最好选择在预计发生寒战、发热前，可以提高阳性率。

③ 骨髓细菌培养：血细菌培养阴性，而高度怀疑菌血症时，可行骨髓细菌培养。

④ 真菌培养：疑有真菌性菌血症者，可做尿和血液真菌检查和培养。

【急救与治疗】

临床必须给予积极的综合性治疗，在抗感染的同时，注意纠正电解质紊乱和酸碱失衡,及时掌握心、肺、肝、肾等重要脏器的受累情况并积极处理。

(1) 处理原发感染灶　及早处理原发感染病灶及迁徙病灶。脓肿应及时切开引流;急性腹膜炎、化脓性胆管炎、绞窄性肠梗阻应及时手术去除病因;伤口的坏死组织、异物应予去除,敞开无效腔,充分引流;静脉导管感染时,拔除导管是首要措施。

原发灶一时难以找到时,应注意潜在的感染源和感染途径,如静脉插管、留置尿管和肠源性感染等。疑为肠源性感染的危重患者,应及时纠正休克,尽快恢复肠黏膜的血流灌注;通过早期肠道营养促使肠黏膜的尽快修复;口服肠道生态制剂以维护肠道正常菌群等。

(2) 抗菌药物的应用　可根据原发感染灶的性质,经验性选用抗菌药物。通常选用广谱或联合应用两种抗生素。随后根据治疗效果、病情演变、细菌培养及药敏测定等,有针对性地选用抗感染药物。治疗剂量要足,静脉给药。通常在体温下降、白细胞计数正常、病情好转、局部病灶控制后停药。对全身真菌感染,应停用广谱抗生素并选用酮康唑、两性霉素 B 等抗真菌药物。

(3) 支持疗法　患者应卧床休息,给予营养丰富和易消化的食物。对不能经口进食者,可静脉输注葡萄糖、氨基酸和电解质溶液,必要时可应用静脉高营养。对贫血、低蛋白血症者可给予新鲜血、血浆以改善患者状况,纠正水、电解质紊乱及酸碱代谢失衡。原有基础疾病,如糖尿病、肝硬化等给予相应处理等。

(4) 对症处理　高热者酌情药物或物理降温。严重患者,可用人工冬眠或肾上腺皮质激素,以减轻中毒症状。但应注意人工冬眠对血压有影响,而激素只有在使用大剂量抗生素下才能使用,以免感染扩散;发生休克时,则应积极和迅速地进行抗休克疗法。

(5) 重症患者应加强监护　注意生命体征、神志、尿量、动脉血气等。有血容量不足的表现应扩充血容量,必要时给予多巴胺、多巴酚丁胺以维持组织灌流。

(6) 预后　脓毒症的预后较差,病死率在 20%~50%。

三、破伤风

【概述】

破伤风（tetanus）是由破伤风杆菌侵入人体伤口后，在厌氧环境下生长繁殖，产生嗜神经外毒素而引起全身肌肉强直性痉挛为特点的急性传染病。重型患者可因喉痉挛或继发严重肺部感染而死亡。新生儿破伤风由脐带感染引起，病死率很高。虽然世界卫生组织积极推行了全球免疫计划，据估计全世界每年仍有近百万破伤风病例，数十万新生儿死于破伤风。

【诊断】

1. 临床表现

（1）绝大多数破伤风患者均有外伤史，伤口多先有或合并化脓性感染。一般伤口较深，常有异物及坏死组织残留。部分患者伤口较小而隐蔽，常被患者忽视而致延误诊断和治疗，甚至因病情发展而造成严重后果。

（2）临床常根据患者的特点将破伤风分为轻、中、重三型。

① 轻型：潜伏期超过10天，全身肌强直程度较轻。可在起病后4～7天出现肌肉痉挛性收缩，但持续时间很短，一般数秒钟即停止。

② 中型：潜伏期7～10天，初痉期2～4天。临床肌肉强直显著，具有典型的牙关紧闭及角弓反张。阵发性痉挛持续时间延长，持续10s以上，且发作频率增加，但尚无呼吸困难和喉痉挛发生。

③ 重型：潜伏期短于7天，初痉期多短于48h。全身肌肉强直明显，频繁发生痉挛性肌肉收缩，持续时间长，常致患者发绀，并易致喉痉挛窒息。患者常有高热及肺部感染，或因频繁抽搐缺氧而发生脑水肿。严重者发生昏迷，最终死于呼吸衰竭和全身衰竭。

2. 鉴别诊断

破伤风主要应与引起肌张力增高和阵发性肌肉痉挛的疾病相鉴别。

（1）口腔及咽部疾病可引起张口困难，如咽后壁脓肿、牙周及颞颌关节病等，除局部可查得炎症表现和病变外，一般没有全身肌张力增高和阵发性肌痉挛。

（2）脑膜炎及脑血管意外，特别是蛛网膜下腔出血，可以引起颈强直及四肢肌张力增高，但没有阵发性肌痉挛和外伤史。脑血管意外偶有引起癫痫样发作者，但与破伤风的强直性肌痉挛完全不同。此外，脑脊液常有相应改变，多伴有神志障碍和瘫痪。

（3）手足搐搦症主要表现发作性手足强直性痉挛，但间歇期无全身肌张力增高，化验血钙水平常明显减低，对钙剂治疗有特效。

（4）狂犬病亦可发生咽肌痉挛，表现吞咽和呼吸困难。但有明确被犬咬伤史，临床有特征性的恐水怕风症状，疾病发展主要是全身肌肉麻痹，而没有全身肌张力增高。

（5）癔症患者可表现破伤风的张口困难等症状，一般经暗示治疗或适当镇静后，其痉挛表现可明显缓解。

【急救与治疗】

在破伤风的治疗中，彻底地处理伤口，恰当地控制肌肉痉挛而防止喉痉挛，以及有效地控制肺部感染最为重要。

1. 病原治疗

（1）伤口处理　伤口应认真检查，彻底清除异物和坏死组织。特别是表面已结痂甚至愈合的伤口，常因深部异物及感染的存在，临床的病情可不易控制或继续发展。此时应果断重新切开探查和引流。为充分引流，伤口应敞开而不宜包扎，最好用3%过氧化氢溶液浸泡或反复冲洗以消除厌氧环境。较深、较大、感染严重的伤口周围可用破伤风抗毒血清作环形浸润，以中和不断产生的外毒素。

(2) 破伤风抗毒素（tetanus antitoxin，TAT）的应用 对伤口感染较重及症状明显的患者，应争取发病后早期使用，并根据伤口情况及病情进展决定是否需要重复应用或加局部应用，以中和新产生的毒素。用前应先做皮试，以避免异种血清过敏反应。如皮试阳性，则进行脱敏注射法。以抗血清1∶20稀释开始，0.1mL皮下注射。以后每次注射间隔20min，抗血清稀释及注射方法依次为1∶10稀释0.1mL皮下注射；1∶1稀释0.1mL皮下注射；不稀释0.2mL肌内注射；不稀释0.5mL肌内注射；最后一次将余量全部注射，共6次注射完毕。

(3) 抗生素治疗 抗生素应用的目的仅限于杀灭伤口内的破伤风杆菌繁殖体和同时侵入的需氧化脓菌。破伤风杆菌繁殖体对青霉素敏感，常用剂量为每日给予青霉素160万～240万U，分次肌内注射。如患者对青霉素过敏，或合并肺部感染和伤口感染严重，则应换用或根据细菌培养药敏试验结果选用其他抗生素，单用或联合应用。

2. 对症治疗

选择适当的镇静药和肌肉松弛药进行抗痉挛治疗，能有效地减轻肌强直及阵发性肌痉挛。镇静药常选用氯丙嗪及异丙嗪，肌肉松弛药则首选地西泮。

气管切开术可预防喉痉挛发作引起窒息，以及减轻吸入性肺部感染。

3. 预防

破伤风的预防包括自动免疫、被动免疫和受伤后的清创处理及围生期保护。

第五章
产科常见急症

一、妊娠剧吐

【概述】

早孕 6~12 周期间,多数孕妇有挑食、食欲缺乏、轻度恶心呕吐、头晕、倦怠,称为早孕反应。偶有少数孕妇反应严重,恶心呕吐频繁,不能进食,以致影响身体健康,甚至威胁生命,称为妊娠剧吐(hyperemesis gravidarum)。

【诊断】

(1) 症状 反复呕吐、饮食不进。由于呕吐频繁、饥饿,可引起脱水及电解质紊乱、代谢性酸中毒等严重症状。

(2) 妇科检查 子宫增大变软,与妊娠周相符。

(3) 实验室检查 血容量减少,血细胞比容升高。

【急救与治疗】

对妊娠剧吐者,应对其安慰,进行精神鼓励,解除顾虑。通常应入院观察治疗。

(1) 禁食 2~3 天,病情好转后,逐渐改为软食,宜少食多餐。

(2) 补液 每日静脉滴注5%葡萄糖溶液2000mL及5%葡萄糖盐水1000mL，10%氯化钾20mL，并加入500mg维生素C，100mg维生素B_6，必要时用碳酸氢钠纠正酸中毒。

(3) 镇静止吐 服用维生素B_6、小量氯丙嗪及苯巴比妥。亦可肌内注射甲氧氯普胺（胃复安），每次20~40mg。

二、妊娠高血压疾病

【概述】

妊娠高血压疾病（hypertensive disorder complicating pregnancy），多发于妊娠期20周后，是妊娠特发性疾病。妊娠期高血压疾病包括妊娠期高血压、子痫前期、子痫、慢性高血压并发子痫前期以及妊娠合并慢性高血压。我国发病率为9.4%，国外报道7%~12%。本病严重影响母婴健康，是孕产妇和围生儿发病和死亡的主要原因之一。

【诊断】

根据病史、临床表现、体征和辅助检查即可做出诊断，同时注意有无并发症和凝血机制障碍。

(1) 妊娠期高血压 血压≥18.7/12kPa（140/90mmHg），妊娠期出现，并于产后12周内恢复正常；尿蛋白阴性；可有上腹部不适或血小板减少。产后方可确诊。

(2) 子痫前期 妊娠20周后出现≥18.7/12kPa（140/90mmHg），且尿蛋白≥300mg/24h或（+）。可伴有上腹部不适、头痛、视物模糊等症状。

(3) 子痫 子痫前期孕产妇抽搐，且不能用其他原因解释。

(4) 慢性高血压并发子痫前期 高血压女性在孕20周前无蛋白尿，孕20周后出现尿蛋白≥300mg/24h；或孕20周前突然出现尿蛋白增加、血压进一步升高或血小板减少。

(5) 妊娠合并慢性高血压　妊娠前或孕 20 周前发现血压升高，但妊娠期无明显加重。或孕 20 周后首次诊断高血压，并持续至产后 12 周后。

【急救与治疗】

1. 妊娠期高血压

左侧卧位休息，为保证休息与睡眠，可给镇静药，如地西泮 2.5mg，一日 3 次，摄入足够的蛋白质、蔬菜、铁剂、钙剂等，每日测体重、血压，每 2 日测尿蛋白，监测胎儿宫内情况。

2. 子痫前期

住院治疗。治疗原则：休息、镇解、解痉、降压，合理扩容及利尿，适时终止妊娠。

（1）解痉药物　硫酸镁为首选。25％硫酸镁 20mL＋5％葡萄糖液 100mL 静脉滴注，30min 左右滴完，接着 25％硫酸镁 80mL＋5％葡萄糖液 1000mL，静脉滴注，维持 12h（以 1.5～2.0g/h 速度静脉滴注）。或首次负荷量用 25％硫酸镁 20mL 溶于 10％葡萄糖 20mL 中，缓慢静脉注入（不少于 5min），继以 25％硫酸镁 60mL 溶于 15％葡萄糖 1500mL 中静脉滴注。

硫酸镁应用过程中的毒性反应及注意事项：正常孕妇血清镁浓度 0.75～1.0mmol/L，治疗有效血镁浓度为 1.7～3mmol/L，高于 3mmol/L 可出现中毒症状，首先为膝反射消失，随浓度的增加，出现全身肌张力减弱，呼吸抑制，严重者心搏骤停。因此，应用硫酸镁，特别是较大剂量时，最好在血镁监测下用药。

（2）镇静药物

① 地西泮：2.5～5mg，一日 3 次，口服；10mg，静脉注射或肌内注射。抽搐过程中不可用药，以免导致心搏骤停。

② 巴比妥类：苯巴比妥 0.015～0.03g，一日 3 次。

（3）降压药物　降压时子宫胎盘血供受影响，宜选用不影响心搏量、肾血流量、子宫胎盘灌注量的药物。

① 肼屈嗪（肼苯哒嗪）：能直接扩张周围小动脉降低外周阻

力。此外还有增加心排量、肾血流量及增强子宫胎盘作用,为首选降压药。用法:10~20mg,一日2~3次,口服;40mg+50%葡萄糖液500mL静脉滴注。

② 卡托普利(开搏通):优点是降压效果好.不影响肾血流量,但降低胎盘灌注量。用法:25~50mg,一日3次,口服。

③ 硝苯地平(心痛定):扩张冠状动脉及全身小动脉。口服吸收好,20~30min生效。舌下含服3~5min生效。用法:10mg,一日3~4次,口服。

(4) 扩容治疗　一般不主张,严重的低蛋白血症、贫血可用扩容治疗。扩容剂有白蛋白、血浆、全血、右旋糖酐-40等。扩容应在解痉的基础上,扩容期间严密观察脉搏、呼吸、血压、尿量,防止肺水肿及心力衰竭的发生。

(5) 利尿　仅限全身水肿、肺水肿、脑水肿、心力衰竭、血容量过高且伴有潜在肺水肿者。

① 呋塞米:20~40mg,口服,肌内注射或静脉注射。

② 氢氯噻嗪:25mg,一日2~3次,口服。

③ 甘露醇:20%甘露醇250mL,静脉滴注,15~20min内滴完,因可增加心脏负担,心力衰竭、肺水肿者忌用。

(6) 适时终止妊娠

① 终止妊娠的指征:a.子痫控制后2h;b.子痫前期积极治疗24~48h无明显好转,即使胎儿尚不成熟,但为了母亲的安全;c.子痫前期者,胎儿胎龄已超过34周;d.子痫前期,胎龄不足34周,胎盘功能减退。

② 终止妊娠的方式:a.引产。适用于宫颈条件好,改良Bishop宫颈评分≥6分者,人工破膜加催产素静脉滴注或单用催产素静脉滴注。临产后注意血压波动,硫酸镁仍需给予足量,第一产程适当应用镇静药,缩短第二产程,第三产程防止产后出血。b.剖宫产。适用于有产科指征;宫颈不成熟,不能在短期内经阴道分娩;引产失败;胎盘功能明显减退,胎儿宫内窘迫。

3. 子痫的处理

(1) 护理　专人护理,置患者于安静避光的房间,禁食,给氧，留置导尿管，操作轻柔，记出入量，测血压、脉搏、呼吸，加用床档，若有义齿应取出，上下臼齿之间放置缠以纱布的压舌板。

（2）控制抽搐　①25%硫酸镁20mL加于25%葡萄糖液20mL静脉推注（>5min），继之用以2g/h静脉滴注，同时应用有效镇静药（不用地西泮）；②20%甘露醇200mL快速静滴。

（3）控制血压，纠正缺氧、酸中毒。

（4）其他　抽搐控制后终止妊娠。

4. 预防

（1）建立健全各级妇幼保健网，认真做好孕期保健，妊娠早期检查需测血压，以后定期检查，每次必须测血压、体重与尿常规。及时发现异常，及时治疗，可明显降低子痫发生率。

（2）注意加强孕妇营养与休息。

（3）加强高危人群监护　妊娠中期平均动脉压>85mmHg和翻身试验（roll over test）阳性者，孕晚期易患先兆子痫。原发高血压或肾脏病患者妊娠期易合并先兆子痫。有先兆子痫病史者下次妊娠易再发生先兆子痫。对上述人群应加强孕期检查。

三、自然流产

【概述】

妊娠不足28周，胎儿体重不足1000g而出现妊娠中断现象，称流产（abortion）。自然状态（非人为目的造成）发生的流产，称为自然流产（spontaneous abortion）。流产发生于妊娠12周前者称早期流产，发生在妊娠12周至不足28周称晚期流产。

【诊断】

（1）先兆流产　出现少量阴道流血，可伴轻度下腹痛及腰酸下坠感。子宫大小与妊娠月份相符，宫口未开，胎膜未破，妊娠有希望继续。

(2) 难免流产　流产已不可避免,由先兆流产发展而来。表现为阵发性腹痛加剧,阴道流血增多。伴下腹部阵发性疼痛并逐渐加剧。检查宫颈口已开或胎膜已破,有时可见胚胎组织或胎囊堵于宫口,子宫大小与停经月份相符或略小。

(3) 不全流产　胚胎或胎儿已排出,但部分或全部胎盘尚存留在宫腔内,阴道出血不止,致严重贫血,甚至休克。妇科检查宫口扩张,不断有血液自宫颈口内流出,有时可见胎盘组织堵塞宫颈口,子宫小于停经月份。不全流产易诱发感染。

(4) 完全流产　妊娠产物已全部排出,阴道流血逐渐停止,腹痛消失。检查宫颈口已闭合,子宫大小接近正常。

(5) 稽留流产　胚胎死于宫内,超过8周尚未自然排出,部分患者曾有先兆流产表现。子宫不再增大反而缩小,若已至中期妊娠,孕妇腹部不见增大,胎动消失。妇科检查宫颈口未开,子宫较停经周数小,质地不软,未闻及胎心。妊娠试验阴性,超声检查未见胎动。

(6) 习惯性流产　自然流产连续发生3次或3次以上者,为习惯性流产,每次流产多发生于同一妊娠月份。早期流产可因黄体功能不足、染色体异常等;晚期流产可能为宫颈内口功能不全、子宫畸形等。

(7) 感染性流产　流产过程中,若阴道流血时间过长、有组织残留于宫腔内或无菌操作不严,有可能引起宫腔内感染,严重时感染可扩展到盆腔、腹腔及至全身,出现盆腔炎、腹膜炎、败血症及感染性休克等。

(8) 并发症

① 大出血:是难免流产或不全流产最常见的并发症,严重大出血可导致出血性休克。

② 感染:各种类型的流产均可合并感染,但发生在不全流产者较多,常合并盆腔炎、腹胀炎、全身感染及感染性休克。

【急救与治疗】

自然流产是异常孕卵的自然淘汰,应避免盲目保胎治疗。

（1）先兆流产　估计预后良好者，可行保胎治疗。估计预后不良者，可早行人工流产术。

① 保胎治疗：卧床休息，禁止性生活，HCG动态观察，B超检查以助了解宫内妊娠情况，避免不必要的阴道检查。若胚胎发育正常，90%以上可以安然度过早孕阶段，顺利达到足月妊娠。

② 药物治疗：a. 黄体酮（适用于黄体功能不全）20mg，一日1次，肌内注射；b. 孕晚期流产可用沙丁胺醇、硫酸镁静脉滴注。

（2）难免流产　尽早使胚胎及胎盘完全排出，早期流产可行刮宫术，晚期流产可先用催产素静脉滴注促使子宫收缩，当胎儿胎盘排出后，检查是否完整，必要时再行刮宫，清除宫内残留物。术后必要时给予宫缩药及抗生素。

（3）不全流产　立即行吸宫术或钳刮术，必要时输液、输血并预防感染。

（4）完全流产　不需特殊处理。

（5）稽留流产

① 住院治疗。

② 术前准备：a. 凝血功能检查，如血常规、出凝血时间、血小板计数、血纤维蛋白原、凝血酶原时间、3P试验等，有凝血功能异常时，应在术前纠正；b. 配新鲜血；c. 必要时术前给雌激素5日，以提高子宫肌对催产素的敏感性，促进宫颈软化。

③ 治疗方法：a. 子宫小于12孕周，可行刮宫术，必要时1周后再做刮宫；b. 子宫大于12周，行引产（包括催产素、前列腺素或依沙吖啶等引产）。

（6）习惯性流产

① 女方检查：甲状腺、肾上腺皮质、卵巢功能等内分泌检测，根据B超及子宫输卵管碘油造影以确定有无畸形、宫颈内口松弛（B超下见宫颈内口直径>2cm）、子宫肌瘤、宫腔粘连甚或异物残留。男方检查：包括精液检查。男女双方检查：染色体核型分析、血型及免疫学检查。

② 治疗：a. 病因治疗；b. 原因不明者，可按黄体功能不足以黄体酮一日 10～20mg，用药到妊娠 10 周后，或绒促性素 3000U，隔日肌内注射 1 次；c. 宫颈内口松弛者，孕前做宫颈内口修补术，已妊娠者，于妊娠 14～18 周行宫颈内口环扎术。

（7）感染性流产　治疗原则为控制感染后，再行刮宫。若出血多或药物治疗后，感染仍未控制，可在静脉用广谱抗生素及输血同时，用卵圆钳将宫腔残留组织夹出，不可用刮匙搔刮；术后继续用抗生素，待感染控制后，再行刮宫。感染严重，药物无法控制时，考虑切除子宫。

（8）预防　实际上，绝大多数的流产是可以预防的，预防流产的发生要注意以下几方面。

① 怀孕的年龄要适当。早婚早育者因身体发育不成熟容易引起流产，怀孕时年龄过大也会因生殖功能衰退、染色体发生突变而造成流产，最佳的生育年龄一般在 23～28 岁。

② 如果暂时没有怀孕的打算，应采取避孕措施，避免意外怀孕后人工流产对子宫的损伤。

③ 当流产发生后不要急于再次怀孕，应间隔半年以上，使子宫得到完全恢复，全身的气血得以充盛后再怀孕。

④ 怀孕前先到医院做体检，尤其是以往有流产史者，更应做全面检查，若发现有某方面的疾病，先进行治疗，待疾病治愈后再怀孕。

⑤ 怀孕后避免接触有毒物质，如水银、铅、镉、DDT、放射线等，如工作环境须长期接触这些物质的，可申请调换工种；避免剧烈运动、登高、滑倒、站立过久、穿高跟鞋，避免粗暴的性生活；不要抽烟、喝酒；少吃或不吃煎炸、辛辣等刺激性食物及海带、绿豆、薏米等过于寒凉的食物；保持良好的心态，避免紧张不安、焦虑、抑郁、过度兴奋等不良情绪刺激，尽量不看太过刺激的书籍、电视、电影和戏剧；同时家属应给予孕妇充分的理解、支持、鼓励及热情的帮助，使孕妇保持精神上的安宁和愉快。

⑥ 怀孕前后应避免接触猫、狗、鸟等宠物，以免感染弓形

虫；避免不洁性交而感染支原体、衣原体、单纯疱疹病毒、淋球菌、梅毒螺旋体等。

四、前置胎盘

【概述】

胎盘附着于子宫下段或覆盖在子宫颈内口处，位置低于胎儿的先露部，称为前置胎盘（placenta praevia）。前置胎盘在妊娠中期至妊娠晚期可以出现轻微直至严重的阴道出血，是妊娠期出血的主要原因之一，严重时可威胁母儿生命安全。

前置胎盘可分为：①完全性（中央性）前置胎盘，宫颈内口全部为胎盘组织所覆盖；②部分性前置胎盘，宫颈内口部分为胎盘组织所覆盖；③边缘性前置胎盘，胎盘边缘附着于子宫下段，不超过宫颈内口。

胎盘下缘与宫颈内口的关系，随诊断时期不同（如孕期、临产）而有变化，因此，以处理前的最后一次检查来决定其分类。

【诊断】

（1）妊娠晚期或临产时突然发生无诱因的无痛性反复阴道流血。阴道出血的时间、量、次数与前置胎盘的种类有关：①完全性前置胎盘初次出血约在28周，反复出血的次数频繁，量较多，可因一次大出血而使患者陷入休克；②边缘性前置胎盘初次出血多在妊娠37～40周或临产后，量也较少；③部分性前置胎盘初次出血及出血量介于上述两者之间。

（2）贫血貌与外出血相符。

（3）子宫大小与停经周数相符，先露高浮及胎位异常。宫缩为阵发性，间歇期子宫完全放松，耻骨联合上方可听到胎盘杂音（胎盘附着于后壁则听不到）。

（4）B超检查可明确前置胎盘类型。注意若无阴道流血症状，妊娠34周前，一般不做前置胎盘的诊断。若妊娠中期B超发现胎盘前置者,不宜诊断前置胎盘,而应称胎盘前置状态。

(5) 若诊断已明确或流血过多,不应做阴道检查。

(6) 产后检查胎盘胎膜,前置部分胎盘有陈旧性血块附着,胎膜破口距胎盘边缘小于 7cm。

(7) 并发症 一次急性出血量极多,孕妇可发生出血性休克,严重者可以死亡;胎儿可发生宫内缺氧、窘迫,甚至胎死宫内。

【急救与治疗】

(1) 期待疗法 适用于妊娠 34 周以前,或胎儿体重估计 < 2000g,阴道出血不多,患者一般情况好,胎儿存活。

① 绝对卧床休息,左侧卧位。吸氧,一日 3 次,每次 1h。血止一段时间后可轻微活动。

② 给予宫缩抑制剂:如硫酸镁、硫酸沙丁胺醇以减少子宫下段伸展。

③ 纠正贫血:输血或运用补血药,如硫酸亚铁,0.3~0.6g,一日 3 次;叶酸,10mg,一日 3 次。

④ 促胎儿肺成熟:妊娠 34 周前,地塞米松 5mg,肌内注射,一日 3 次,用 2 日,或 10mg 静脉注射,一日 1 次,共 2 日,1 周后可重复应用。也可羊膜腔给药。

⑤ 适时终止妊娠:一般于妊娠 36 周,胎肺已成熟,可考虑终止妊娠。36 周主动终止妊娠比等到 36 周以上自然发动分娩,围生儿死亡率低。

(2) 终止妊娠 若在观察期间发生大量阴道流血或反复流血,或胎龄达 36 周以后应终止妊娠。

① 剖宫产:完全性前置胎盘及部分性前置胎盘、产妇边缘性前置胎盘及低置胎盘出血较多时,亦应采用剖宫产。

② 阴道分娩:仅适用于边缘性前置胎盘、枕先露,出血不多,估计短时间可结束分娩者。宫口已开大(>2cm 以上),可行人工破膜,除可加速分娩,尚有胎头下降、压迫胎盘止血的作用。

(3) 其他　产后常规应用宫缩药、抗生素防止后感染，继续纠正贫血。

(4) 预防　宣传推广避孕，防止多产，避免多次刮宫或宫腔感染，以免发生子宫内膜损伤或子宫内膜炎。加强产前检查及宣教，对妊娠期出血，无论出血量多少均须及时就医，以做到早期诊断，正确处理。

五、胎盘早剥

【概述】

妊娠 20 周后或分娩期，正常位置的胎盘在胎儿娩出前，部分或全部从子宫壁剥离称胎盘早剥（placental abruption），是妊娠晚期出血常见原因之一。胎盘早剥往往起病急骤，进展快，如诊断处理不及时会发生严重并发症如弥散性血管内凝血（DIC）、肾衰竭及产后出血，严重威胁母儿生命。

【诊断】

国外多采用 Sher（1985）分类法，将胎盘早剥分为Ⅰ、Ⅱ、Ⅲ度。Ⅰ度：轻症，产后根据胎盘后血肿诊断。Ⅱ度：中间型，有胎心变化和临床症状。Ⅲ度：重症，胎儿死亡，Ⅲa，无凝血功能障碍；Ⅲb有凝血功能障碍。我国教科书将其分成轻、重两型。轻型相当于 SherⅠ度，重型包括 SherⅡ、Ⅲ度。

胎盘早剥最常见的典型症状是伴有疼痛性的阴道出血，然而胎盘早剥的症状和体征的变化是较大的。

(1) 轻型胎盘早剥　面积小，一般不超过 1/3。以阴道流血为主要症状。腹部检查子宫软，压痛不明显，子宫大小与妊娠周相符，胎位清楚，胎心音存在。

(2) 重型胎盘早剥　面积常超过 1/3。以剧烈腹痛为主要症状，常伴贫血和休克。腹部检查子宫呈痉挛性收缩，硬如木板，有明显压痛。内出血多时，子宫可大于妊娠周，胎位不清，胎心音多消失。若剥离面超过胎盘面积的1/2,胎儿因缺氧死亡。

(3) B超检查　见胎盘后血肿,胎盘绒毛膜板向羊膜腔突出。

(4) 实验室检查　如血常规、血小板、出凝血时间、DIC筛选试验及纤溶确诊试验。

(5) 鉴别诊断

① 前置胎盘:前置胎盘的出血无诱因,为无痛性阴道流血,可反复发生,子宫收缩为阵发性,间歇期完全放松,无压痛,贫血程度与外出血量相符,B超可发现胎盘位置低,无胎盘后血肿。

② 先兆子宫破裂:往往发生在梗阻性分娩过程中,或有剖宫产史,子宫下段有压痛,并出现病理性缩复环,患者有强烈宫缩,阴道出血量少,血尿。

【急救与治疗】

(1) 轻型病例亦应住院观察;重型患者应在发病后6h内终止妊娠。

① 经阴道分娩:经产妇一般情况较好,病情较轻以显性出血为主,子宫颈口已开大,估计短时间内能迅速结束分娩者,可选择经阴道分娩。胎儿娩出后,立即人工剥离胎盘,及时应用催产素并按摩子宫,密切观察子宫缩复情况及阴道出血量,有无凝血块。

② 剖宫产:因剖宫产是快速终止妊娠、抢救母儿生命的有效措施,出现下列情况应立即行剖宫产术。a. 重型胎盘早剥,特别是初产妇,不能在短时间内结束分娩者;b. 轻型胎盘早剥,出现胎儿窘迫征象,须抢救胎儿者;c. 重型胎盘早剥,孕妇病情恶化,即使胎死宫内者;d. 破膜后产程无进展者。

剖宫产取出胎儿与胎盘后,应立即给予宫缩药并按摩子宫,子宫收缩良好可以控制产后出血。若发现子宫胎盘卒中,经上述处理并给予热盐水纱垫湿热敷子宫,多数子宫收缩转佳。若不奏效可行子宫动脉上行支结扎,或用可吸收线大8字缝合卒中部位的浆肌层,多能止血而保留子宫。万一子宫不收缩,出血多且血液不凝,应快速输入新鲜血,并当机立断行子宫切除术。

(2) 并发症治疗

① 补充血容量,纠正失血性休克:措施包括输新鲜血,纠正休克和酸碱平衡,胎盘娩出后立即用宫缩药,按摩子宫,也可宫腔填塞纱条等。

② 子宫胎盘卒中:术中应用宫缩药(催产素、麦角新碱、米索前列醇),并可用温盐水纱布热敷子宫。另外结扎双侧子宫动脉上行支或双侧髂内动脉、宫腔纱条填塞均是保留子宫可选择的手段,如果无效或血液不凝应立即行子宫切除术。

③ 凝血功能障碍处理:输新鲜血及纤维蛋白原。肝素适用于 DIC 高凝阶段及不能直接去除病因者,抗纤溶药适用 DIC 纤溶亢进阶段。

④ 防止肾衰竭:抢救过程中注意尿量,如每小时<30mL,应补充血容量,<17mL 或无尿时,应考虑肾衰竭的可能,可用 20% 甘露醇 250mL 快速静脉滴注,呋塞米 40~80mg 静脉推注以利尿,必要时可重复用。如出现器质性肾衰竭,需同肾内科共同治疗。

(3) 预防　加强产前检查,积极预防与治疗妊娠高血压综合征;对合并高血压病、慢性肾炎等高危妊娠应加强管理;妊娠晚期避免仰卧位及腹部外伤;胎位异常行外倒转术纠正胎位时,操作必须轻柔;处理羊水过多或双胎分娩时,避免宫腔内压骤然降低。

六、早　产

【概述】

早产(premature delivery)是指妊娠满 28 周至不足 37 周间分娩者。此时娩出的新生儿称早产儿,体重 1000~2499g。国内早产占分娩总数的 5%~15%。约 15% 的早产儿死于新生儿期。

【诊断】

早产的主要临床表现是子宫收缩，最初为不规律宫缩，常伴有少量阴道出血或血性分泌物，以后发展为规律宫缩。若子宫收缩较规则，间隔 5~6min，持续 30s 以上，伴宫颈管缩短以及宫口进行性扩张，有时甚至伴有阴道分泌物排出，宫颈口扩张或胎膜早破，可诊断为早产临产。

① 如子宫收缩间歇时间在 10min 以内，有逐渐缩短的趋势，收缩持续时间 20~30s，并有逐渐延长的倾向，则可认为是先兆早产的表现。

② 当有规则宫缩出现，子宫颈口进行性扩张至 2cm，属临产。如规则宫缩不断加强，子宫颈口扩展至 4cm 或胎膜破裂，则早产将不可避免。

【急救与治疗】

1. 一般治疗

卧床休息，左侧卧位。可给予吸氧治疗等。

2. 药物治疗

凡具备以下条件应设法抑制宫缩，尽可能使妊娠继续：胎儿存活，无窘迫表现，估计出生后其生活能力低于正常；胎膜未破，宫口扩张＜4cm；如伴有内、外科合并症或产科并发症并不加重母亲病情亦不影响胎儿生存。

（1）β肾上腺素受体激动药　①利托君 150mg＋5％葡萄糖液 500mL 静脉滴注，宫缩抑制后持续滴注 12h，再改为口服 10mg，一日 4 次；②硫酸沙丁胺醇 2.4~4.8mg，一日 3~4 次，口服，首次量 4.8mg。

（2）硫酸镁　使用同妊娠高血压疾病。

（3）前列腺素抑制药　有可能促进胎儿动脉导管闭合，此类药物较少应用，必要时可短期（不超过 1 周）服用，如吲哚美辛、阿司匹林。

(4) 钙通道阻滞药 硝苯地平30～40mg/d,可分为3～4次服用,舌下含服作用快。

3. 分娩处理

如胎膜已破,妊娠无法继续,应尽量提高未成熟儿的存活率。控制感染,预防新生儿呼吸窘迫综合征。

①如分娩不可避免,应立即停止使用宫缩抑制药;②左侧卧位;③吸氧,第一产程间歇吸氧,第二产程持续吸氧;④缩短第二产程,会阴切开,减少盆底对胎头的阻力,防止早产儿颅内出血;⑤早产儿出生后的护理。

4. 预防

预防早产是降低围生儿死亡率的重要措施之一。①定期产前检查,指导孕期卫生,对可能引起早产的因素应充分重视;②切实加强对高危妊娠的管理,积极治疗妊娠合并症,预防胎膜早破,预防亚临床感染;③宫颈内口松弛者应于妊娠14～16周行宫颈内口环扎术。

七、过期妊娠

【概述】

妊娠达到或超过42周,称为过期妊娠(postterm pregnancy)。其发生率占妊娠总数的5%～12%。过期妊娠的胎儿围生病率和死亡率增高。初产妇过期妊娠胎儿较经产妇者危险性增加。

过期妊娠可能与内源性前列腺素和雌二醇分泌不足、孕酮水平增高有关。胎盘功能正常的过期妊娠,胎儿继续生长,体重增加甚至成为巨大儿,颅骨钙化,不易变形,阴道分娩困难。胎盘功能不全的过期妊娠,胎儿窘迫,围生儿死亡率增加。

【诊断】

(1) 怀孕期≥42周。

(2) 胎动较前减少。

(3) 宫底高度、腹围较大或小于孕周。

(4) 超声波提示羊水减少。

(5) 胎心电子监护仪无应激试验（NST）出现异常。

(6) 尿雌三醇24h值偏低。

(7) 实验室检查

① 胎动计数：由于每个胎儿的活动量各异，不同孕妇自我感觉的胎动数差异很大。一般认为12h内胎动累计数不得少于10次，故12h内少于10次或逐日下降超过50%，而又不能恢复，应视为胎盘功能不良，胎儿有缺氧存在。

② 测定尿雌三醇与肌酐（E/C）比值：采用单次尿测定E/C比值。E/C比值在正常情况下应大于15，若E/C比值<10表明胎盘功能减退。

③ 胎儿监护仪检测：无应激试验（NST）每周2次，NST有反应型提示胎儿无缺氧，NST无反应型需做宫缩应激试验（CST），CST多次反复出现胎心晚期减速者，提示胎儿有缺氧。

④ 超声监测：每周1~2次B型超声监测，观察胎动、胎儿肌张力、胎儿呼吸样运动及羊水量等。羊水暗区直径<3cm提示胎盘功能不全，<2cm提示胎儿危险。彩色超声多普勒检查尚可通过测定胎儿脐血流来判断胎盘功能与胎儿安危。

【急救与治疗】

妊娠≥41周应加强监测，根据监测的情况适时终止妊娠。

1. 终止妊娠的指标

已确诊过期妊娠，若有下列情况之一应立即终止妊娠。

(1) 宫颈条件成熟。

(2) 胎儿≥4000g或宫内发育迟缓（IUGR）。

(3) 12h内胎动累计数<10次或NST为无反应型，CST阳性或可疑时。

(4) 持续低E/C比值。

(5) 羊水过少（羊水暗区直径<3cm）或羊水粪染。

（6）并发中度或重度妊娠期高血压疾病。

2. 终止妊娠的方法

（1）宫颈成熟者，人工破膜并在严密监护下阴道试产。

（2）宫颈未成熟者，可用促宫颈成熟治疗，包括催产素、前列腺素、硫酸普拉睾酮钠等方法。

（3）胎盘功能不全、胎儿宫内窘迫、羊水过少、巨大儿、引产失败、人工破膜后羊水黄染及产程进展缓慢等立即行剖宫产。

3. 产时监护及处理

即使产前监护正常，临产后宫缩力仍可影响胎盘血循环而导致胎儿宫内窘迫，故应加强产时的监护。

过期妊娠时，常伴有胎儿窘迫、羊水粪染，分娩时应做相应准备。要求在胎肩娩出前用负压吸球或吸痰管吸净胎儿鼻咽部分泌物，对于分娩后胎粪超过声带者应用喉镜直视下吸出气管内容物，并做详细记录。过期儿病率和死亡率均高，应及时发现和处理新生儿窒息、脱水、低血容量及代谢性酸中毒等并发症。

4. 自我监测

孕妇和家人应自我监测胎动次数和胎心音记数。

（1）孕妇每日可在早、中、晚各检测胎动次数一次，每次 1h，3h 总和乘以 4 得出 12h 的胎动次数，如果 12h 总数少于 10 次，提示胎儿缺氧。或从胎动减少到胎心音消失不超过 24～48h，故一旦胎动减少，应及时到医院检查处理。

（2）胎儿的心率在 120～160 次/分，高于或低于此数值都提示胎儿缺氧，孕妇的丈夫或家人可直接将耳贴近腹壁，每日听胎心并记数，如发现胎心低于 120 次/分时可能表示胎儿窘迫，须立即到医院处理。

八、妊娠合并心脏病

【概述】

妊娠合并心脏病（pregnancy associated with cardiac disease）

是妇产科严重的合并症,是孕产妇死亡的主要原因,发病率0.5%～1.5%。由于妊娠,子宫增大,血容量增多,加重了心脏负担,分娩时子宫及全身骨骼肌收缩使大量血液涌向心脏,产后循环血量的增加,均易使有病变的心脏发生心力衰竭。妊娠合并心脏病、妊娠高血压综合征、产后出血同列为产妇死亡的三大原因。

妊娠合并心脏病以风湿性心脏病最为常见,占80%左右,尤以二尖瓣狭窄最为多见。同时,由于长期慢性缺氧,致胎儿宫内发育不良和胎儿窘迫。临床上尚有先天性心脏病、妊娠高血压综合征心脏病、围生期心脏病、贫血性心脏病等。心脏病患者能否安全渡过妊娠、分娩关,取决于心脏功能,故对此病必须高度重视。

妊娠期、分娩期及产褥期心血管系统的正常生理变化如下。

1. 妊娠期

(1) 血容量　孕32～34周时达高峰,总血容量比未孕时增加35%。

(2) 心率增加　自孕14周开始.每分钟增加10～15次。

(3) 心输出量增加　每次心排出量比孕前增加20%～40%。

(4) 子宫解剖位置的改变　机械性增加心脏负担。

2. 分娩期

(1) 第一产程　每次宫缩时约有500mL血液被挤入体循环,导致右心房压增加15%,心搏量增加20%,平均动脉压增加10%。

(2) 第二产程　心脏负担最重。

① 子宫收缩而增加的心脏负担继续存在。

② 腹肌、骨骼肌收缩,外周阻力增加。

③ 产妇屏气用力,肺循环压力增加;内脏血流入心脏。

(3) 第三产程　腹压骤减,回心血量淤滞内脏血管,周围循环衰竭;胎盘循环消失,排空的子宫收缩,大量血液进入血循环。心脏前负担增加。

3. 产褥期

(1) 产后 24~48h,子宫缩复,大量血液进入体循环。

(2) 组织内水分回收到体循环。

总之,妊娠 32~34 周、分娩期及产褥期最初 3 日内,心脏负担最重,是患有心脏病孕产妇最易发生心力衰竭的危险时期。

【诊断】

1. 妊娠合并心脏病

(1) 妊娠前有心脏病的病史及风湿热的病史。

(2) 出现心功能异常的有关症状,如劳力性呼吸困难、经常性夜间端坐呼吸、咯血、经常性胸闷胸痛等。

(3) 发绀、杵状指、持续性颈静脉怒张。

(4) 心脏听诊有舒张期杂音或粗糙的全收缩期杂音。

(5) 心电图有严重的心律失常,如心房颤动、心房扑动、三度房室传导阻滞、ST 段及 T 波异常改变等。

(6) X 线片或二维超声心动图检查显示显著的心界扩大及心脏结构异常。

2. 心脏病心功能分级

(1) 1 级 患者活动不受任何限制,一般的体力劳动不引起过度疲劳、心悸、呼吸困难或心绞痛。

(2) 2 级 患者体力活动轻度受限,一般的体力劳动即引起疲劳、心悸、呼吸困难或心绞痛。

(3) 3 级 患者体力活动严重受限,稍有活动即引起疲劳、心悸、呼吸困难或心绞痛。

(4) 4 级 患者不能进行任何体力活动。休息时即有心脏供血不足或心绞痛症状,活动后更觉不适。

3. 妊娠期早期心力衰竭的诊断

(1) 轻微活动后即出现胸闷、心悸、气急。

(2) 休息时心率>110 次/分,呼吸>20 次/分。

(3) 夜间常因胸闷需坐起呼吸或到窗口呼吸新鲜空气。

(4) 肺底部有少量持续性湿啰音，咳嗽后不消失。

4. 心脏病可否妊娠的依据

(1) 可以妊娠　心功能Ⅰ级、Ⅱ级，既往无心力衰竭史，亦无其他并发症者。

(2) 不宜妊娠　心功能Ⅲ级、Ⅳ级，既往有心力衰竭史，肺动脉高压、严重心律失常、年龄＞35 岁，心脏病程较长、活动性风湿热、并发细菌性心内膜炎、先天性心脏病有明显发绀。

【急救与治疗】

1. 不宜妊娠者

(1) 心脏病变较重，心功能 3 级以上，或曾有心力衰竭史者。

(2) 风湿性心脏病伴有肺动脉高压、慢性心房颤动、高度房室传导阻滞，或近期内并发细菌性心内膜炎者。

(3) 先心病有明显发绀或肺动脉高压。

(4) 合并其他较严重的疾病，如肾炎、重度高血压、肺结核等。

在妊娠 12 周前行人工流产。但如妊娠已超过 3 个月，一般不考虑终止妊娠，因对有病心脏来说，此时终止妊娠其危险性不亚于继续妊娠。如已发生心力衰竭，则仍以适时终止妊娠为宜，在严密监护下行剖宫取胎术。

2. 适宜妊娠者

(1) 妊娠期　①每日保证 10h 睡眠；②高蛋白、高维生素饮食，减少脂肪摄入量。孕 4 月起限盐摄入。一日量不超过 4～5g。整个孕期体重增加不宜超过 10kg；③消除、纠正各种妨碍心功能、易引起心力衰竭的因素，如贫血、妊娠高血压疾病、上呼吸道感染等；④早期心力衰竭者用地高辛 0.25mg，一日 1～2 次，2～3 日后根据病情改为 0.125mg，一日 1～2 次。病情好转停药；⑤加强产前检查，胎儿监护。

(2) 分娩期　心功能 1 级、2 级，胎儿中等大小，胎位正常，宫颈条件好者，除有产科手术指征外，可考虑阴道分娩。心功能 3～4 级、有产科手术指征应择期剖宫产。近年来对心脏病孕妇多主张放宽剖宫产指征，已有心力衰竭者，应先控制心力衰竭后再行手术比较安全。分娩期处理如下。

① 第一产程：a. 抗生素预防感染，直到产后 1 周；b. 适当给予镇静药如地西泮、哌替啶；c. 观察血压、脉搏、呼吸、心率、心律，出现心力衰竭时用毛花苷 C（西地兰）0.4mg+50%葡萄糖液 20mL，静脉注射，必要时每隔 4～6h 重复给药 1 次，每次 0.2mg。24h 总量不超过 1mg。

② 第二产程：宫口开全，可行会阴侧切，胎吸助娩，尽快缩短第二产程。

③ 第三产程：a. 孕妇腹部放置沙袋；b. 必要时给镇静药如吗啡 10mg 或哌替啶 100mg；c. 子宫收缩差可用催产素，但禁用麦角新碱（增加外周阻力）；d. 输血时应注意速度。

(3) 产褥期　①继续用抗生素预防感染；②保证产妇充分休息，必要时用小剂量镇静药；③心功能 3 级以上者不宜哺乳。

九、胎膜早破

【概述】

胎膜早破（premature rupture of membrane，PROM）指胎膜在临产前破裂，是引起早产、脐带脱垂、围生儿死亡、宫内感染和产后感染的常见病之一。胎膜早破发生率占分娩总数的 6%～12%。

【诊断】

(1) 一般情况　妊娠晚期胎膜破裂时，孕妇可突然感到有水自阴道流出，时多时少，持续不断，上推胎先露时，流液量增多，阴道消毒窥镜检查见液体自宫口内流出。

（2）实验室检查

① 阴道液酸碱度测定：正常阴道液 pH 值为 4.5～5.5，羊水 pH 值为 7.0～7.5。若阴道液 pH 值≥6.5 视为阳性。

② 阴道液涂片检查：取后穹窿液体，涂片，烘干镜检。若是羊水，可见羊齿叶状结晶。涂片用 0.5‰亚甲蓝染色，可见胎儿皮肤上皮及毳毛为淡蓝色或不着色。苏丹Ⅲ染色见橘黄色脂肪小粒。0.5％硫酸尼罗蓝染色见橘黄色胎儿上皮细胞。

③ 羊膜镜：看不到前羊膜囊，可直视胎儿先露部。

④ 超声诊断：前羊膜囊消失、破膜超过 24h 者，羊水深度＜3cm。

⑤ 会阴部置消毒垫：以观察 24h 的变化，尤对间歇性流液者更适用。

【急救与治疗】

（1）妊娠 28～35 周不伴感染，羊水平段≥2cm 可采用期待疗法。①住院、卧床休息、避免不必要的肛门检查和阴道检查，保持外阴清洁，注意宫缩与羊水性状、气味，测体温与血常规；②预防性应用抗生素；③应用子宫收缩抑制药，如硫酸镁、沙丁胺醇（舒喘灵）等；④促胎儿成熟，如肌内注射地塞米松 10mg，每日 1 次，连用 3～5 天为 1 疗程；⑤加强 B 超监测，若羊水平段≤2cm 应考虑终止妊娠。

（2）妊娠＜28 周者，因胎儿存活率很低，宜尽快终止妊娠。

（3）妊娠达 35 周以上者，分娩已发动，应在加强胎儿监护情况下待其自然分娩，若破膜超过 12h，应用抗生素防止感染，超过 24h 未临产，用催产素引产。有剖宫产指征者，应及时行剖宫产术。

（4）预防

① 坚持定期做产前检查。

② 孕中晚期不要进行剧烈活动，生活和工作都不宜过于劳累，每天保持愉快的心情，适当地到外面散步。

③ 不宜走长路或跑步，走路要当心以免摔倒，特别是上下楼梯时，切勿提重东西以及长时间在路途颠簸。

④ 孕期减少性生活，特别是怀孕晚期 3 个月。怀孕最后 1 个月禁止性生活，以免刺激子宫造成羊水早破。

十、脐带先露、脐带脱垂

【概述】

若胎膜未破，脐带位于胎先露前方或一侧时，称脐带先露（presentation of cord）。胎膜已破，脐带脱出宫口或阴道者，称脐带脱垂（prolapse of cord）。若胎膜已破，脐带随先露部下降至子宫下段之间，称隐性脐带脱垂。

【诊断】

此症多见于臀位、横位、骨盆狭窄或宽大；在羊水过多、低位胎盘、脐带过长、多胎妊娠、早产及早期破膜时也可发生。

脐带先露或脱垂对产妇的影响不大，只是增加手术产率。对胎儿则危害甚大。脐带先露或脱垂，胎先露部尚未入盆，胎膜未破者，可仅在宫缩时胎先露部被迫下降，脐带可因一时性受压致使胎心率异常。若胎先露部已入盆，胎膜已破者，脐带受压于胎者先露部与骨盆之间，引起胎儿缺氧，胎心率必然有改变，甚至完全消失，以头先露最严重，肩先露最轻。若脐带血循环阻断超过 7~8min，则胎死宫内。临床表现为如下。

(1) 胎动、宫缩后胎心率有变化，出现过快、过慢或不规律时，改变体位，上推先露部及抬高产妇臀部，胎心率好转，考虑脐带先露可能。若胎膜已破，应考虑脐带脱垂，行阴道检查。如羊水中出现草绿色胎便，提示胎儿有窘迫征象。

(2) 阴道检查　在宫颈管口或阴道内看到或触到脐带，可确诊脐带脱垂。如触不到脐带，而胎心音一直无好转，应疑隐性脐带脱垂。

(3) B超 可发现脐带先露(阴道探头显影更清晰)。

【急救与治疗】

(1) 胎膜未破、脐带先露者,产妇取头低臀高位,密切观察胎心音,若宫缩好,等待胎先露衔接,宫口逐渐扩张,观察胎心仍良好,可经阴道分娩,否则立即行剖宫产术。

(2) 胎膜已破,脐带脱垂,有搏动感,表明胎儿存活,应立即娩出胎儿。①宫口开全,胎先露在坐骨棘水平以下行产钳术或胎头吸引术,胎位异常者行剖宫产术。②宫口未开全,应行剖宫产术。③脐带搏动消失,胎儿已死亡,可等待自然分娩。若胎心刚突然消失,应紧急剖宫产。

十一、臀先露

【概述】

臀先露(breech presentation)是最常见的异常胎位,占妊娠足月分娩总数的3‰~4‰,围生儿死亡率高,是枕先露的3~8倍。臀先露以骶骨为指示点,分为骶左前、骶左横、骶左后、骶右前、骶右横、骶右后6种胎位。

【诊断】

1. 分型

临床上根据胎儿双下肢所取姿势,分为以下3类。

(1) 单臀先露 最多见。胎儿双髋关节屈曲,双膝关节伸直,先露为臀,又称腿直臀先露。

(2) 完全臀先露 较多见。胎儿双膝关节及双髋关节均屈曲,先露为臀和双足,又称混合臀先露。

(3) 不完全臀先露 最少见。以一足或双足、一膝或双膝或一足一膝为先露。膝先露为暂时的,产程开始后转为足先露。

2. 临床表现

（1）症状　孕妇常感季肋部顶胀感。临产后由于胎臀胎足不能充分扩张子宫下段及宫颈内口，常致宫缩乏力，产程延长。

（2）腹部检查　子宫呈纵椭圆形，胎头纵轴和母体纵轴一致。胎头位于宫底部，硬而圆有浮球感。耻骨联合上可及不规则、软而宽的胎臀。胎心在脐上缘或脐周围听得最清楚。

（3）肛门检查及阴道检查　肛门检查可触及软而不规则的胎臀、胎足或胎膝，但多数经阴道检查可确诊及决定分娩方式。

3. 辅助检查

B超检查、胎心音监护仪等。

【急救与治疗】

1. 妊娠期

妊娠期若30周后仍为臀位，应矫正，方法如下。

（1）胸膝卧位　让孕妇排空膀胱，松解裤带，胸膝卧位的姿势，每日2次，每次15min，连续做1周后复查。这种姿势可使胎臀退出盆腔，借助胎儿重心的改变，使胎头与胎背所形成的弧形顺着宫底弧面滑动完成。

（2）外倒转术　应用上述矫正方法无效者，于妊娠32～34周时，可行外倒转术。因有发生胎盘早剥、脐带缠绕等严重并发症的可能，应用时要慎重，术前半小时口服沙丁胺醇。行外倒转术时，最好在B型超声监测下进行。孕妇平卧，露出腹壁。查清胎位，听胎心率。步骤包括松动胎先露部（两手插入先露部下方向上提拉，使之松动）、转胎（两手把握胎儿两端，一手将胎头沿胎儿腹侧轻轻向骨盆入口推移，另手将胎臀上推，与推胎头动作配合，直至转为头先露）。动作应轻柔，间断进行。若术中或术后发现胎动频繁而剧烈、胎心率异常，应停止转动并退回原始位并观察半小时。

2. 分娩期

（1）选择性剖宫产　狭窄骨盆、软产道异常、胎儿体重>

3500g、胎儿窘迫、高龄初产、有难产史、不完全臀先露等,均应行剖宫产术结束分娩。

(2) 阴道分娩

① 第一产程:产妇应侧卧,不宜站立走动。少做肛门检查,不灌肠,尽量避免胎膜破裂。

② 第二产程:接产前,应导尿排空膀胱。初产妇应作会阴侧切术。有3种分娩方式,如下。

a. 自然分娩。胎儿自然娩出,不作任何牵拉。临床上极少见,仅见于经产妇、胎儿小、宫缩强、产道正常者。

b. 臀助产术。当胎臀自然娩出至脐部后,胎肩及后出胎头由接产者协助娩出。脐部娩出后,一般应在2~3min娩出胎头,最长不能超过8min。

c. 臀牵引术。胎儿全部由接产者牵拉娩出,此种手术对胎儿损伤大,不宜采用。

③ 第三产程:产程延长易并发子宫乏力性出血。胎盘娩出后,应肌内注射催产素,防止产后出血。行手术操作及有软产道损伤者,应及时缝合,并给抗生素预防感染。

十二、肩先露

【概述】

肩先露(shoulder presentation)是指胎体纵轴与母体纵轴相垂直,胎儿横卧在骨盆入口之上,先露部为肩。肩先露是对母儿最不利的胎位,除死胎及早产儿胎体娩出外,足月活胎不能经阴道娩出。

按胎肩胛位居母体的前、后方和胎头居于母体左、右侧,分为左肩前位、左肩后位或右肩前位、右肩后位4种。

【诊断】

(1) 临床表现 先露部胎肩不能紧贴子宫下段及宫颈,易发生宫缩乏力；胎肩对宫颈压力不均，易发生胎膜早破。破膜后羊水外流，胎儿上肢或脐带容易脱出，导致胎儿窘迫甚至死亡。随着宫缩加强，胎肩及胸廓一部分挤入盆腔内，胎体弯曲，胎颈拉长，上肢脱出于阴道口外，胎头和胎臀仍被阻于骨盆入口上方，形成嵌顿性（或称忽略性）肩先露。宫缩继续加强，子宫上段越来越厚。子宫下段被动扩张越来越薄，子宫上下段肌壁厚薄悬殊，形成环状凹陷，此环状凹陷随宫缩逐渐升高，可高达脐上，形成病理缩复环，是子宫破裂先兆，若不及时处理，将发生子宫破裂。

（2）腹部检查　子宫呈横椭圆形，子宫横径宽。宫底部及耻骨联合上方空虚，在母体腹部一侧触到胎头，另一侧触到胎臀。胎心在脐周两侧最清楚。

（3）肛门检查及阴道检查　胎膜未破者，肛门检查不易触及胎先露部。胎膜已破、宫口已扩张者，阴道检查可触到肩胛骨或肩峰、肋骨及腋窝。腋窝尖端指向胎儿头端，据此决定胎头在母体左（右）侧。肩胛骨朝向母体前（后）方决定肩前（后）位。如胎头在母体右侧，肩胛骨朝向后方，则为右肩后位。胎手若脱出阴道口外，可用握手法，检查者只能与胎儿同侧手相握。例如右肩前位时左手脱出，检查者用左手与胎儿左手相握。

（4）B超检查　能确定肩先露具体胎位。

【急救与治疗】

（1）妊娠期　妊娠后期发现肩先露应及时矫正。可采用胸膝卧位、激光照射至阴穴。上述矫正方法无效，试行外倒转术，若外倒转术失败，应提前住院决定分娩方式。

（2）分娩期处理

① 足月活胎伴产科指征（如狭窄骨盆、前置胎盘、有难产史等）应于临产前剖宫产。

② 初产妇、足月活胎应剖宫产。

③ 经产妇、足月活胎应剖宫产。若宫口开大5cm以上，破膜不久，羊水未流尽，可在乙醚深麻醉下行内倒转术，转成臀先

露，待宫口开全助产娩出。

④ 出现先兆子宫破裂或子宫破裂征象，无论胎儿死活，均应立即剖宫产。术中发现宫腔感染严重，应将子宫一并切除。

⑤ 胎儿已死，无先兆子宫破裂征象，宫口近开全，在全身麻醉下行断头术或碎胎术。术后应常规检查子宫下段、宫颈及阴道有无裂伤。有裂伤应及时缝合。预防产后出血，给抗生素预防感染。

（3）产后处理

① 产后常规应用足量广谱抗生素。

② 阴道手术产后，检查软产道，排除产道损伤。

③ 出现血尿，应放置持续导尿管2周，以防发生尿瘘。

（4）预防　加强产前检查，避免发生横位，或在产前检查时一经发现横位，应及时纠正。

十三、持续性枕后位或枕横位

【概述】

在分娩过程中，胎头以枕后位或枕横位衔接，在下降过程中，胎头枕部因强有力宫缩，绝大多数能向前转135°或90°，转成枕前位而自然分娩。若胎头枕骨持续不能转向前方，直至分娩后期仍然位于母体骨盆的后方或侧方，致使分娩发生困难者，称为持续性枕后位（persistent occipitoposterior position）或持续性枕横位（persistent occipitotransverse position）。

【诊断】

（1）临床表现　临产后胎头衔接较晚及俯屈不良，由于枕后位的胎先露部不易紧贴宫颈及子宫下段，常导致协调性子宫收缩乏力及宫颈扩张缓慢。因枕骨持续位于骨盆后方压迫直肠，产妇自觉肛门坠胀及排便感，致使宫口尚未开全时，过早使用腹压，容易导致宫颈前唇水肿和产妇疲劳，影响产程进展。持续性枕后位常致第二产程延长。若在阴道口虽已见到胎发,但历经多次宫缩时屏气却不见胎头继续顺利下降时,应想到可能是持续性枕后位。

(2) 腹部检查 在宫底部触及胎臀,胎背偏向母体的后方或侧方,在对侧可以明显触及胎儿肢体。若胎头已衔接,有时可在胎儿肢体侧耻骨联合上方扪到胎儿颏部。胎心在脐下偏外侧听得最响亮,枕后位时因胎背伸直,前胸贴近母体腹壁,也可以在胎儿肢体侧的胎胸部位听到。

(3) 肛门检查或阴道检查 当肛门检查宫颈部分扩张或开全时,若为枕后位,感到盆腔后部空虚,查明胎头矢状缝位于骨盆斜径上,前囟在骨盆右前方,后囟(枕部)在骨盆左后方则为枕左后位,反之为枕右后位。查明胎头矢状缝位于骨盆横径上,后囟在骨盆左侧方,则为枕左横位,反之为枕右横位。若出现胎头水肿、颅骨重叠、囟门触不清,需行阴道检查借助胎儿耳郭及耳屏位置及方向判定胎位,若耳郭朝向骨盆后方,即可诊断为枕后位;若耳郭朝向骨盆侧方,则为枕横位。

(4) B超检查 根据胎头颜面及枕部的位置,可以准确探清胎头位置以明确诊断。

【急救与治疗】

(1) 第一产程 密切观察产程进展、胎儿情况,出现宫缩乏力,尽早用催产素,产妇朝向胎背的对侧方向侧卧,不要过早屏气,枕后位的产程较枕前位略长。如无明显头盆不称和胎儿窘迫,不应过早干涉。宫口开大 3~4cm,可人工破膜,若产程无进展,胎头较高,胎儿宫内窘迫时,则行剖宫产。

(2) 第二产程 及时进行阴道检查,若胎儿双顶径已达坐骨棘平面或更低时,可徒手将胎头枕部转向前方,如自然分娩或阴道助产。如转成枕前位困难时,可转成枕后位以产钳助娩。若胎头位置高,疑有头盆不称时,则行剖宫产术。

(3) 第三产程 预防产后出血,及时修补阴道撕伤,抗生素预防感染,重点监护新生儿。

(4) 预防　孕妇不宜久坐久卧，要增加诸如散步、揉腹、转腰等轻柔的活动。大便要畅通，最好每日大便。

十四、子宫收缩乏力

【概述】

子宫收缩乏力（uterine contraction inertia）分为协调性（低张性）子宫收缩乏力和不协调性（高张性）子宫收缩乏力。协调性子宫收缩乏力的特点是子宫收缩有极性、对称性和节律性，但强度低，持续时间短，间歇时间长，不足以使宫颈以正常速度扩张，又称低张性子宫收缩乏力。不协调性子宫收缩乏力是缺乏对称性、极性和节律性，子宫收缩的兴奋点不起于宫角而在子宫的某一处或多处，极性倒置，此起彼伏地收缩，即使宫缩间歇时子宫也不能完全放松，以致宫腔静息压增高，故又称高张性子宫收缩乏力。

【诊断】

(1) 协调性子宫收缩乏力　收缩达高峰时，子宫体不隆起、变硬，产程延长、停滞，对胎儿影响不大。

(2) 不协调性子宫收缩乏力　产妇自觉下腹部持续性疼痛，下腹部压痛，拒按，烦躁不安，胎盘血循环受影响，易出现胎儿宫内窘迫。

(3) 产程曲线异常　①潜伏期延长：初产妇潜伏期超过16h；②活跃期延长：初产妇活跃期超过8h；③活跃期停滞：活跃期宫口扩张停滞2h以上；④第二产程延长：第二产程初产妇超过2h，经产妇超过1h尚未分娩；⑤第二产程停滞：第二产程达1h，胎头下降无进展；⑥胎头下降延缓：活跃晚期至宫口扩张9~10cm，胎头下降速度每小时少于1cm；⑦滞产：总产程超过24h。

【急救与治疗】

针对不同临床表现采取不同的治疗方法。

1. 协调性子宫收缩乏力

寻找原因，有头盆不称、阴道分娩困难者，及时行剖宫产。无头盆不称，估计能经阴道分娩者，则采取如下处理。

（1）第一产程

① 消除精神紧张，多进食，必要时补液。产妇过度疲劳，可予地西泮 10mg 缓慢静脉注射或派替啶 100mg 肌内注射。初产妇，宫口扩张不足 4cm，胎膜未破，应予温肥皂水灌肠，排除粪便积气，刺激子宫收缩。

② 加强子宫收缩：a. 人工破膜，适用于宫口扩张≥3cm、无头盆不称、胎头已衔接者；b. 地西泮静脉注射，间隔 4～6h 可重复（总量不超过 30mg），适用于宫颈扩张缓慢、宫颈水肿者；c. 催产素静脉滴注，需专人监护，催产素浓度＜10mU/min，宫缩（40～60)s/(2～3)min。经上述处理，产程仍无进展，或出现胎儿宫内窘迫，立即剖宫产。

（2）第二产程　无头盆不称，催产素加强宫缩，胎头双顶径已通过坐骨棘平面，可会阴侧切下助娩。头盆不称，或胎儿宫内窘迫，则立即剖宫产。

（3）第三产程　预防产后出血，抗生素预防感染。

2. 不协调性子宫收缩乏力

哌替啶 100mg 或吗啡 10～15mg 肌内注射，产妇经休息后，多能恢复协调性子宫收缩。如子宫收缩弱，可加强子宫收缩，方法同前。在宫缩恢复为协调性之前，严禁应用催产素。如经处理后，不协调性子宫收缩未纠正，或伴胎儿宫内窘迫或伴头盆不称，应行剖宫产。

十五、骨产道异常

【概述】

骨产道异常（abnormal bony pelvis），骨盆径线过短或结构形态异常，称为骨盆狭窄，致使骨盆腔小于胎先露部可通过的限度，阻碍胎先露下降，影响产程顺利进展。骨盆狭窄以骨盆入口前后径较多见。

骨盆各平面径线的正常值见表5-1。

表5-1 骨盆各平面径线正常值　　单位：cm

骨盆平面	前后径	横径	后矢状径	斜颈
入口平面	11.0	13		12.75
中骨盆平面	11.5	10		
出口平面	11.5	9	8.5	

【诊断】

1. 病史

既往有佝偻病、脊髓灰质炎以及外伤史，既往有难产及新生儿产伤史。孕妇身高145cm以下，米氏菱形窝不对称，胎位异常往往提示骨盆异常。

2. 骨盆测量

（1）骨盆外测量　骨盆外测量各径线＜正常值2cm或以上为均小骨盆；骶耻外径＜18cm为扁平骨盆；坐骨结节间径＜8cm、耻骨弓角度＜90°，为漏斗型骨盆；骨盆两侧斜径（以一侧髂前上棘至对侧髂后上棘间的距离）及同侧直径（从髂前上棘至同侧髂后上棘间的距离），两者相差＞1cm为偏斜骨盆。

（2）骨盆内测量　骨盆外侧量发现异常，应进行骨盆内测量。对角径＜11.5cm、骶岬突出为骨盆入口平面狭窄，属扁平骨盆。中骨盆平面狭窄及骨盆出口平面狭窄往往同时存在。应测量骶骨前面弯度、坐骨棘间径、坐骨切迹宽度（即骶棘韧带宽度）。若坐骨棘间径＜10cm，坐骨切迹宽度＜2横指，为中骨盆平面狭窄。若坐骨结节间径＜8cm，应测量出口后矢状径及检查骶尾关节活动度，估计骨盆出口平面的狭窄程度。若坐骨结节间径与出口后矢状径之和＜15cm，为骨盆出口平面狭窄。

3. 狭窄骨盆分类

（1）骨盆入口平面狭窄　骶耻外径＜18cm，骨盆入口前后径<10cm，对角径<11.5cm。

（2）中骨盆及骨盆出口平面狭窄　①漏斗骨盆：骨盆入口各径线值正常，特别是中骨盆及骨盆出口平面均明显狭窄，坐骨棘间径、坐骨结节间径缩短，耻骨弓角度<90°，坐骨结节间径与出口后矢状径之和<15cm；②横径狭窄骨盆：骨盆三个平面横径均缩短，前后径稍长，坐骨切迹增宽。骶耻外径正常，髂棘间径、髂嵴间径缩短。

（3）骨盆3个平面狭窄　均小骨盆指骨盆外形属女型，每个平面径线均小于正常值2cm或更多。

（4）畸形骨盆　骨软化症骨盆及偏斜骨盆。

【急救与治疗】

1. 骨盆入口平面狭窄的处理

（1）绝对性骨盆狭窄　骶耻外径<16cm.骨盆入口前后径<8.0cm，宜施剖宫产。

（2）相对性骨盆狭窄　骶耻外径16.5～17.5cm，骨盆入口前后径8.5～9.5cm，足月活胎体重<3000g，应在严密监护下试产。骨盆轻度狭窄，但估计胎儿>3500g，胎头有明显跨耻现象，不宜试产。

2. 中骨盆及骨盆出口平面狭窄的处理

中骨盆狭窄时，胎头在该平面不能完成俯屈及内旋转，而呈持续性枕横位或枕后位。如宫口开全，胎头双顶径达坐骨棘水平或更低，可经阴道助产。若未达坐骨棘水平，应行剖宫产。骨盆出口平面是产道的最低平面，不宜试产。出口横径与出口后矢状径两者之和≥15cm，多数可经阴道分娩；两者之和<15cm一般不能经阴道分娩，需行剖宫产。

3. 骨盆3个平面狭窄的处理

若胎儿不大，头盆相称可试产，否则行剖宫产。

4. 畸形骨盆的处理

据狭窄程度、胎儿大小、产力综合考虑。

十六、子宫破裂

【概述】

子宫体部或子宫下段在妊娠期或分娩期发生破裂称子宫破裂（rupture of uterus）。子宫破裂是产科的严重并发症，多发生于妊娠晚期，尤其是分娩过程中，以经产妇为多见。

子宫先天发育不良分娩时较易发生子宫破裂；古典式剖宫产术后的瘢痕或子宫下段剖宫产后因切口感染而愈合不良，再次妊娠分娩时也可发生子宫破裂。

【诊断】

绝大多数子宫破裂发生在临产时，常因阻塞性分娩引起，破裂部位多在子宫下段。瘢痕子宫破裂可无先兆子宫破裂阶段，一开始就是子宫破裂的表现。因阻塞性分娩引起的子宫破裂一般分为先兆子宫破裂和子宫破裂两个阶段。

1. 先兆子宫破裂

（1）子宫收缩频繁而强烈，先露仍不下降，病理性缩复环上升达脐平或脐上。下段膨隆，宫缩时呈葫芦状，压痛明显。

（2）产妇烦躁不安，呼吸急促，脉搏加快，下腹疼痛难忍，尿潴留，导尿时见血尿。

（3）胎动频繁，胎心不规则或变慢，胎儿宫内缺氧表现。

2. 子宫破裂

（1）完全子宫破裂

① 破裂的一瞬间产妇突感撕裂状剧痛。

② 子宫收缩停止，腹痛暂缓。但因羊水、血液及胎儿进入腹腔，很快又感全腹痛，呈持续性。

③ 很快出现急性失血与休克。

④ 全腹压痛及反跳痛。子宫缩小位一侧,腹部触诊胎体明显可扪及。

⑤ 胎心消失。

⑥ 阴道流血,已拨露或下降的胎先露消失。

(2) 不全子宫破裂　即子宫肌层断裂而浆膜层未破,胎儿及其附属物仍在宫腔内。腹部检查在子宫不全破裂处有明显压痛。若破入病侧阔韧带两叶间,可形成阔韧带内血肿,此时在宫体一侧可触及逐渐增大且有压痛的包块。胎心音可闻及,但出现胎儿宫内窘迫。子宫破裂时间长的可继发感染,出现腹膜炎症状和体征。

【急救与治疗】

(1) 先兆子宫破裂处理

① 抑制宫缩,可肌内注射哌替啶或静脉全身麻醉。

② 立即硬膜外麻醉下实行剖宫产。术中注意检查子宫是否已有破裂。

(2) 子宫破裂的处理　一旦确诊子宫破裂,无论胎儿是否存活,均应争分夺秒,积极抢救,迅速输血、输液,于抗休克同时进行剖腹探查术。在抢救休克的同时立即剖腹探查。手术方式如下。

① 子宫修补术:适用子宫破裂范围不大,裂口边缘整齐,破裂时间短,无感染且需保留生育功能者。

② 子宫次全切除术:适用子宫裂口广、复杂,有感染可能或有感染存在者。

③ 子宫全切术:适用于宫颈裂伤严重,难以修补者。

(3) 预防　减少多产妇;转变分娩观念,提倡自然分娩,降低剖宫产率;加强产前检查,纠正胎位不正,估计分娩可能有困难者,或有难产史,或有剖宫产史者,应提早住院分娩,密切观察产程进展,根据产科指征及前次手术经过决定分娩方式。

十七、产后出血

【概述】

胎儿娩出后24h内阴道流血量达到或超过500mL者称为产后出血（postpartum hemorrhage）。约80%发生于产后2h内，是分娩期严重并发症，发生率为分娩总数的2%～3%，是我国目前孕产妇死亡的首位原因。

【诊断】

产后出血主要临床表现为阴道流血，继发失血性休克、贫血及感染。

（1）宫缩乏力性出血　常为分娩过程中宫缩乏力的延续，由于宫缩乏力、产程延长、胎盘剥离延缓。胎盘娩出前常无出血或少许流血，胎盘娩出后，子宫出血阵发性。检查发现子宫软，轮廓不清，宫底触及不清，严重失血可表现为失血性休克。

（2）软产道裂伤性出血　若胎儿娩出后，阴道持续性出血，血色鲜红能自凝，子宫收缩好，多表示有软产道损伤。

会阴裂伤临床分类如下。

① Ⅰ度裂伤：会阴皮肤及阴道入口黏膜撕裂，未达肌层。

② Ⅱ度裂伤：裂伤已达会阴体肌层，累及阴道后壁黏膜，甚至阴道后壁两侧向上撕裂。

③ Ⅲ度裂伤：肛门外括约肌已断裂，甚至阴道直肠隔及部分直肠前壁有裂伤。

（3）胎盘因素性出血　若胎儿娩出后立即有大量血液涌出，胎盘未娩出，多为胎盘因素致出血。胎盘部分粘连成部分植入时，胎盘未粘连成植入部分可发生剥离而出血不止；胎盘剥离不全或剥离后滞留宫腔，常表现为胎盘娩出前阴道流血量多伴有子宫收缩乏力；胎盘嵌顿时在子宫下段可发现狭窄环。胎盘粘连、胎盘植入的区别在于，当徒手剥离胎盘时，胎盘全部或部分与宫壁连成一体，剥离困难者，为胎盘植入。胎盘残留往往是在胎盘娩出后检查胎盘时发现。

（4）凝血功能障碍性出血　若在妊娠前或妊娠期已有易于出血倾向的疾病，胎盘娩出前后出现子宫大量或少量持续不断出血且血液不凝，伴有全身其他部位的出血，如注射部位出血或皮下及黏膜出血，多为凝血功能障碍性出血。

【急救与治疗】

（1）宫缩乏力

① 可经腹壁按摩或经腹部阴道双手法。同时肌内注射或静脉滴注催产素、麦角新碱等宫缩药，米索前列醇舌下含服、口服或直肠及阴道给药可促进子宫收缩。

② 按摩无效时，采用宫腔纱条填塞止血法。填塞时不能留无效腔，24h后取出纱条。

③ 结扎盆腔血管止血：主要用于子宫收缩乏力、前置胎盘及DIC等所致的严重产后出血而又迫切希望保留生育功能的产妇。如经阴道结扎子宫动脉上行支或经腹结扎髂内动脉。

④ 髂内动脉栓塞术：近年来该术在治疗难以控制的产后出血受到重视。

⑤ 切除子宫：用于难以控制并危及产妇生命的产后出血。

（2）软产道裂伤　应按解剖层次，及时准确修补。

（3）胎盘因素　胎盘剥离不全、滞留、粘连，可徒手取出胎盘。胎盘嵌顿者，静脉麻醉下，待子宫狭窄环松解后，用手取出；部分胎盘残留者，可用大号刮匙刮取，若出血不多，可先用宫缩药和抗生素，待产后1周行刮宫术。胎盘植入者，行子宫次全切除术。

（4）凝血功能障碍　应先用宫缩药，减少出血，并尽早输鲜血、血小板、凝血因子等，同时找出发病诱因，针对病因，积极采取措施，以抢救产妇生命。

（5）预防　产后应注意保暖，避免冒寒当风，禁忌生冷刺激，防止寒邪内侵。鼓励产妇尽早下床活动，并逐日增加运动量，这样较有利于恶露淤血的排出，促使子宫复旧。注意产褥期卫生，勤换内衣内裤，注意外阴清洁，使用消毒卫生纸，最好使用卫生巾，禁止盆浴和房事，防止上行感染。

十八、胎儿窘迫

【概述】

胎儿在宫腔内有缺氧征象危及胎儿健康和生命者，称胎儿窘迫（fetal distress）。胎儿窘迫是一种综合症状，是当前剖宫产的主要适应证之一。胎儿窘迫分为慢性胎儿窘迫和急性胎儿窘迫。

【诊断】

1. 慢性胎儿窘迫

多发生在妊娠末期，往往延续至临产并加重。其原因多因孕妇全身性疾病或妊娠期疾病引起胎盘功能不全或胎儿因素所致。临床上除可发现母体存在引起胎盘供血不足的疾病外，随着胎儿慢性缺氧时间延长而发生胎儿宫内发育迟缓。

慢性胎儿窘迫的诊断如下。

（1）胎盘功能检查 测定 24h 孕尿雌三醇值，并动态连续观察，若急剧减少 30%～40%，或于妊娠末期连续多次测定 24h 孕尿雌三醇值在 10mg 以下者，表示胎盘功能减退。

（2）胎心监测 连续描述孕妇胎心率 20～40min，正常胎心率基线为 120～160 次/分。若胎动时胎心率加速不明显，基线变异率<3 次/分，提示存在胎儿窘迫。

（3）胎动计数 计算方法可嘱孕妇早、中、晚自行监测各 1h 胎动次数，3 次的胎动次数相加乘以 4，即为接近 12h 的胎动次数。胎动<20 次/24h 是胎儿窘迫的一个重要指标。胎动过频则往往是胎动消失的前驱症状，也应予以重视。

（4）羊膜镜检查 见羊水混浊呈黄染至深褐色，有助于胎儿窘迫诊断。

2. 急性胎儿窘迫

主要发生于分娩期,多因脐带因素(如脱垂、绕颈、打结等)、胎盘早剥、宫缩过强且持续时间过长及产妇处于低血压、休克等而引起。临床表现为胎心率改变、羊水胎粪污染、胎动过频、胎动消失及酸中毒。

急性胎儿窘迫的诊断如下。

(1) 胎心率变化　胎心率是了解胎儿是否正常的一个重要标志。①胎心率>160次/分,尤其是>180次/分,为胎儿缺氧的初期表现;②胎心率<120次/分,尤其是<100次/分,为胎儿危险征;③出现胎心晚期减速、变异减速和(或)基线缺乏变异,均表示胎儿窘迫。胎心改变不能只凭一次听诊而确定,应多次检查并改变体位为侧卧位后再持续检查数分钟。

(2) 羊水胎粪污染　胎儿缺氧,引起迷走神经兴奋,肠蠕动亢进,肛门括约肌松弛,使胎粪排入羊水中,羊水呈绿色、黄绿色,进而呈混浊的棕黄色,即羊水Ⅰ度、Ⅱ度、Ⅲ度污染。

(3) 胎动　急性胎儿窘迫初期,先表现为胎动过频,继而转弱及次数减少,进而消失。

(4) 酸中毒　破膜后,检查胎儿头皮血进行血气分析。诊断胎儿窘迫的指标有血 pH 值<7.20、PO_2<1.3kPa(10mmHg)、PCO_2>8.0kPa(60mmHg)。

【急救与治疗】

1. 慢性胎儿窘迫

(1) 定期产前检查,嘱产妇取左侧卧位。

(2) 间断吸氧,积极治疗妊娠合并症,改善子宫胎盘血流供应,延长妊娠周数。

(3) 经保守处理无效,妊娠周已达37周或估计胎儿已成熟者,可行剖宫产术。

2. 急性胎儿窘迫

(1) 针对病因进行治疗。

(2) 改善产妇情况,及早纠正酸中毒。

(3) 尽快终止妊娠。

3. 预防

应对孕妇进行产前教育、定期产检,并积极防治妊娠期并发症,如心脏病、贫血、妊娠高血压疾病、肺结核等。及时处理过期妊娠、胎位不正等。

十九、新生儿窒息

【概述】

新生儿窒息(neonatal asphyxia)是指胎儿娩出后1min,仅有心跳而无呼吸或未建立规律呼吸的缺氧状态。

【诊断】

(1) 轻度(青紫)窒息　Apgar 4~7分。新生儿面部与全身皮肤呈青紫色;呼吸表浅或不规律;心跳规则,强而有力,心率常减慢(80~120次/分);对外界刺激有反应,肌张力好;喉头反射存在。若未及时治疗,可转变为重度窒息。

(2) 重度(苍白)窒息　Apgar 0~3分。皮肤苍白,口唇暗紫;无呼吸或仅有喘息样微弱呼吸;心跳不规则,心率<80次/分且弱;对外界刺激已无反应,肌张力松弛;喉头反射消失。若不及时抢救可致新生儿死亡。

窒息程度以出生后1min评分为准。出生后5min评分<3分的新生儿死亡率、日后脑部后遗症机会增加。

【急救与治疗】

(1) 产房内复苏

① 胎儿宫内窘迫发生时,接产过程中,需产科、儿科、麻

醉科医师在场，并做好新生儿窒息的抢救准备。

② 吸引、保暖、供氧是抢救过程中必不可少的。

③ 新生儿复苏的 ABCDE 方案如下：

A（airway）：清理呼吸道。胎头娩出后，不急于娩肩，用吸管或手挤法清除鼻咽部黏液及羊水。吸黏液操作争取在 1min 内完成。必要时在喉镜直视下，气管内插管吸引，每次操作过程要求不超过 10s。切忌匆忙刺激呼吸或人工呼吸，而导致吸入性肺炎、肺不张、胎粪吸入综合征。

B（breathing）：产时抢救时可先面罩加压给氧或口对口人工呼吸，40 次/分。建立自主呼吸后可用鼻导管或面罩给氧，氧流量每分钟不超过 2L，一般每秒 5～10 个气泡。如面罩加压给氧 15min 后仍不能建立自主呼吸，及（或）心率减慢＜80 次/分，可考虑气管内插管加压给氧。

C（circulation）：保证足够的心搏量。出生时无心跳，抢救过程中心跳变慢＜80 次/分，情况恶化或心跳暂停，行体外心脏按压，按压部位为胸骨下 1/3 区，垂直向下快速下压 1～2cm，双指法或手掌法均可，频率 120 次/分，心脏按压与呼吸频率之比约为 3∶1，人工呼吸在心脏按压间歇期进行。

D（drug）：药物辅助复苏。纠正酸中毒是抢救过程中重要环节。5% 碳酸氢钠 3～5mL/kg＋25% 葡萄糖 10mL，5min 内自脐静脉缓注，能用血气分析监护指导再用药最为理想。呼吸兴奋药适用于母亲分娩前 4h 使用过麻醉药品的新生儿窒息者，可用纳洛酮 0.5mg/kg 静脉注射或气管内给药。

E（evaluation）：通过 Apgar 评分，对新生儿情况进行估评，指标是呼吸、心率及皮色。

窒息儿复苏重点是前 3 项，ABC 做到后很少需要用药。整个复苏过程应保暖，抢救在 30～32℃下进行，使新生儿新陈代谢及耗氧量维持低水平。

（2）复苏后护理，密切观察，注意病情变化，给予及时处理。预防感染，预防颅内出血。

二十、异位妊娠

【概述】

精卵着床在宫腔以外的部位,称为异位妊娠(ectopic pregnancy),亦称宫外孕。异位妊娠是妇产科常见急腹症,若不及时诊断或抢救,可危及生命。根据孕卵着床部位的不同,分为输卵管妊娠、腹腔妊娠、卵巢妊娠及宫颈妊娠,其中以输卵管妊娠最常见,占95%。

【诊断】

以输卵管妊娠为例。输卵管妊娠流产或破裂后,根据病情急缓一般分为急性宫外孕和陈旧性宫外孕两种类型。

1. 急性宫外孕

(1)停经 除间质部妊娠停经时间较长外,大都停经6~8周,一般在停经后发生腹痛、阴道出血等症状,但20%左右患者主诉并无停经史。

(2)腹痛 为患者就诊时最主要症状,腹痛系由输卵管膨大、破裂及血液刺激腹膜等多种因素引起,破裂时患者突感一侧下腹撕裂样疼痛,常伴恶心呕吐,若血液局限于病变区,表现为下腹局部疼痛;血液积聚在子宫直肠陷凹时,肛门有坠胀感;出血量过多,血液由盆腔流至腹腔,疼痛即由下腹向全腹扩散;血液刺激膈肌时,可引起肩胛放射性疼痛。

(3)阴道出血 胚胎死亡后,常有不规则阴道出血,色深褐,量少,一般不超过月经量,但淋漓不净。

(4)晕厥与休克 由于腹腔内急性出血,可引起血容量减少及剧烈腹痛,轻者常有晕厥,重者出现休克,其严重程度与腹腔内出血速度和出血量成正比,即出血越多越急,症状出现越迅速越严重,但与阴道出血量不成正比。

(5)一般情况 腹腔内出血较多时,呈急性贫血外貌,大量出血时则有面色苍白，四肢湿冷，脉搏快而细弱及血压下降等休克症状。体温一般正常，休克时略低，腹腔内血液吸收时可稍升高，但不超过38℃。

（6）腹部检查　下腹部有明显压痛及反跳痛，尤以患侧为剧，但腹肌紧张较腹膜炎时之板状腹为轻，出血较多时叩诊有移动性浊音，历时较长后形成血凝块，下腹可触及软性肿块，反复出血使肿块增大变硬。

（7）盆腔检查　阴道后穹窿饱满、触痛，宫颈有明显举痛，将宫颈轻轻上抬或向左右摇动时，即可引起剧烈疼痛，子宫稍大而软，内出血多时，子宫有漂浮感，子宫一侧或后方可触及肿块，质似湿面粉团，边界不清楚，触痛明显，间质部妊娠与其他部位输卵管妊娠表现不同，子宫大小与停经月份基本符合，但子宫轮廓不相对称，患侧宫角部突出，破裂所致的征象极像妊娠子宫破裂。

2. 陈旧性宫外孕

陈旧性宫外孕指输卵管妊娠流产或破裂后病程长，经反复内出血病情渐趋稳定，此时胚胎死亡、绒毛退化、内出血停止，腹痛有所减轻，但所形成的血肿逐渐机化变硬，且与周围组织及器官粘连，陈旧性宫外孕患者可询及停经后反复内出血发作史，其临床特点为阴道不规则出血、阵发性腹痛、附件肿块及低热，低热为腹腔内血液吸收过程引起，如合并继发感染，则表现为高热。

（1）停经　多数有5～12周的停经史。少数可无明显停经史可查。特别是不可将不规则阴道流血误认为月经。

（2）腹痛　轻者隐痛，重者剧烈腹痛，初为阵发性，后可为持续性。多由一侧开始，出现上腹痛，腰背部、肩胛痛，季肋部疼痛，渐扩散至全腹痛。常伴有恶心呕吐、肛门坠胀感。

（3）阴道出血　多为不规则点滴出血，经久不断。可时多时少，一般量及规律不同于月经，应引起警惕。

（4）晕厥与休克　因急性腹腔内出血及剧烈腹痛而导致休克，患者出现口渴、面色苍白、四肢厥冷、脉细数、血压下降等。

（5）腹部检查　下腹部有明显压痛和反跳痛，以患侧为主。内出血时，叩诊有移动性浊音。

（6）妇科检查　后穹窿饱满有压痛，并有宫颈举痛，子宫有漂浮感，盆腔内可触及包块。

3. 辅助检查

包括后穹窿或腹腔穿刺、腹腔镜、妊娠试验、B超检查、子宫内膜活体组织检查等。

【急救与治疗】

1. 手术治疗

手术治疗为主要治疗手段。

（1）适应证　内出血并发休克。

（2）术前开放静脉，输液，输血，纠正休克。

（3）对于有生育要求者，特别是双侧输卵管已切除或明显病变者，可行保守性手术。

2. 非手术治疗

（1）期待疗法　无临床症状或临床症状轻微；异位妊娠包块直径＜3cm，无胎心搏动，无腹腔内出血或估计内出血少于100mL；血 β-HCG＜1000mIU/mL并持续下降。可嘱患者在家休息，每周来院复查血 β-HCG，期间腹痛加重随时就诊。

（2）中医中药　适用于病情较缓的病例，特别是流产型，腹腔内出血不多者。治疗原则以活血化瘀、除癥止血为主。

（3）药物治疗　适用于早期且有生育要求者。给药条件为输卵管直径不超过3cm；输卵管妊娠未破裂或流产，无明显内出血；血 β-HCG＜3000U/L。甲氨蝶呤 0.4mg/(kg·d)，5日一疗程，间隔5日再行一疗程。

（4）介入疗法　血管造影后，于子宫动脉内缓注甲氨蝶呤 50～100mg，孕囊大者加氟尿嘧啶 500mg，灌注完毕以吸收性明胶海绵颗粒栓塞子宫动脉。栓塞术后密切观察患者生命体征，每周复查血β-HCG及超声，因其造价较高，现临床仅用于一些特殊类型异位妊娠的治疗。

二十一、羊水栓塞

【概述】

羊水栓塞（amniotic fluid embolism）指羊水及其有形成分（如胎儿毳毛、角化上皮、胎脂、胎粪等）和促凝物质在分娩过程中进入母体血循环，引起肺栓塞导致出血、休克和发生弥散性血管内凝血（DIC）等一系列的病理变化。多发生于分娩期，发病率为4/10万～6/10万。

【诊断】

1. 临床表现

羊水栓塞发病迅猛，常来不及做许多实验室检查患者已经死亡，因此早期诊断极其重要。多数病例在发病时常首先出现一些前驱症状，如寒战、烦躁不安、咳嗽、气急、发绀、呕吐等症。如羊水侵入量极少，则症状较轻，有时可自行恢复，如羊水混浊或入量较多时相继出现典型的临床表现。

（1）**呼吸循环衰竭** 急性者惊叫一声，咳嗽、呼吸困难、发绀、血压下降、心率加快，于数分钟内死亡，未急死者多有肺水肿、心力衰竭。

（2）DIC引起出血呈现以大量阴道出血为主的全身出血倾向，且血不凝固。

（3）**多系统脏器损伤** 肾脏最常受损害，表现少尿、无尿、尿毒症，可因肾衰竭而死亡；脑缺氧时患者烦躁、抽搐、昏迷。

2. 辅助检查

①X线摄片可见双肺有弥散性点片状阴影，沿肺门周围分布，伴右心扩大；②床边心电图提示右心房、右心室扩大；③与DIC有关的实验室检查。

【急救与治疗】

羊水栓塞抢救成功的关键在于早诊断、早处理,以及早用肝素和及早处理妊娠子宫。

(1) 抗过敏 出现过敏性休克应该应用大剂量糖皮质激素,常选用地塞米松静脉滴注。

(2) 吸氧 应争取行正压持续给氧,至少用面罩给氧或使用人工呼吸机,供氧可减轻肺水肿,改善脑缺氧及其他组织缺氧。

(3) 解除肺动脉高压 供氧只能解决肺泡氧压,而不能解决肺血流低灌注,必须尽早解除肺动脉高压,才能根本改善缺氧,预防急性右心衰竭、末梢循环衰竭和急性呼吸衰竭。常用药物氨茶碱、罂粟碱、阿托品、酚妥拉明解除肺血管痉挛等。

(4) 抗休克 羊水栓塞引起的休克比较复杂,与过敏、肺源性、心源性及 DIC 等多种因素有关。

① 扩充血容量:休克时都存在有效血容量不足,应尽早、尽快扩充血容量。有条件者最好用肺动脉漂浮导管,测定肺毛细血管楔压(PCWP),边监测心脏负荷边补充血容量。如无条件测量 PCWP,可根据中心静脉压指导输液。无论用哪种监护方法,都应在插管的同时抽血 5mL,作血液沉淀试验,涂片染色寻找羊水成分,并作有关 DIC 实验室检查。扩容液的选择,开始多用右旋糖酐 40,静脉滴注,伴失血者应补充新鲜血及平衡液。

② 纠正酸中毒:首次可给 5% 碳酸氢钠,先注入计算量的 1/2~2/3。最好做动脉血血气及酸碱测定,按失衡情况给药。

③ 调整血管紧张度:休克症状急骤而严重或血容量虽已补足但血压仍不稳定者,可选用血管活性药物,常用多巴胺静脉滴注,可保证重要脏器血供。

(5) 防治弥散性血管内凝血(DIC)

① 防治原发性疾病:预防和迅速去除引起 DIC 的病因是防治 DIC 的根本措施。

② 改善微循环:及时纠正微循环障碍,疏通有微血栓阻塞

的微循环,增加重要脏器和组织微循环的血液灌流量,具体包括补充血容量,解除血管痉挛(特别是防止α受体的过度刺激),早期应用肝素抗凝防止新的微血栓形成,应用抑制血小板黏附和聚集功能的药物(如双嘧达莫、阿司匹林等)以及酌情使用溶栓剂(如尿激酶)等。

③ 重新建立凝血和纤溶间的动态平衡:DIC时由于大量凝血因子及血小板消耗,因此在病情控制或使用肝素治疗后,以及在恢复期可酌情输入新鲜全血、冰冻血浆或纤维蛋白原等,以利凝血和纤溶间恢复新平衡。

(6)预防感染、心力衰竭,防治多器官损伤。

(7)产科处理 及时的产科处理对于抢救成功与否极为重要。羊水栓塞发生于胎儿娩出前,应积极改善呼吸循环功能、防止DIC、抢救休克等。如子宫颈口未开或未开全者,应行剖宫产术,以解除病因,防止病情恶化;子宫颈口开全,胎先露位于坐骨棘下者,可行产钳助产。术时及产后密切注意子宫出血等情况。

二十二、产褥感染

【概述】

产褥感染(puerperal infection)是指分娩时及产褥期生殖道受病原体感染,引起局部和全身的炎性变化。发病率为1%~7.2%,是产妇死亡的四大原因之一。

【诊断】

1. 临床表现

(1)急性外阴、阴道、宫颈炎 会阴裂伤或会阴侧切伤口感染时,会阴红、肿、痛,有脓性分泌物流出。阴道感染时阴道黏膜充血、溃疡,严重者可形成尿瘘。子宫颈感染时,局部红肿,可直接扩散达宫旁。

（2）产后子宫感染　病原菌经胎盘剥离处侵入，扩散，延及子宫内膜，并可累及子宫肌层及浆膜层。产妇于产后 3 天左右出现低热，伴下腹隐痛，体温多不超过 38.5℃，恶露多且恶臭，子宫复旧差、质软、有压痛，严重者出现寒战、高热、嗜睡。

（3）急性盆腔腹膜炎及弥漫性腹膜炎　查血象白细胞明显增高。患者寒战、高热、呕吐、腹肌紧张、压痛反跳痛明显。

（4）血栓性静脉炎　多发于下肢，于产后 1～2 周持续发热，出现下肢痛、肿胀、皮肤发白，局部静脉压痛，硬如条索状，血栓化脓时栓子脱落可至脓毒血症、肺脓肿、肾脓肿、感染性休克，炎症进一步扩散可形成败血症，终致全身衰竭死亡。

2. 诊断方法

查血常规、尿常规、C 反应蛋白（CRP）、红细胞沉降率（ESR）则有助于早期诊断。

（1）病原体培养和药物敏感试验　对治疗极有参考价值，但注意厌氧菌培养时应在厌氧培养基中培养。

（2）分泌物涂片检查　对淋球菌或厌氧菌感染有一定参考意义。

（3）病原体抗原抗体检测　对病原体的确证有重要意义。

【急救与治疗】

应积极处理，切勿耽搁时机，否则病情加剧随时可致患者中毒性休克、多脏器功能衰竭而死亡。治疗原则是抗感染，辅以整体护理、局部病灶处理、手术或中药等治疗。

1. 一般治疗

半卧位以利脓液流于陶氏腔，使之局限化。进食高蛋白、易消化的食物，多饮水，补充维生素，纠正贫血、水电解质紊乱。

2. 药物治疗

（1）抗感染治疗　首选广谱高效抗生素，如青霉素、氨苄西林、头孢类或喹诺酮类抗生素等，必要时进行细菌培养及药物敏感试验，应用相应的有效抗生素。

(2) 血栓性静脉炎的治疗 对既往有血栓栓塞史，特别是有易栓倾向的妇女（蛋白 C、蛋白 S、抗凝血酶Ⅲ缺陷），整个孕期应给予肝素预防治疗，并监测活化部分凝血活酶时间（APTT）。

(3) 尿激酶 尿激酶为近年治疗血栓栓塞的有效药物，它可直接催化纤溶酶原转化成纤溶酶，降解已形成的纤维蛋白，发挥溶栓作用。

3. 手术治疗

(1) 局部病灶的处理 有宫腔残留者应予以清宫，对外阴或腹壁切口感染者可采用物理治疗，如红外线或超短波局部照射，有脓肿者应切开引流，盆腔脓肿者行阴道后穹窿穿刺或切开引流。

(2) 严重的子宫感染经积极的抗感染治疗无效，病情继续扩展恶化者，尤其是出现败血症、脓毒血症者，应果断及时地行子宫全切术或子宫次全切除术，以清除感染源，拯救患者的生命，切不可为保留子宫而贻误时机。

二十三、晚期产后出血

【概述】

晚期产后出血（late postpartum hemorrhage）又称产褥期出血，指分娩 24h 后，在产褥期内发生的子宫大量出血，出血量超过 500mL。产后 1～2 周发病最常见，亦有迟至产后 6 周发病。

【诊断】

(1) 分娩 24h 后产褥期内发生子宫出血表现为产后恶露不净，血色由暗转红，伴感染时有臭味出现，血量少或中等，一次大量出血时伴凝血块，出血多时患者休克。

(2) 有下腹痛、低热或产后低热史。

(3) 子宫稍大而软，伴感染时子宫或切口处有压痛，切口处血肿形成可触及包块，宫口松弛，有时可触及残留的胎盘组织。

(4) 血常规显示有贫血及感染。

(5) B超检查提示宫腔内有残留组织,或剖宫产术后子宫下段切口血肿,愈合不良或子宫发现肿瘤病灶。

【急救与治疗】

1. 保守治疗

对于出血量少或中等,除外产道损伤或肿瘤,B超显示无明显组织残留,可先用宫缩药(催产素及前列腺素)及抗生素保守治疗。补液,抗炎,止血,纠正贫血,改善全身状况,部分裂开的切口有可能愈合。

2. 手术

若子宫腔内有组织残留,可先用抗生素,48~72h后清宫,术后继续用抗生素及宫缩药治疗。若剖腹探查时发现子宫切口糜烂,提拉宫底时下段横切口自行裂开,上下段分离,则应果断行全子宫切除术,同时抗炎、输血、纠正休克。

二十四、卵巢囊肿蒂扭转

【概述】

卵巢囊肿蒂扭转(pedicle torsion of ovarian cyst)为常见的妇科急腹症。约10%卵巢肿瘤并发蒂扭转。好发于瘤蒂长、中等大小、活动度良好、重心偏于一侧的肿瘤(如畸胎瘤)。常在患者突然改变体位时,或妊娠期、产褥期子宫大小、位置改变时发生蒂扭转。卵巢肿瘤扭转的蒂由骨盆漏斗韧带、卵巢固有韧带和输卵管组成。

【诊断】

典型症状是突然发生一侧下腹剧痛,常伴恶心、呕吐甚至休克,系腹膜牵引绞窄引起。妇科检查扪及肿物张力较大,有压痛,以瘤蒂部最明显,并有肌紧张。有时扭转自然复位,腹痛随之缓解。

【急救与治疗】

卵巢囊肿蒂扭转一经确诊，应尽快行剖腹手术。术时应在蒂根下方钳夹，将肿瘤和扭转的瘤蒂一并切除，钳夹前不可回复扭转，以防栓塞脱落。

现有专家认为良性囊肿直径 4~12cm（平均 8cm）、扭转度数在 360°且无卵巢坏死者，可行保守手术，即采取患侧附件松解，而不行患侧附件切除术。

二十五、急性盆腔炎

【概述】

盆腔炎分急性和慢性两类。急性盆腔炎（acute pelvic inflammatory disease）多见于有月经、性活跃的妇女。炎症可局限于一个部位，也可同时累及几个部位，最常见的是输卵管炎及输卵管卵巢炎，单纯的子宫内膜炎或卵巢炎较少见。

急性盆腔炎主要包括急性子宫内膜炎、急性输卵管炎、急性输卵管卵巢脓肿、急性盆腔腹膜炎、急性盆腔结缔组织炎。急性盆腔炎发展可引起弥漫性腹膜炎、败血症、感染性休克，严重者可危及生命。若在急性期未能得到彻底治愈，则转为慢性盆腔炎，可导致不孕、输卵管妊娠、慢性盆腔痛，严重影响妇女健康、生活及工作。

【诊断】

（1）发病时下腹痛伴发热，若病情严重可有寒战、高热、头痛、食欲缺乏。

（2）月经期发病可出现经量增多、经期延长，非月经期发病可有白带增多。

（3）若有腹膜炎，则出现消化系统症状如恶心、呕吐、腹胀、腹泻等。

(4)若有脓肿形成,可有下腹包块及局部压迫刺激症状,包块位于前方可出现膀胱刺激症状,如排尿困难、尿频,若引起膀胱肌炎还可有尿痛等;包块位于子宫后方可有直肠刺激症状,若在腹膜外可致腹泻、里急后重感和排便困难。

(5)根据感染的病原体不同,临床表现也有差异。淋病奈瑟菌感染起病急,多在48h内出现高热、腹膜刺激征及阴道脓性分泌物。非淋病奈瑟菌性盆腔炎起病较缓慢,高热及腹膜刺激征不明显,常伴有脓肿形成。若为厌氧菌感染,则容易有多次复发,脓肿形成。沙眼衣原体感染病程较长,高热不明显,长期持续低热、主要表现为轻微下腹痛,久治不愈,阴道不规则出血。

(6)盆腔检查 阴道可能充血,并有大量脓性分泌物,将宫颈表面的分泌物拭净,若见脓性分泌物从宫颈口外流,说明宫颈黏膜或宫腔有急性炎症。阴道穹有明显触痛;宫颈充血、水肿、举痛明显;宫体稍大,有压痛,活动受限;子宫两侧压痛明显。三合诊常能协助进一步了解盆腔情况。

【急救与治疗】

1. 支持疗法

卧床休息,半卧位有利于炎性渗出物积聚于直肠子宫陷窝而使炎症局限,亦有利于宫腔内及宫颈管分泌物排出于体外。尽量避免不必要的妇科检查以免引起炎症扩散,若有腹胀可行胃肠减压。

2. 药物治疗

抗生素的选用根据药敏试验较为合理。由于急性盆腔炎的病原体多为需氧菌、厌氧菌及衣原体的混合感染,需氧菌及厌氧菌又有革兰氏阴性及革兰氏阳性之分,因此,在抗生素的选择上多采用联合用药。

(1)青霉素或红霉素与氨基糖苷类药物及甲硝唑联合。

(2)第一代头孢菌素与甲硝唑联合。

(3)克林霉素或林可霉素与氨基糖苷类药物(庆大霉素或阿米卡星)联合。

第六章
传染科常见急症

一、感染性休克

【概述】

感染性休克（septic shock），亦称脓毒性休克，是指由微生物及其毒素等产物所引起的脓毒病综合征（sepsis syndrome）伴休克，感染灶中的微生物及其毒素、胞壁产物等侵入血循环，激活宿主的各种细胞和体液系统；产生细胞因子和内源性介质，作用于机体各种器官、系统，影响其灌注，导致组织细胞缺血缺氧、代谢紊乱、功能障碍，甚至多器官功能衰竭。这一危重综合征即为感染性休克。

【诊断】

1. 临床表现

（1）多数患者有交感神经兴奋症状，患者神志尚清，但烦躁、焦虑、神情紧张，面色和皮肤苍白，口唇和甲床轻度发绀，肢端湿冷，可有恶心、呕吐，尿量减少，心率增快，呼吸深而快，血压尚正常或偏低，脉压小，眼底和甲皱微循环检查可见动脉痉挛。

（2）随着休克发展，患者烦躁或意识不清，呼吸浅速，心音低钝,脉搏细速,按压稍重即消失,表浅静脉萎陷,血压下降,收缩压降低至10.6kPa(80mmHg)以下;原有高血压者,血压较基础水平降低20%~30%,脉压小;皮肤湿冷,发绀,常明显发花;尿量更少,甚或无尿。

(3) 休克晚期可出现DIC和重要脏器功能衰竭等。

① DIC:常有顽固性低血压和广泛出血(皮肤、黏膜和/或内脏、腔道出血)。

② 多脏器功能衰竭

a. 急性肾衰竭:尿量明显减少或无尿,尿比重固定,血尿素氮、肌酐和血钾增高。

b. 急性心功能不全:患者常有呼吸突然增快,发绀,心率加快、心音低钝,可有奔马律、心律失常,若患者心率不快或相对缓脉,但出现面色灰暗、肢端发绀,亦为心功能不全之兆;中心静脉压升高提示右心排血功能降低或血容量过多,肺循环阻力增高;肺动脉楔压升高提示左心排血功能不全;心电图可示心肌损害,心内膜下心肌缺血、心律失常和传导阻滞等改变。

c. 急性肺功能衰竭:表现为进行性呼吸困难和发绀,吸氧亦不能使之缓解,无节律不整,肺底可闻细湿啰音或呼吸音减低,X线胸片示散在小片状浸润阴暗,逐渐扩展、融合,血气分析示$PO_2 < 9.33kPa$(70mmHg),重者$<6.65kPa$(50mmHg)。

d. 脑功能障碍:引起昏迷、一过性抽搐、肢体瘫痪,以及瞳孔、呼吸改变等。

e. 其他:肝功能衰竭引起昏迷、黄疸等,胃肠道功能紊乱表现为肠胀、消化道出血等。

2. 鉴别诊断

感染性休克应与低血容量性休克、心源性休克、过敏性休克、神经源性休克等鉴别。低血容量性休克多因大量出血(内出血或外出血)、失水(如呕吐、腹泻、肠梗阻等)、失血(如大面积烧伤等)等使血容量突然减少所致;心源性休克系心脏搏血功能低下所致,常继发于急性心肌梗死、急性心包压塞、严重心律失常、各种心肌炎和心肌病、急性肺源性心脏病等;过敏性休克常因机体对某些药物（如青霉素等）或生物制品发生过敏反应所致；神经源性休克可由外伤、剧痛、脑脊髓损伤、麻醉意外等引起，因神经作用使外周围血管扩张、有效血管量相对减少所致。

3. 辅助检查

（1）血象检查　白细胞计数大多增高，在 $15 \times 10^9 \sim 30 \times 10^9/L$，中性粒细胞增多伴核左移现象，血细胞比容和血红蛋白增高为血液浓缩的标志，并发 DIC 时血小板进行性减少。

（2）病原学检查　在抗菌药物治疗前常规进行血（或其他体液、渗出物）和脓液培养（包括厌氧菌培养），分离得致病菌后作药敏试验，鲎溶解物试验（LLT）有助于内毒素的检测。

（3）尿常规和肾功能检查　发生肾衰竭时，尿比重由初期的偏高转为低而固定（1.010 左右）；血尿素氮和肌酐值升高；尿/血肌酐之比<20；尿渗透压降低，尿/血渗透压之比<1.1；尿 Na^+（mmol/L）排泄量>40；肾衰指数>1；Na^+ 排泄分数（%）>1，以上检查应与肾前性肾功能不全鉴别。

（4）酸碱平衡的血液生化检查　二氧化碳结合力（CO_2CP）为临床常测参数，但在呼吸衰竭和混合性酸中毒时，必须同时作血气分析，测定血 pH 值，动脉血 PCO_2，标准 HCO_3^- 和实际 HCO_3^-，缓冲碱与碱剩余等，尿 pH 值测定简单易行，血乳酸含量测定有预后意义。

（5）其他　血清电解质、血清酶的测定、血液流变学有关 DIC 的检查、心电图、X 线检查等。

【急救与治疗】

（1）在病原菌未明确前，可根据原发病灶、临床表现，推测最可能的致病菌，选用强力的、抗菌谱广的抗菌药物进行治疗，在分离病原菌后，宜按药物试验结果选用药物。剂量宜较大，首次给冲击量，由静脉滴入或缓慢推注。为更好地控制感染，宜联合用药，但一般二联已足。常用者为一种 β-内酰胺类加一种氨基糖苷类抗生素，肾功能减退者慎用或勿用。

(2) 为减轻毒血症，在有效抗菌药物治疗下，可考虑短期应用肾上腺皮质激素。应及时处理原发感染灶和迁徙性病灶。

(3) 重视全身支持治疗以提高机体的抗病能力

① 补充血容量：有效循环血量的不足是感染性休克的突出矛盾。故扩容治疗是抗休克的基本手段。扩容所用液体应包括胶体液和晶体液。胶体液有右旋糖酐-40、血浆、白蛋白和全血等。晶体液中碳酸氢钠、复方氯化钠液较好。休克早期有高血糖症，加之机体对糖的利用率较差，且高血糖症能导致糖尿和渗透性利尿带出钠和水，故此时宜少用葡萄糖液。

② 纠正酸中毒：根本措施在于改善组织的低灌注状态。缓冲碱主要起治标作用，且血容量不足时，缓冲碱的效能亦难以充分发挥。纠正酸中毒可增强心肌收缩力、恢复血管对血管活性药物的反应性，并防止 DIC 的发生。首选的缓冲碱为 5% 碳酸氢钠，次为 11.2% 乳酸钠（肝功能损害者不宜用）。

③ 血管活性药物的应用：旨在调整血管舒缩功能、疏通微循环淤滞，以利休克的逆转。

④ 维护重要脏器的功能

a. 强心药物的应用：重症休克和休克后期病例常并发心功能不全，除给予快速强心药外，可给血管解痉药，但必须与去甲肾上腺素或多巴胺合用以防血压骤降。

b. 维持呼吸功能、防治急性呼吸窘迫综合征（ARDS）：肺为休克的主要靶器官之一，顽固性休克常并发肺功能衰竭。此外脑缺氧、脑水肿等亦可导致呼吸衰竭。休克患者均应给氧，经鼻导管（4~6L/min）或面罩间歇加压输入。吸入氧浓度以 40% 左右为宜。

c. 肾功能的维护：休克患者出现少尿、无尿、氮质血症等时，可快速静脉滴注甘露醇 100~300mL，或静脉注射呋塞米 40mg。如排尿无明显增加，而心脏功能良好，则可重复一次，若仍无尿，提示可能已发生急性肾功能不全，应给予相应处理。

d. 脑水肿的防治：应及早给予血管解痉药、抗胆碱类药物、渗透性脱水药（如甘露醇）、呋塞米等。

e. DIC的治疗：DIC的诊断一经确立后，采用中等剂量肝素，每4～6h静脉注射或静脉滴注1.0mg/kg（一般为50mg，相当于6250U），使凝血时间（试管法）控制在正常的2倍以内。在DIC后期，继发性纤溶成为出血的主要原因时，可加用抗纤溶药物。

（4）预防　对易于并发休克的一些感染性疾病患者应密切观察病情变化，进行血象检测、病原学检查、尿常规和肾功能检查、血液生化检查、血清电解质测定、血清酶测定、血液流变学有关DIC的检查等。实验室检查结果通常表现为：尿量减少（<0.5mL/kg），至少1h以上；血压<12kPa（90mmHg）或直立性低血压；血象示血小板和白细胞（主要为中性粒细胞）减少；不明原因的肝、肾功能损害等。

二、肝衰竭

【概述】

肝衰竭（liver failure）是多种因素引起的严重肝脏损害，导致其合成、解毒、排泄和生物转化等功能发生严重障碍或失代偿，出现以凝血机制障碍和黄疸、肝性脑病、腹水等为主要表现的一组临床症候群。主要包括急性肝衰竭、亚急性肝衰竭、慢加急性（亚急性）肝衰竭和慢性肝衰竭。

在中国，引起肝衰竭的主要病因是肝炎病毒［主要是乙型肝炎病毒（HBV）］，其次是药物及肝毒性物质（如乙醇、化学制剂等）。在欧美国家，药物是引起急性、亚急性肝衰竭的主要原因；酒精性肝损害常导致慢性肝衰竭，儿童肝衰竭主要见于遗传代谢性疾病。

【诊断】

1. 不同类型肝衰竭的临床表现

（1）急性肝衰竭　急性起病，2周内出现Ⅱ度及以上肝性脑病（按Ⅳ度分类法划分）并有以下表现者：①极度乏力，并有明显厌食、腹胀、恶心、呕吐等严重消化道症状；②短期内黄疸进行性加深；③出血倾向明显，凝血酶原活动度PTA≤40%，且排除其他原因；④肝脏进行性缩小。

（2）亚急性肝衰竭　起病较急，15d～26周出现以下表现者：①极度乏力，有明显的消化道症状；②黄疸迅速加深，血清总胆红素大于正常值上限10倍或每日上升≥17.1μmol/L；③凝血酶原时间明显延长，PTA≤40%并排除其他原因者。

（3）慢加急性（亚急性）肝衰竭　在慢性肝病基础上，短期内发生急性肝功能失代偿的主要临床表现。

（4）慢性肝衰竭　在肝硬化基础上，肝功能进行性减退和失代偿。诊断要点为：①有腹水或其他门静脉高压表现；②可有肝性脑病；③血清总胆红素升高，白蛋白明显降低；④有凝血功能障碍，PTA≤40%。

2. 肝衰竭的临床分期

根据临床表现的严重程度，亚急性肝衰竭和慢加急性（亚急性）肝衰竭可分为早期、中期和晚期。

（1）早期　①极度乏力，并有明显厌食、呕吐和腹胀等严重消化道症状；②黄疸进行性加深（血清总胆红素≥171μmol/L或每日上升≥17.1μmol/L）；③有出血倾向，30%＜PTA≤40%；④未出现肝性脑病或明显腹水。

（2）中期　在肝衰竭早期表现基础上，病情进一步发展，出现以下两条之一者。

① 出现Ⅱ度以下肝性脑病和（或）明显腹水。

② 出血倾向明显（有出血点或瘀斑），且20%＜PTA≤30%。

（3）晚期　在肝衰竭中期表现基础上，病情进一步加重，出现以下三条之一者。

① 有难治性并发症，例如肝肾综合征、上消化道大出血、严重感染和难以纠正的电解质紊乱等。

② 出现Ⅲ度以上肝性脑病。

③ 有严重出血倾向（注射部位瘀斑等），PTA≤20%。

【急救与治疗】

肝衰竭的治疗尚缺乏特效药物和手段。原则上强调早期诊断、早期治疗，针对不同病因采取相应的综合治疗措施，并积极防治各种并发症。

1. 一般支持治疗

（1）卧床休息，减少体力消耗，减轻肝脏负担。

（2）加强病情监护。

（3）高碳水化合物、低脂、适量蛋白质饮食；进食不足者，每日静脉补给足够的液体和维生素，保证每日 6272kJ（1500kcal）以上总热量。

（4）积极纠正低蛋白血症，补充白蛋白或新鲜血浆，并酌情补充凝血因子。

（5）注意纠正水、电解质及酸碱平衡紊乱，特别要注意纠正低钠、低氯、低钾血症和碱中毒。

（6）注意消毒隔离，加强口腔护理，预防医院内感染发生。

2. 针对病因和发病机制的治疗

（1）针对病因治疗或特异性治疗　①对 HBV-DNA 阳性的肝衰竭患者，在知情同意的基础上可尽早酌情使用核苷类似物如拉米夫定、阿德福韦酯、恩替卡韦等，但应注意后续治疗中病毒变异和停药后病情加重的可能。②对于药物性肝衰竭，应首先停用可能导致肝损害的药物；对乙酰氨基酚中毒所致者，给予 N-乙酰半胱氨酸（NAC）治疗，最好在肝衰竭出现前即用口服活性炭加 NAC 静脉滴注。③毒蕈中毒引起的肝衰竭，根据欧美的临床经验可应用水飞蓟素或青霉素 G。

（2）免疫调节治疗　目前对于肾上腺皮质激素在肝衰竭治疗中的应用尚存在不同意见。非病毒感染性肝衰竭，如自身免疫性肝病及急性乙醇中毒（严重酒精性肝炎）等是其适应证。其他原因所致的肝衰竭早期，若病情发展迅速且无严重感染、出血等并发症者，可酌情使用。为调节肝衰竭患者机体的免疫功能、减少感染等并发症，可酌情使用胸腺素 α_1 等免疫调节药。

（3）促肝细胞生长治疗　为减少肝细胞坏死，促进肝细胞再生，可酌情使用促肝细胞生长素和前列腺素 E_1 脂质体等药物，但疗效尚需进一步确认。

（4）其他治疗　可应用肠道微生态调节剂、乳果糖或拉克替醇，以减少肠道细菌易位或内毒素血症；酌情选用改善微循环药物及抗氧化剂，如 NAC 和还原型谷胱甘肽等治疗。

3. 防治并发症

（1）肝性脑病　①去除诱因，如严重感染、出血及电解质紊乱等；②限制蛋白质饮食；③应用乳果糖或拉克替醇，口服或高位灌肠，可酸化肠道，促进氨的排出，减少肠源性毒素吸收；④视患者的电解质和酸碱平衡情况酌情选择精氨酸、鸟氨酸-门冬氨酸等降氨药物；⑤酌情使用支链氨基酸或支链氨基酸、精氨酸混合制剂以纠正氨基酸失衡；⑥人工肝支持治疗。

（2）脑水肿　①有颅内压增高者，给予高渗性脱水药，如20%甘露醇或甘油果糖，但肝肾综合征患者慎用；②袢利尿药，一般选用呋塞米，可与渗透性脱水药交替使用；③人工肝支持治疗。

（3）肝肾综合征　①大剂量袢利尿药冲击，可用呋塞米持续泵入；②限制液体入量，24h 总入量不超过尿量加 500～700mL；③肾灌注压不足者可应用白蛋白扩容或加用特利加压素等药物，但急性肝衰竭患者慎用特利加压素，以免因脑血流量增加而加重脑水肿；④人工肝支持治疗。

（4）感染　①肝衰竭患者容易合并感染，常见原因是机体免疫功能低下、肠道微生态失衡、肠黏膜屏障作用降低及侵袭性操作较多等；②肝衰竭患者常见感染包括自发性腹膜炎、肺部感染和败血症等；③感染的常见病原体为大肠埃希菌等革兰氏阴性杆菌、葡萄球菌、肺炎链球菌、厌氧菌、肠球菌等细菌以及假丝酵母菌等真菌；④一旦出现感染，应首先根据经验用药，选用强效抗菌药或联合应用抗菌药，同时可加服微生态调节剂。尽可能在应用抗菌药前进行病原体分离及药敏试验，并根据药敏实验结果调整用药。同时注意防治二重感染。

（5）出血　①对门静脉高压性出血患者，为降低门静脉压力，首选生长抑素类似物，也可使用垂体后叶素（或联合应用硝酸酯类药物）；可用三腔管压迫止血；或行内镜下硬化剂注射或套扎治疗止血。内科保守治疗无效时，可急诊手术治疗。②对弥散性血管内凝血患者，可给予新鲜血浆、凝血酶原复合物和纤维蛋白原等补充凝血因子，血小板显著减少者可输注血小板，可酌情给予小剂量低分子肝素或普通肝素，对有纤溶亢进证据者可应用氨甲环酸或氨甲苯酸等抗纤溶药物。

4. 人工肝治疗

人工肝是指通过体外的机械、物理化学或生物装置，清除各种有害物质，补充必需物质，改善内环境，暂时替代衰竭肝脏部分功能的治疗方法，能为肝细胞再生及肝功能恢复创造条件或等待机会进行肝移植。人工肝支持系统分为非生物型、生物型和组合型三种。非生物型人工肝已在临床广泛应用并被证明确有一定疗效。

三、细菌性痢疾

【概述】

细菌性痢疾（bacillary dysentery）简称菌痢，是由痢疾杆菌引起的肠道传染病。痢疾杆菌属肠杆菌科志贺菌属，为革兰氏阴性的无鞭毛杆菌。细菌性痢疾临床上主要分为急性细菌性痢疾和慢性细菌性痢疾。

【诊断】

1. 流行病学

发病多在夏秋季，可有不洁饮食史或与痢疾患者接触史。

2. 临床表现

临床表现潜伏期多为 1～2 天，短者数小时，长者 7 天。临床表现多种多样，分急性和慢性两型。

(1) 急性菌痢 典型病例急起、畏寒、发热、乏力、恶心、呕吐等，体温可达 39℃。病后数小时出现腹痛、腹泻、里急后重。大便初为黄色稀便，后转为黏液脓血便，血为鲜红色。1 天排便十多次至数十次，量少，左下腹压痛。有的病例起病急骤，高热达 40℃ 以上，有精神萎靡、嗜睡、烦躁等，并迅速出现休克和脑水肿的表现，而痢疾症状多不明显，此型称重度型。

(2) 慢性菌痢 凡菌痢病程达 2 个月以上者为慢性菌痢。急性菌痢后迁延不愈，常有腹痛、腹胀，大便成形或较稀，带黏液脓血。也可便秘和腹泻交替出现。左下腹压痛。有的急性菌痢或病情相对稳定，但肠道病变未愈，可因饮食不洁、受凉、劳累等诱因而引起发作，表现似急性菌痢，但较轻。

3. 实验室检查

(1) 血象 急性菌痢白细胞总数增多，为 $(10～20)×10^9/L$，中性粒细胞显著增高。

(2) 粪便检查 典型急性菌痢粪便量少，呈黏液脓血便，血为鲜红色，无臭味。镜检可见大量脓细胞和红细胞，如发现巨噬细胞，更有助诊断。粪便培养痢疾杆菌阳性即可确诊。

(3) 免疫学检查 近年应用免疫荧光菌球法、乳胶凝集法、免疫染色法等，可以做出快速诊断，但有假阳性。

4. 鉴别诊断

急性菌痢应与阿米巴痢疾、细菌性肠胃炎、病毒性腹泻等鉴别；慢性菌痢应与血吸虫病、结肠癌、溃疡性结肠炎及肠结核等鉴别。

【急救与治疗】

患者应隔离至症状消失后 1 周或粪便培养连续 2 次阴性为止。

1. 急性菌痢

（1）一般治疗　消化道隔离，保证足够水分及电解质、酸碱平衡。饮食以少渣易消化的流质及半流质为宜。

（2）对症治疗　高热可用物理降温及退热药。腹痛剧烈给予阿托品 0.5mg，或山莨菪碱 10mg，肌内注射。

（3）病原治疗　喹诺酮类：诺氟沙星 0.2～0.4g，一日 3～4 次口服；氧氟沙星或左氧氟沙星 0.2g，一日 2～3 次；或环丙沙星 0.25g，一日 2～3 次，疗程均为 5～7 日。增效磺胺甲噁唑：一次 2 片，一日 2 次口服，疗程同上。

2. 慢性菌痢

（1）一般治疗　增强体质，治疗并存的慢性疾病。进食富营养、易消化、少渣、无刺激的食物。

（2）病原治疗　根据细菌药物敏感试验选择 2 种不同类型抗菌药物联合应用，疗程须长，重复治疗 1～3 个疗程。也可应用 0.5% 硫酸卡那霉素或 0.3% 黄连素或 5% 大蒜液，每次 100～200mL 保留灌肠，每晚 1 次，10～14 日为 1 疗程。灌肠液中加用小量糖皮质激素可以增加其渗透作用而提高疗效。

3. 中毒型菌痢

应早期诊断，及时采用综合措施抢救治疗。

（1）一般治疗　同急性菌痢，并密切观察病情变化，尽量减少并发症。

（2）病原治疗　用有效抗生素静脉注射，如氧氟沙星 0.2g，一日 2 次；左氧氟沙星 0.2～0.3g，一日 2 次；环丙沙星 0.2～0.4g，一日 2 次，病情稳定后改用口服。头孢噻肟，每日 4～6g，分 2 次静脉滴注；头孢曲松，一日 2～4g，分 2 次静脉注射。

（3）对症治疗　高热者积极物理降温或酌用退热药。无效伴惊厥者用亚冬眠疗法，盐酸氯丙嗪及异丙嗪各 1～2mg/kg，肌内注射。惊厥者给予地西泮 5～10mg，肌内或静脉注射。抗休克治疗如下：

① 扩充血容量及纠正酸中毒，快速静脉滴注右旋糖酐-40

500mL 及葡萄糖生理盐水，待休克好转则继续静脉输液维持，补液量视患者情况及尿量而定。同时予以 5% 碳酸氢钠 3~5mL/kg 纠正酸中毒。

② 血管活性药，如山莨菪碱可解除微血管痉挛。成人每次 10~30mg，每 5~15min 一次静脉滴注，待四肢转暖、血压回升后可停用。如血压仍不回升则用升压药，如多巴胺 40~200mg 加入葡萄糖液 250~500mL 中静脉滴注，或间羟胺（阿拉明）15~100mg 加入生理盐水或 5% 葡萄糖液 500mL 中静脉滴注。

③ 保护重要脏器功能。

④ 短期应用糖皮质激素。脑水肿者用 20% 甘露醇，每次 1~2g/kg 快速静脉注射，6~8h 重复使用。用血管扩张药改善脑血管痉挛，并应用糖皮质激素。

⑤ 吸氧，保持呼吸道通畅以防发生呼吸衰竭。出现呼吸衰竭则用呼吸兴奋药，如尼可刹米（可拉明）20mg/kg，静脉注射。哌甲酯（利他林）5~20mg，一日 1~2 次，静脉滴注。必要时须气管切开及使用人工呼吸机，以保证足够有效的氧交换。

四、流行性脑脊髓膜炎

【概述】

流行性脑脊髓膜炎（epidemic cerebrospinal meningitis），简称流脑，是脑膜炎奈瑟菌（又称脑膜炎球菌）引起的急性化脓性脑脊髓膜炎。脑膜炎球菌为革兰氏阴性双球菌，存在于患者及带菌者的鼻咽部，经呼吸道传播。本病遍见于世界各国，呈散发或大、小流行，以儿童发病率为高。

【诊断】

1. 流行病学

冬春季为流行季节，15 岁以下儿童多见。

2. 临床表现

潜伏期多为2~3天，短者1天，长者10天。

(1) 普通型流脑　突起发热、头痛、呕吐、全身不适、肌肉酸痛、烦躁和呆滞等，数小时后出现皮肤瘀点、瘀斑。继而头痛如裂、频繁呕吐、血压升高而脉缓、皮肤过敏、怕光、狂躁、惊厥。颈后疼痛、颈项强直，凯尔尼格征和布鲁津斯基征阳性，重者有角弓反张、谵妄和昏迷。

(2) 暴发型流脑　起病急骤，病情凶险，发展迅速，多数病例于发病24h内出现循环衰竭或颅内高压、脑疝等。如不及时抢救，可很快死亡。本型又分以下3型。

① 败血症型（休克型）：以高热、头痛、呕吐开始，中毒症状严重，精神极度萎靡，数小时内发生广泛瘀点、瘀斑，迅速遍及全身，扩大、融合成大片出血，继则坏死。很快出现本型的主要特征休克。

② 脑膜炎型（脑水肿型）：急起高热，剧烈头痛，反复呕吐，频繁惊厥，很快陷入昏迷。血压升高，脉缓，呼吸深而慢，部分患者可出现脑疝。小脑扁桃体疝时，昏迷加深，瞳孔缩小或散大，或忽大忽小，边缘不整，双侧肢体肌张力增强，呼吸不规则，亦可呼吸骤停而死亡。海马沟回疝除昏迷外，同侧瞳孔扩大，对光反应消失，眼球固定或外展，对侧肢体轻瘫，继而出现呼吸衰竭。

③ 混合型：有上述两种暴发型的临床表现，常同时或先后出现，病情最严重，病死率最高。

3. 实验室检查

(1) 血象　白细胞总数明显增高，中性粒细胞占80%~90%或更高。

(2) 脑脊液检查　压力升高，外观混浊，白细胞数常达$1\times10^9/L$，中性粒细胞占80%以上，蛋白质显著增加，糖和氯化物减少，涂片或培养可发现脑膜炎球菌。

(3) 细菌检查　可做涂片镜检和细菌培养，前者瘀点、瘀斑取材涂片，革兰氏染色检出阴性双球菌，阳性率高达70%～80%；后者取血或脑脊液接种于巧克力琼脂培养基可获阳性。

4. 鉴别诊断

本病应与肺炎球菌、流感杆菌、金黄色葡萄球菌、铜绿假单胞菌、大肠埃希菌、结核杆菌所致的其他化脓性脑膜炎鉴别。

5. 并发症

并发症包括继发感染，在败血症期播散至其他脏器而造成的化脓性病变，脑膜炎本身对脑及其周围组织造成的损害，以及变态反应性疾病。

【急救与治疗】

1. 普通型流脑的治疗

（1）一般治疗　自发病日起呼吸道隔离7天，或症状消失后隔离3天，卧床休息，流质饮食为主。加强护理和监控，保持空气新鲜，流质饮食，适量输液，必要时可加用鼻饲。

（2）对症治疗　神志不清者要注意保护眼，以防角膜溃疡；呕吐者防止窒息和吸入性肺炎；呼吸困难和休克者应给氧；昏迷惊厥者应保持呼吸道通畅，及时清除鼻、咽、口腔分泌物，防止窒息和口舌咬伤；高热时做乙醇擦浴，头部冷敷；脑水肿用脱水药。

（3）病原治疗

① 磺胺药：磺胺嘧啶，成人4～6g/d，儿童0.15～0.2g/(kg·d)，分2次口服，首次剂量加大，1个疗程5～7天，不能口服者可用20%磺胺嘧啶钠加入葡萄糖液中静脉滴注。同时给等量碳酸氢钠和足量液体，注意有无血尿、粒细胞减少、药物疹等毒性反应。

② 青霉素（青霉素G）：成人600万～1000万U/d，儿童15万～20万U/(kg·d)，加入输液中静脉滴注，1个疗程5～7天。用前必须先做皮试。

③ 氯霉素：成人2g/天，儿童50mg/(kg·d)，婴幼儿

25mg/(kg·d)，分次日服或静脉滴注，疗程5天。

④ 头孢菌素：本药对流脑的疗效与青霉素（青霉素G）或氯霉素相似，但价格昂贵，仅适用于不能应用青霉素（青霉素G）和氯霉素的患者。

2. 暴发型流脑的治疗

（1）败血症型的治疗

① 抗菌治疗：首选青霉素，剂量20万～40万U/(kg·d)，用法同前。

② 抗休克治疗：先用右旋糖酐推注或快速静脉滴注扩充血容量；静脉点滴5%碳酸氢钠纠正酸中毒；用血管扩张药如山莨菪碱、异丙肾上腺素、多巴胺或血管收缩药如间羟胺、去甲肾上腺素，以调节血管活性；也可用强心药和肾上腺皮质激素等。

③ 抗凝治疗：肝素具有较强的抗凝作用，早期应用可能纠正休克、减少出血、降低病死率。剂量每次0.5～1mg/kg，加入10%葡萄糖液100mL中缓慢静脉滴注，4～6h 1次，待休克控制、出血减少即可停药。

当病情发展到纤溶亢进阶段，则可用抗纤溶药氨甲苯酸（止血芳酸）或氨基己酸（6-氨基己酸），也可输新鲜血、血浆或丹参、当归注射液。

（2）脑膜炎型的治疗

① 脑水肿的处理：脱水药常用20%甘露醇或25%山梨醇，每次1～2g/kg，推注或快速静脉滴注，4～6h 1次，1个疗程2～4天，有脑疝者甘露醇的剂量可加倍。脱水疗法的同时应适当补液、补钾或其他电解质。脱水和补液的原则为，有脑疝或中枢性呼吸衰竭者应"快脱慢补"，只有脑水肿者则"边脱边补"。

② 惊厥的处理：高热引起者应积极降温；脑水肿引起者则积极脱水；由于多次脱水所致的低血钠性惊厥则补高浓度氯化钠。排除上述原因后可用镇静药，常用水合氯醛，成人用3%溶液30～45mL，儿童每次60～80mg/kg，配成2.5%溶液，鼻饲或保留灌肠，4～6h 1次。也可用地西泮（安定）、苯巴比妥（苯巴比妥钠）、氯丙嗪（冬眠灵）或异丙嗪等。

③ 呼吸衰竭的处理：保持呼吸道畅通、给氧、人工呼吸、气管插管和气管切开。呼吸兴奋药常用洛贝林（山梗菜碱）、尼可刹米、二甲弗林（回苏灵）等。

(3) 混合型的治疗　参见前两型的治疗原则。

五、狂犬病

【概述】

狂犬病（rabies），是由狂犬病毒引起的人畜共患的中枢神经系统急性传染病，多见于犬、狼、猫等肉食动物，人多因被病兽咬伤而感染。因狂犬病患者有害怕喝水的突出临床表现，也被叫做"恐水病（hydrophobia）"。狂犬病病死率极高，几乎为100%。

【诊断】

1. 流行病学特点

本病多发生在农村，患者以儿童、青年和兽医、猎手、动物饲养员等为多。冬季发病较少，与衣着厚的保护有关。

2. 临床表现

潜伏期多在3个月以内，长者2年、3年或更长。典型临床表现过程可分为以下3期。

(1) 前驱期或侵袭期　起病多以低热、头痛、失眠、倦怠、恶心、烦躁、恐惧不安等开始，继而对风、声、光的刺激敏感，喉部有紧缩感。已愈合的伤口部位，出现刺痛、瘙痒、麻木和蚁爬感。本期持续2~4天。

(2) 兴奋期或痉挛期　高度兴奋，表现为极度恐惧、怕水、怕声、怕风、发作性咽肌痉挛、呼吸困难等。"恐水"为本病的特征，患者渴极而不敢饮，饮后也无法咽下，甚至听到流水声或提及饮水时，也可引起咽肌严重痉挛。由于兴奋和痉挛持续发作，最后导致呼吸、循环衰竭而死亡。本期持续1~2天。

(3) 瘫痪期 患者渐趋安静，痉挛停止，反应减弱或消失，出现肢体弛缓性瘫痪。眼肌、颜面肌肉及咀嚼肌也可受累，表现为斜视、眼球运动失调、下颌下坠、口不能闭、面部缺少表情等，可迅速因呼吸、循环衰竭而死亡。临终前可进入昏迷状态。本期持续 6~8h。

整个病程一般不超过 6 天，超过 10 天的极少见。此外，有以瘫痪为主要表现的"麻痹型"或"静型"，也称哑狂犬病，该型患者无兴奋期及恐水现象，吸血蝙蝠啮咬所致的狂犬病常属此型。

3. 实验室检查

(1) 血象和脑脊液 血白细胞总数及中性粒细胞均有升高。脑脊液压力稍高，细胞数和蛋白质均稍增高。

(2) 病毒分离 从脑组织、脊髓和唾液腺中，进行直接病毒分离；或接种于小白鼠脑内，待发病后做脑组织病毒分离。

(3) 内基小体检查 取死者或狂犬的脑组织涂片，用塞勒(Seller)染色法，镜下可见细胞质内的内基小体。

(4) 血清学检查 免疫荧光试验检测血清中的狂犬病毒抗体。取患者的唾液、尿沉渣及皮肤切片，用荧光抗体染色检查狂犬病毒抗原。

4. 鉴别诊断

本病应与破伤风、病毒性脑炎、脊髓灰质炎、类狂犬病性癔症和接种后脑脊髓炎等鉴别。

【急救与治疗】

1. 对症处理

患者实行单间隔离，卧床休息，专人护理，病室内避免风、光、声的刺激。医护人员严格遵守隔离消毒制度，如戴口罩、胶皮手套、穿隔离衣等。避免患者的唾液污染皮肤，对症治疗需注意水、电解质平衡和镇静药的使用；呼吸道不畅、分泌物增多时，应给氧，必要时行气管切开，防止窒息。有心律失常、血压升高时,给予相应的对症处理。

2. 预防护理

当前,狂犬病还缺乏有效的治疗方法,病死率接近100%,因此必须大力加强预防工作。

(1) 做好动物管理,控制传染源　饲养犬只者应进行登记,做好犬只的预防接种。发现野犬、狂犬,要立即捕杀。对疑似狂犬,应设法捕获,并隔离观察10天。如不死亡,则非狂犬;如出现症状或死亡,应取脑组织检查,并做好终末消毒,深埋或焚毁,切勿剥皮。

(2) 人被咬伤后局部伤口的处理　通过理化方法及时(指2h内)清除伤口中的病毒,是预防狂犬病的最有效手段。处理程序包括如下。

① 立即针刺伤口周围的皮肤,尽力挤压出血或用火罐拔毒。切忌用嘴吮吸伤口,以防口腔黏膜感染。

② 冲洗伤口。用20%肥皂水或0.1%苯扎溴铵及清水冲洗。如果是穿通伤口,可用插管插入伤口内,用注射器灌水冲洗。

③ 消毒伤口冲洗后,用5%碘酊反复烧灼伤口。除非伤及大血管需紧急止血外,即使伤口深、大亦不应缝合和包扎。

④ 对于伤口深大及伤口靠近头部的患者,用抗狂犬病免疫血清在伤口内滴注或在其周围作浸润注射。

⑤ 按需要给予破伤风抗毒素和适宜的抗菌药物。

(3) 预防接种　目前主张凡被犬、猫、狼等动物咬、抓伤或舔后,为保证安全,都应注射狂犬病疫苗。从注射第一针疫苗算起,约3周产生抗体,1个月左右达高峰,故要求咬伤后2天内即开始注射。

第七章 儿科常见急症

一、心搏、呼吸骤停

【概述】

心搏、呼吸骤停（cardiopulmonary arrest）为儿科危重急症，表现为心跳和呼吸停止，脉搏和血压测不出。由各种感染、心脏病、药物过敏、中毒、电解质与酸碱平衡紊乱、婴儿猝死综合征等引起。

【诊断】

（1）心跳停止、面色苍白。
（2）全身动脉搏动消失，血压测不出。
（3）呼吸运动消失或出现延髓型呼吸。
（4）神志突然丧失、昏迷、抽搐或全身肌肉松弛呈软瘫状。
（5）瞳孔散大，面色苍白或青紫。

【急救与治疗】

迅速建立呼吸及恢复有效循环，同时纠正原发病因及心搏、呼吸骤停后导致的生理紊乱，尽快恢复患儿肺部的气体交换和氧气供应。抢救措施归纳为 A、B、C、D、E、F 六点，即：A（airway），通畅气道；B（breathing），人工呼吸；C（circulation），心脏复苏；D（drugs），复苏药物应用；E（ECG），心电监护；F（defibrillation），消除心室颤动。

1. 通畅气道

将患儿头部置于过伸位，清除口、咽腔和气管中的分泌物，立即进行口对口人工呼吸，如通气不足即行气管插管、使用人工呼吸机进行机械通气供氧。

2. 人工呼吸

人工呼吸应先于心脏按压，需进行口对口吹气，操作时将患儿置仰卧位，稍抬起头部，使头尽量后仰，使气管伸直，但不能过度，以免气管塌陷。术者一手抬起患儿下颌，以免舌后坠阻塞咽喉部，另一手捏住其鼻孔，术者深吸气后，对准患儿口内吹气，直到患儿胸部稍膨起则停止吹气，放松鼻孔，让患儿肺部气体排出，如为幼婴，可以口对婴儿口鼻一并吹气，牙关紧闭者可采用口对鼻孔吹气。吹气与排气的时间之比应为 1:2。呼吸频率在儿童为 20～24 次/分，婴幼儿为 30～40 次/分，次数过多不利于静脉血回流。对幼婴吹气不可用力过猛，以免肺泡破裂。

3. 心脏复苏

（1）心脏按压

① 胸外心脏按压：将患儿平卧于硬板上，抢救者以手掌根部压心前区胸骨外。新生儿及婴儿心脏位置较高，应在胸骨中 1/3 处按压；儿童则在胸骨下 1/3 处按压。对 10 岁以上儿童可用双手按压，使胸骨下陷 3～4cm，频率 60 次/分，学龄前儿童频率为 80 次/分。对较小婴儿可用双手环抱患儿胸部，将第 2～5 指并拢置于背部，双手拇指置于胸骨下 1/3 处，然后用两手拇指与其余 4 指同时相对按压，深度约 2cm，频率为 100 次/分。

② 胸内按压：如胸外按压 10～15min 内无效，应迅速开胸

进行心脏按压,开胸在小儿较少采用。

(2) 心脏复苏药物治疗　为促进心跳、呼吸的恢复,在人工呼吸和心脏按压的同时,由静脉或气管内注射复苏药物。儿科常用心脏复苏药见表6-1。

表6-1　儿科常用心脏复苏药

药名(剂型)	剂量	给药途径	作用
肾上腺素 (1:10000)	婴儿每次0.1mL/kg	静脉注射、心内注射、气管滴入	增加心肌、周围血管收缩
异丙肾上腺素 (1.0mg/2mL)	婴儿每次0.5mL,儿童每次0.5~2.0mL	静脉注射、静脉滴注	增加心肌收缩力
阿托品 (0.5mg/mL)	每次0.03~0.1mg/kg,15min 1次,直至面色潮红、血压平稳	静脉注射、心内注射	解除迷走神经对心脏的抑制,解除血管及平滑肌痉挛
碳酸氢钠 (5%)	每次2mL/kg,最大量20mL	静脉注射	有利于心肌收缩
葡萄糖酸钙	每次0.2~0.3mL/kg	静脉缓注	β肾上腺素类药物无效或心搏无力时应用,可增加心肌收缩力

4. 大脑复苏

(1) 氧气吸入。

(2) 人工冬眠。

(3) 降低颅内压　积极防治脑水肿,在心脏复跳、血压上升到最低有效水平时即开始用脱水药。

(4) 应用糖皮质激素减轻脑水肿,如地塞米松。

(5) 钙通道阻滞药的应用,如尼莫地平、硝苯地平等能降低血管阻力、增加血流量,有保护脑细胞的作用。

(6) 促进脑细胞恢复药应用,细胞色素C 15mg、辅酶A 50U、ATP 20mg,以葡萄糖稀释后静脉滴注,一日1~2次。

(7) 维持水电解质与酸碱平衡　心肺复苏后如因缺氧所致代

谢性酸中毒尚未得到纠正，即输5％碳酸氢钠。应用大量脱水药、碱性溶液、糖皮质激素和葡萄糖溶液同时伴有多尿时，易引起体内缺钾，应及时补钾。

(8) 进行心电监护、测血压，及时做血气分析。

(9) 激活脑细胞生理功能、促进氧化，使脑细胞功能得以恢复，如细胞色素C，辅酶A、ATP等。

二、小儿惊厥

【概述】

惊厥（convulsions）是小儿时期常见的急症，自新生儿至各年龄小儿均可发生，尤多见于婴幼儿。由于大脑神经细胞异常放电而造成全身和局部骨骼、肌群突然发生不自主收缩，常伴意识障碍。小儿惊厥发病率为成人的10倍，常见病因如下。

1. 感染性病因

（1）颅内感染　由细菌、病毒、原虫（弓形虫、疟疾等）、寄生虫（肺吸虫、血吸虫、囊虫、包虫等）引起的脑膜炎、脑炎、脑膜脑炎、脑脓肿等。

（2）颅外感染

① 高热惊厥多见6个月至4岁小儿，惊厥呈全身性，多发生在病初体温骤升时。

② 中毒性脑病急性感染过程中可出现类似脑炎表现，但非病原体直接侵入脑组织，而可能是与感染病毒、人体对病毒的过敏反应、缺氧、脑充血水肿有关。

③ 其他如破伤风、Reye综合征等。

一般来说，感染性疾病引起惊厥多为有热惊厥。

2. 非感染性病因

（1）颅内疾病　原发性癫痫、占位性病变（肿瘤、囊肿、血肿）、颅脑损伤（产伤、缺氧、外伤）、颅脑畸形（脑积水、脑血管畸形）、脑白质营养不良、脱髓鞘病等。

(2) 颅外疾病

① 代谢性：低血糖、低钙血症、低钠血症、胆红素脑病、遗传代谢缺陷性疾病（如半乳糖血症、苯丙酮尿症）。

② 中毒性：药物、植物、农药、一氧化碳中毒。

③ 心源性：严重的心律失常、法洛四联征、克山病。

④ 肾源性：任何肾脏疾病和泌尿系统畸形。

⑤ 其他：颅内出血、缺氧缺血性脑病、嗜铬细胞瘤、接种百日咳疫苗后。

【诊断】

(1) 高热惊厥

① 以6个月至3岁小儿多见，以上呼吸道感染引起的高热惊厥较多，部分患儿有高热惊厥史。

② 多在体温骤升阶段发生。

③ 发作时突然意识丧失，头向后仰，眼球固定、上翻或斜视，牙关紧闭，面部及四肢肌肉呈阵挛性或强直性抽搐。严重者颈项强直、角弓反张、呼吸不整、发绀或大小便失禁等。

④ 惊厥发作时间可为数秒至数分钟，少数时间较长，发作后意识恢复快，预后好。

⑤ 高热惊厥多发生于各种发热性疾病的早期。在一次疾病中，一般只发作一次，很少连续发作多次。

⑥ 持续惊厥或惊厥发作后，神志仍昏迷者，多提示中枢神经系统感染性疾病。

(2) 无热惊厥 以代谢、营养障碍性疾病（如低钙血症、低血糖等）多见，其次为癫痫、中毒、颅内肿瘤等，常有明显的病因及原发病表现。

(3) 诊断中应注意发病年龄、季节；详细询问病史，仔细体格检查。

(4) 查血、尿、粪常规，根据需要选做血液生化、脑脊液、血和尿特殊检查，还可选做脑超声波、脑电图、头颅X线和CT检查。

【急救与治疗】

1. 惊厥发作时

(1) 保持安静,避免一切不必要的刺激。

(2) 保持呼吸道通畅,头偏向一侧;防止舌咬伤;吸痰;发生窒息时行口对口人工呼吸,必要时气管切开,重者吸氧。

(3) 止痉药物交替使用,可选用地西泮(安定)、苯巴比妥(苯巴比妥钠)、水合氯醛等。10%水合氯醛稀释保留灌肠,每次40~50mg/kg。地西泮,每次01~0.3mg/kg,1次最大剂量不超过10mg,肌内或静脉注射。苯巴比妥5mg/kg,静脉注射。

(4) 高热者给予物理降温、药物降温。

(5) 无热惊厥者治疗原发病因,如补钙、补镁、补糖、去除毒物等。

(6) 防止并发症,如脑水肿、呼吸衰竭。昏迷患儿常有脑水肿,可应用甘露醇或呋塞米。

2. 惊厥控制后

应尽快寻找病因,针对病因治疗是控制惊厥的关键。

3. 预防

预防复发就是要在易发年龄(6岁以前)完全避免再次发作,防止惊厥持续状态,减少癫痫的发生,避免智力发育障碍。前常用间歇服药法,即初次发作以后,当发热时立即用药。

三、小儿呼吸衰竭

【概述】

小儿呼吸衰竭(infantile respiratory failure)是新生儿和婴幼儿第1位死亡原因。本节重点介绍新生儿和婴幼儿呼吸衰竭有关问题。小儿呼吸衰竭的病因可分三大类,即呼吸道梗阻、肺实质性病变和呼吸泵异常。

(1) 呼吸道梗阻　上呼吸道梗阻在婴幼儿多见。喉是上呼吸道的狭部，是发生梗阻的主要部位，可因感染、神经体液因素（喉痉挛）、异物、先天因素（喉软骨软化）引起。下呼吸道梗阻包括哮喘，毛细支气管炎等引起的梗阻。重症肺部感染时的分泌物、病毒性肺炎的坏死物，均可阻塞细支气管，造成下呼吸道梗阻。

(2) 肺实质性病变

① 一般肺实质性病变：包括各种肺部感染如肺炎、毛细支气管炎、间质性肺疾病、肺水肿等。

② 新生儿呼吸窘迫综合征：主要由于早产儿肺发育不成熟，肺表面活性物质缺乏引起广泛肺不张所致。

③ 急性呼吸窘迫综合征：常在严重感染、外伤、大手术或其他严重疾病时出现，以严重肺损伤为特征。两肺间质和肺泡弥散的浸润和水肿为其病理特点。

(3) 呼吸泵异常　呼吸泵异常包括从呼吸中枢、脊髓到呼吸肌和胸廓各部位的病变。共同特点是引起通气不足。各种原因引起的脑水肿和颅内高压均可影响呼吸中枢。神经系统的病变可以是软性麻痹，如急性感染性多发性神经根炎，也可以是强直性痉挛，如破伤风。呼吸泵异常还可导致排痰无力，造成呼吸道梗阻、肺不张和感染，使原有的呼吸衰竭加重。胸部手术后引起的呼吸衰竭也常属此类。

【诊断】

本节以介绍发病最多、最有代表性的重症婴幼儿肺炎呼吸衰竭为主。

1. 临床表现

(1) 呼吸道梗阻为主　这类患儿肺部病变并不一定严重，由于分泌物堵塞和炎症水肿造成细支气管广泛阻塞，呼吸费力导致呼吸肌疲劳，通气量不能满足机体需要。缺氧的同时都合并有较重的呼吸性酸中毒，引起脑水肿，比较早就出现中枢性呼吸衰竭，主要表现为潮气量小、呼吸增快、表浅或暂停，这种类型多见于小婴儿。

(2) 肺部广泛病变为主　此类患儿虽然也可能合并严重的呼吸道梗阻，但缺氧比二氧化碳潴留更为突出。因这类患儿肺内病变广泛、严重，一旦应用呼吸机，常需要较长时间维持。

(3) 以上是较典型的情况。临床常见的是混合型，难以确切区分，但不论何种类型，若得不到及时治疗，不能维持足够通气量将是最终导致死亡的共同的基本原因。

2. 辅助检查

酸碱度、标准碳酸氢盐（SB）与实际碳酸氢盐（AB）、二氧化碳结合力（CO_2CP）、碱剩余（BE）或碱缺失（-BE）、二氧化碳总量（$T-CO_2$）、动脉血氧分压（PaO_2）、X 线胸片、心电图、B 超、脑 CT 等检查。

【急救与治疗】

1. 抢救

在危重肺炎的抢救中，关键是改善通气功能，纠正缺氧和呼吸性酸中毒。

(1) 去除原发病因。

(2) 氧疗，各种方式吸氧，如鼻导管、面罩等。

(3) 改善呼吸功能　①保持呼吸道通畅；②改善缺氧，促进二氧化碳排出。

(4) 纠正酸碱失衡和电解质紊乱。

(5) 维持心、脑、肺、肾功能　①呼吸兴奋药尼可刹米、洛贝林可交替使用（哮喘所致呼吸衰竭慎用）；②心肌缺氧易导致心律失常，洋地黄制剂量宜小，血管活性药物主要选择酚妥拉明、东莨菪碱和多巴酚丁胺等；③脱水药，用20%甘露醇每次1g/kg，快速静脉滴注；④利尿药防治脑水肿；⑤糖皮质激素可增加应激功能，减少炎症渗出，地塞米松每日0.5mg/kg，一般不超过3日；⑥凡严重通气不足，难以自行维持气体交换者可用机械呼吸。

2. 预防

(1) 做好孕期保健，防止早产、难产、产伤等。
(2) 积极防治小儿肺炎和各种感染性疾病。
(3) 积极防止发生各种意外。
(4) 防止药物中毒或其他中毒。
(5) 做好各种预防接种。

四、小儿感染性休克

【概述】

感染性休克（septic shock）是严重感染使微循环血流障碍造成毛细血管灌注不足，组织血管缺氧、缺血、代谢紊乱，导致重要生命器官急性功能损害的综合征。常见的致病菌中50%为金黄色葡萄球菌，其他如溶血性链球菌、肺炎双球菌等。在小儿疾病中，中毒型菌痢、重症肺炎、流行性脑脊髓膜炎、败血症、急性坏死性肠炎易并发休克。

【诊断】

(1) 可有感染病灶或原发感染性疾病，面色苍白，四肢湿冷，精神烦躁和萎靡，尿少，脉搏细速，呼吸急促伴发绀，血压降低、脉压差小，少尿或无尿，全身代谢紊乱。

(2) 休克晚期常伴多系统器官功能衰竭（MSOF），表现如下：①心力衰竭；②肺功能衰竭；③急性脑水肿；④急性肾衰竭；⑤急性肝功能衰竭；⑥急性胃肠功能衰竭；⑦弥散性血管内凝血（DIC）。

(3) 实验室检查　①三大常规、C反应蛋白（CRP）、细菌培养（细菌培养可选血液、脓液、体腔液培养）；②血生化检查；③血气分析；④合并DIC者应做凝血机制检查；⑤脑脊液检查。

(4) 根据休克时血流动力学的改变，可将休克分为高排低阻型和低排高阻型，前者多属于轻型休克或休克早期，后者多见于重型休克或休克晚期。

【急救与治疗】

1. 改善微循环

包括补充血容量、供氧、血管活性药物应用与纠正酸中毒。

（1）补充血容量

① 快速输液：用 2∶1 等张含钠液 10～20mL/kg 或右旋糖酐-40 10mL/kg，在 30～60min 内快速静脉滴注或静脉推注。

② 继续输液：快速补液后继用 1/2～2/3 张含钠液 30～50mL/kg，8h 内滴完。

③ 维持输液：休克基本纠正，24h 内心音有力、四肢温暖、尿量正常后，用 1/4～1/5 张液体每日 50～80mL/kg 维持。

（2）供氧。

（3）血管活性药物　血管活性药物分为血管扩张药与血管收缩药两大类。前者有抗胆碱药如山莨菪碱、东莨菪碱，α受体阻断药如酚妥拉明；后者有去甲肾上腺素和间羟胺；扩血管兼强心药有多巴胺、异丙肾上腺素。

（4）纠正酸中毒　用 5% 碳酸氢钠 3～5mL/kg 静脉滴注，然后根据血气分析调整用量。

2. 控制感染

及时清除化脓病灶，根据病因及致病细菌种类选择抗生素，原则是早期、足量、联合用药。可选用青霉素、阿米卡星（6岁以下小儿禁用）或头孢类抗生素。

3. 保护重要脏器的功能

保护肝、肾功能，避免使用损害肝、肾的药物。能量合剂的应用，将细胞色素 C 15mg、辅酶 A 50U、ATP 20mg 加入葡萄糖液中稀释后静脉滴注。

4. 营养支持

可用脂肪乳剂、复方氨基酸，酌情输新鲜血、血浆或白蛋白。

5. 抗介质治疗

如糖皮质激素、纳洛酮、抗脂多糖抗体免疫治疗、冷沉淀物、钙通道阻滞药、花生四烯酸抑制药等均可应用。

五、小儿腹泻病

【概述】

在未明确病因前，大便性状改变与大便次数比平时增多，统称为腹泻病（diarrheal disease）。腹泻病是多病因、多因素引起的一组疾病，是儿童时期发病率最高的疾病之一。

【诊断】

1. 临床表现

根据病程腹泻病分为：急性腹泻病，病程在2周以内；迁延性腹泻病，病程在2周～2个月；慢性腹泻病，病程在2个月以上。按病情分为：轻型，无脱水，无中毒症状；中型，轻度至中度脱水或有中毒症状；重型，重度脱水或有明显中毒症状（烦躁、精神萎靡、嗜睡、面色苍白、高热或体温不升、白细胞计数明显增高等）。根据病因分为：感染性，如痢疾、霍乱、其他感染性腹泻等；非感染性，如饮食性腹泻、过敏性腹泻、乳糖不耐症、糖原性腹泻等。

（1）消化道症状　腹泻时大便次数增多，量增加，性质改变，大便每日3次以上，可呈稀便、糊状便、水样便，或是黏液脓血便。人乳喂养儿每天排便2～4次，呈糊状，不是腹泻。恶心、呕吐是常见的伴发症状，严重者呕吐咖啡样物，其他可有腹痛、腹胀、食欲缺乏等症状。

（2）全身症状　病情严重者全身症状明显，大多数有发热，体温38～40℃，少数高达40℃以上，可出现面色苍白、烦躁不安、精神萎靡、嗜睡、惊厥、甚至昏迷等表现。

(3) 水、电解质及酸碱平衡紊乱　主要为脱水及代谢性酸中毒，有时还有低钾血症、低钙血症。

(4) 脱水　由于腹泻与呕吐丢失大量的水和电解质。根据水、电解质损失的量及性质不同分为3种类型：等渗性脱水（血清钠浓度130～150mmol/L）、低渗性脱水（血清钠浓度＜130mmol/L）、高渗性脱水（血清钠浓度＞150mmol/L）。大多数急性腹泻患儿为等渗性脱水。一般表现为体重减轻，口渴不安，皮肤苍白或苍灰、弹性差，前囟和眼眶凹陷，黏膜干燥，眼泪减少，尿量减少。

脱水大多有不同程度的代谢性酸中毒，主要表现为精神萎靡、嗜睡、呼吸深长呈叹息状，口唇樱红，严重者意识不清。新生儿及小婴儿呼吸代偿功能差，呼吸节律改变不明显，主要表现为嗜睡、面色苍白、拒食、衰弱等，应注意早期发现。

2. 辅助检查

粪便常规检查、大便培养等。

【急救与治疗】

小儿腹泻病的治疗原则为预防脱水，纠正脱水，继续饮食，合理用药。

1. 急性腹泻的治疗

(1) 脱水的防治　脱水的预防和纠正在腹泻治疗中占极重要的地位，世界卫生组织（WHO）推荐的口服补液盐（ORS）进行口服补液疗法具有有效、简便、价廉、安全等优点，已成为主要的补液途径，是腹泻治疗的一个重要进展。

① 预防脱水：腹泻导致体内大量的水与电解质丢失。因此，患儿一开始腹泻，就应该给口服足够的液体并继续给小儿喂养，尤其是婴幼儿母乳喂养，以防脱水。

② 纠正脱水：小儿腹泻发生的脱水，大多可通过口服补液疗法纠正。重度脱水需静脉补液。

(2) 纠正酸中毒　轻、中度酸中毒无需另行纠正，因为在输入的溶液中已含有一部分碱性溶液,而且经过输液后循环和肾功能改善,酸中毒随即纠正。严重酸中毒经补液后仍表现有酸中毒症状者,则需要用碱性药物。常用的碱性药物有碳酸氢钠和乳酸钠。

(3) 钾的补充　低钾的纠正一般按 KCl $2\sim4\text{mmol}/(\text{kg}\cdot\text{d})$ 或 10% KCl $3\text{mL}/(\text{kg}\cdot\text{d})$,浓度常为 $0.15\%\sim0.3\%$,切勿超过 0.3%,速度不宜过快,至少在 6h 以上补给。患儿如能口服,改用口服。一般情况下,静脉补钾,需肾功能良好,即见尿补钾。

2. 预防

WHO 在科学研究的基础上,结合各国的具体情况,最后推荐以下 7 项措施预防儿童腹泻,即母乳喂养、合理添加辅食、使用清洁水、饭前洗手、不随地便溺、正确处理小儿粪便和麻疹免疫接种。

六、肠道病毒 EV71 感染疾病（手足口病）

【概述】

肠道病毒 EV71 是人肠道病毒的一种,简称为 EV71,常引起儿童手足口病、病毒性咽峡炎,重症患儿可出现心肌炎、肺水肿、脑炎等,统称为肠道病毒 EV71 感染疾病。该病多发生于儿童,尤其是 3 岁以下婴幼儿多发,少数病情较重,严重的会引起死亡。

【诊断】

(1) 肠道病毒 EV71 感染疾病一年四季都可发生,常见于 $4\sim9$ 月份。该病的潜伏期为 $2\sim7$ 天,传染源包括患者和隐性感染者。传播方式主要有:人群密切接触是重要的传播方式,儿童通过接触被病毒污染的手、毛巾、手绢、牙杯、玩具、食具、奶具以及床上用品、内衣等引起感染;患者咽喉分泌物及唾液中的病毒可通过空气(飞沫)传播,故与生病的患儿近距离接触可造成感染;饮用或食入被病毒污染的水、食物,也可发生感染。

(2)患儿感染肠道病毒 EV71 后,多以发热起病,一般为 38℃左右,部分患儿早期有咳嗽等感冒样表现。

(3)发热 1~2 天后开始出现皮疹,通常出现在手掌和足底,也可以出现在臀部。有的患儿不发热,只表现为手、足、臀部皮疹或疱疹性咽峡炎,病情较轻。

(4)大多数患儿在 1 周以内体温下降、皮疹消退,病情恢复。少数患儿可出现脑炎及脑脊髓炎、肺水肿、循环衰竭等,严重时可危及生命。

【急救与治疗】

目前缺乏有效治疗药物,主要对症治疗。

(1)首先隔离患儿,接触者应注意消毒隔离,避免交叉感染。

(2)对症治疗 有颅内压增高者可给予甘露醇等脱水治疗,重症病例可酌情给予甲泼尼龙、静脉用丙种球蛋白等药物。

(3)可服用清热解毒中药,也可补充 B 族维生素、维生素 C 等进行辅助治疗。

(4)如果发现小儿出现发热、皮疹等症状,尽快到正规医院就诊。小儿患病后应暂停去幼儿园和学校,避免传染给他人,防止再感染其他疾病。根据医生建议,决定是否留院观察或住院治疗。

(5)本病如无并发症,预后一般良好,多在 1 周内痊愈。

七、呼吸道异物

【概述】

呼吸道异物(foreign body in respiratory tract)是耳鼻咽喉科常见急症之一,多发生于 5 岁以下儿童,1~3 岁占多数,若对某些异物误诊失治,将产生严重并发症,甚至危及生命,必须特别重视。

【诊断】

1. 临床表现

异物进入下呼吸道的当时有剧烈咳嗽，以后常有或长或短的无症状期，故易于误诊，由于异物性质，存留部位及形状不同，症状也各异，现分述如下。

（1）喉异物（foreign body in larynx） 异物入喉时，立即发生呛咳、气急、反射性喉痉挛，而引起吸气性呼吸困难及喘鸣，若异物停留于喉上口，则有声音嘶哑或吞咽困难，稍大异物若阻塞于声门可立即窒息致死。

（2）气管异物（foreign body in trachea） 异物刚吸入，其症状与喉异物相似，以呛咳为主，之后活动性异物随气流移动，可引起阵发性咳嗽及呼吸困难，在呼气末期于气管处可听到异物冲击气管壁和声门下区的拍击声，并在甲状软骨下可触及异物撞击震动感，由于气管腔被异物所占，或声门下由于水肿而狭小，致呼吸困难，并可引起喘鸣。

（3）支气管异物（foreign body in bronchi） 早期症状与气管异物相似，不同种类异物可以出现不同症状：植物性异物，如花生米、豆类，因含有游离脂酸、油酸，对黏膜刺激较大，常出现高热、咳嗽、咳脓痰等急性支气管炎症状；若为金属异物，对局部刺激较小，如不发生阻塞，可存留在支气管中数月而无症状，以后由于异物嵌顿于支气管造成不同程度阻塞而出现不同症状。

异物一旦进入支气管，被咳出的机会是极少的，异物在肺内存留时间过长，不仅不易取出，还可引起气管炎、肺萎缩、肺脓肿等严重疾病，所以凡是明知有异物呛入气管，在没有窒息的情况下，即使没有任何呼吸障碍表现，也应尽早去医院接受检查处理。

2. 检查方法

X线检查、支气管镜检查。若有异物吸入史，或疑有异物吸入史，虽无体征或 X 线检查阴性者，或有不明显原因的支气管阻塞以及久治不愈的急、慢性肺炎及肺不张的患者，均应考虑作支气管镜检查，进一步明确诊断。

【急救与治疗】

（1）诊断确定后应迅速手术取出。气管内活动异物，无明显呼吸困难，可于直达喉镜下取出。支气管内异物必须用支气管镜取出。异物较大、呼吸困难严重者，应先作气管切开术，然后经切口置入支气管镜取出。

（2）呼吸道异物停留时间较长者常并发肺部感染，术前、术后需用抗生素（青霉素类、头孢类）控制感染。如已并发喉水肿，或手术操作时间太长，预防术后并发喉水肿而发生呼吸困难者，应加用激素治疗。

（3）最好不要给 5 岁以下儿童吃瓜子、花生、豆类等食物，吃西瓜时可先去掉瓜子，进食避免谈笑、哭闹或打骂小儿，要改掉边走边玩边进食的不良习惯。教育儿童不要把小玩具放在口中，发现儿童口中含有东西时要及时设法取出，但切不可强行夺取，以免哭闹后吸入。

第八章
耳鼻咽喉科及眼科常见急症

一、急性喉梗阻

【概述】

急性喉梗阻（acute laryngeal obstruction）系因喉部或邻近组织的病变致喉腔急性变窄或阻梗导致呼吸困难。多见于儿童，常由喉部炎症、过敏、外伤、异物、肿瘤、痉挛、双侧声带外展性麻痹等引起。

【诊断】

（1）能发现引起本病的原发病变。

（2）存在吸气性呼吸困难、喉鸣、声嘶及软组织凹陷的典型表现。喉梗阻分四度。

① 一度：平静时无症状，哭闹或活动时有轻度喉梗阻。

② 二度：平静时有症状，活动时加重，但不影响睡眠及进食。

③ 三度：症状明显，因缺氧而烦躁不安、脉速、血压上升，不易入睡、不愿进食等。

④ 四度：极度呼吸困难，口唇发绀，面色苍白，冷汗、躁

动、脉细弱、血压下降、心律失常,若不及时抢救,迅速昏迷、死亡。

(3) 病情允许时应做咽、喉、颈、胸部检查及透视或摄片,寻找病因。

【急救与治疗】

(1) 一、二度喉梗阻者　以病因治疗为主,如应用抗生素、激素消除炎症水肿,迅速取出呼吸道异物等。密切观察病情,做好气管切开准备。

(2) 三度梗阻者　如短时间内能去除病因则迅速去除病因,解除梗阻。如短时间内不能去除病因,则尽早行气管切开术。

(3) 四度梗阻者　应立即进行气管插管或环甲膜切开、紧急气管切开术。

二、突发性聋

【概述】

突发性聋(sudden hearing loss)亦名特发性聋或暴聋,即在无耳鸣、耳聋的情况下,原因不明突然瞬间发生耳鸣、耳聋,于数小时或数日内听力迅速丧失达到高峰者。多累及单耳,以40~60岁成年人发病率高,双耳患者占1%,男性较多,春秋季节易发病。研究认为该病可能与病毒感染和内耳微循环障碍有关,疲劳、精神紧张、自主神经功能失调、代谢性疾病、循环系统疾病等可诱发。颞骨组织病理观察发现,耳蜗神经炎和Corti器、螺旋神经节、前庭感受器的萎缩、变性等为主要病理改变。

【诊断】

(1) 多在晚间或晨起时发病,起初感到单耳低频或高频耳鸣,数小时后发觉突然听力下降,常为中或重度,可历经数小时或数日。

(2) 原因不明。

(3) 可伴眩晕、恶心、呕吐，但不反复发作。

(4) 除第Ⅷ脑神经外，无其他脑神经受损症状。

根据过去无耳鸣、耳聋史，突然发作性耳鸣、耳聋，短期内即达耳聋高峰，半数伴有眩晕，一般诊断不难，但有时应与梅尼埃病相鉴别，后者发病早期听力丧失很少，呈波动性听力曲线，听力损失不超过60dB，而前者听力损失多在60dB以上。

(5) 耳镜检查鼓膜常正常，也可微红。

【急救与治疗】

争取发病后1周内治疗。主要目的为改善内耳微循环，促进细胞代谢和功能恢复。

1. 急性期（早期）

伴有严重眩晕者，应采用镇静药物如地西泮、氯丙嗪等药。亦可用具有扩张末梢小血管和抑制血小板凝集作用的药物如前列腺素E1 60μg，ATP 80mg，溶于右旋糖酐-40 250mL，静脉滴注，90min滴完，亦可加用地塞米松5～10mg静脉滴注。

2. 血管扩张药

因多数突发性聋系血管栓塞或痉挛造成供血不足，故应大量采用血管扩张药，如丹参注射液16～18g，溶于右旋糖酐-40 500mL，或山莨菪碱30～40mg，溶于5%葡萄糖液500mL，或组胺2.75mg，溶于生理盐水500mL，静脉滴注。Morimitsuo（1976年）倡导用60%血管造影剂泛影葡胺10mL，每日静脉注射，30次为1疗程。先做碘过敏试验，阴性后，首次注射2mL，无反应可用10mL。据说突发性聋系血-耳蜗屏障破坏所致，泛影葡胺分子可填补该屏障的裂孔，使钠泵重新活化，恢复耳蜗CM电位，有效率可达52%～86%。

3. 高压氧治疗

用高压氧治疗，以提高血氧分压，增强细胞代谢，亦可采用95%纯氧和5%二氧化碳吸入，效果更好。

4. 其他

神经营养药如维生素 B_1、维生素 B_{12}、胞二磷胆碱、能量合剂和中药等，都可试用。早期亦可试用颈星状神经节封闭。

目前突发性聋的国内治愈率多在 75% 左右，亦有报告不经治疗有近 1/3 的患者能自愈，听力损失＞90dB，高频听力损失严重，年龄在 40 岁以上，无镫骨肌反射或伴有严重眩晕者，听力恢复多不理想，病程超过 1 个月者预后亦不佳，多存在为永久性感音性耳聋。

三、眼球穿通伤

【概述】

眼球穿通伤（eyeball perforation）系锐器如刀、剪、金属碎片等穿破眼球所致。根据穿孔的部位不同，可分为角膜穿通伤，巩膜穿通伤及跨越角巩膜缘的角巩膜穿通伤，因角膜暴露在前，临床上角膜穿通伤最常见。眼球穿通伤可分为两类，一为单纯穿孔，伤口小于 3mm，伤口内无眼内组织嵌顿；另一类伤口大于 3mm，伤口内有眼内组织嵌顿。

【诊断】

（1）角膜穿通伤　常见，伤口位于角膜，伤后遗留角膜白斑，伤口较小时，常自行闭合，检查仅见点状混浊或白色条纹，大的伤口常伴有虹膜脱出、嵌顿，此时可有明显的眼痛、流泪等刺激征，致伤物刺入较深可引起晶状体囊穿孔或破裂，出现局限的晶状体混浊，甚至晶状体破裂，晶状体物质嵌顿于伤口或脱出。

（2）巩膜穿通伤　较少见，较小的巩膜伤口容易被忽略，穿孔处可能仅见结膜下出血，大的伤口常伴有脉络膜、玻璃体和视网膜损伤及玻璃体积血，损伤黄斑部会造成永久性损伤。

（3）角巩膜穿通伤　伤口累及角膜和巩膜，可引起虹膜睫状体、晶状体和玻璃体的损伤、脱出及眼内出血,视力明显下降。

【急救与治疗】

(1) 伤口处理　伤口小于3mm,不伴有组织嵌入,创缘对合好,可不缝合。大于3mm应在显微手术条件下仔细缝合。对合并有虹膜脱出,无明显污染,脱出时间在24h之内者,可用抗生素溶液冲洗后送还眼内。污染严重可予剪除。伴有睫状体脱出者,不可随意剪除,应清洗后还纳,如污染及破碎严重需要剪除时,应先在周围电凝,然后切除。脱出之玻璃体及晶状体可予切除。对位于睫状体以后的巩膜伤口,缝合后,应在伤口周围行冷凝术或电凝术,预防视网膜脱离。

(2) 防治感染　常规给予抗破伤风血清注射,全身应用抗生素和糖皮质激素。术后结膜下注射抗生素,并用散瞳药。

(3) 眼球摘除　眼球穿通伤后眼球破碎严重,球壁大片缺损,眼内容物大量或全部流出,视力无光感,眼球确无保留希望者,可做眼球摘除术。

(4) 术后护理　每日密切观察伤眼有无球内感染及刺激症状,以及健眼视力变化情况,以便及时确诊有无眼内炎、全眼球炎及交感性眼炎。

(5) 常见并发症及治疗

① 外伤性虹膜睫状体炎:由于虹膜直接受损或虹膜组织嵌顿于伤口受到刺激,或眼内有异物残留等引起的炎症表现,处理应扩瞳,局部加强用皮质类固醇,常结膜下注射地塞米松。

② 化脓性眼内炎:常由于穿通伤时,感染细菌由伤口进入或由致伤物或异物进入眼内引起,视力可迅速下降,眼痛、流泪,检查可见结膜充血、水肿,角膜水肿,雾状混浊,房水高度混浊,甚至可有积脓,严重者可见到瞳孔区内黄色反光(表明玻璃体内积脓)。治疗除全身及局部大量应用抗生素外,应早期行玻璃体切除术,将抗生素直接注入玻璃体腔。此病预后差,往往导致全眼球炎或眼球萎缩。

③ 全眼球炎：在眼内炎的基础上，炎症进一步发展，波及眼球壁及其周围组织时，称为全眼球炎，除眼内炎的表现外，伴有眼球突出，球结膜高度水肿、充血，眼球运动受限，视力完全消失，甚至角膜脓肿穿孔，眼内脓液流出，如不及时治疗，往往转变成眼眶蜂窝织炎，并向颅内蔓延，引起化脓性脑膜炎，危及生命。在治疗上，应行眼球内容剜出术，如选择眼球摘除术，可能会将感染带入颅内，术后伤口内应放置引流条，局部及全身应用抗生素。

④ 眼内异物：异物分为两类，一为磁性异物，一为非磁性异物，异物可位于眼内任何部位，异物也可大可小。眼内磁性异物需仔细定位后从距离异物最近的球壁处做切口取出；对于非磁性异物，如化学性质稳定而异物所在位置在眼球后极部，可不必勉强取出。

⑤ 交感性眼炎：当穿孔眼尤以合并眼内异物伤时，伤后发生持续性葡萄膜炎，经过一段时间，对侧健眼也发生同样性质的葡萄膜炎，此种情况称为交感性眼炎，伤眼称为"诱发眼"，未受伤眼称为"交感眼"，潜伏期多为伤后2～8周，也有极少数病例短至数日或长达数十年后，交感性眼炎的发生率在我国约占眼球穿通伤的1.2%。

四、眼球钝挫伤

【概述】

钝器如石块、球类、拳头等直接或间接碰击眼球，损伤局部组织，导致眼球钝挫伤（eyeball blunt trauma）。眼球钝挫伤是由机械性的钝力直接伤及眼部，造成眼组织的器质性病变及功能障碍，但不引起眼球壁破口。挫伤除在打击部位产生直接损伤外，钝力通过在眼内和球壁的传递，也会产生间接损伤。眼球钝挫伤是眼外伤的常见病症，其患病率约占眼外伤的1/3。

【诊断】

（1）角膜挫伤 轻者角膜上皮擦伤、畏光、流泪，重者角膜基质水肿、后弹力层破裂，更重者角膜破裂。

（2）虹膜睫状体挫伤

① 外伤性虹膜睫状体炎：睫状体充血，虹膜水肿，纹理不清，瞳孔缩小，房水混浊。

② 虹膜损伤与瞳孔异常：虹膜根部离断，瞳孔呈"D"形。瞳孔括约肌受损可致瞳孔散大。

③ 前房积血：为虹膜睫状体血管破裂所致，严重时前房充满血液，可引起继发性青光眼。在前房充满血液及高眼压时，容易出现角膜血染。

④ 房角后退：挫伤使睫状肌环形纤维与纵行纤维分离，虹膜根部向后移位，房角加宽、变深，可在伤后数月或数年，因房水排出受阻发生继发性青光眼。

（3）晶状体挫伤

① 晶状体脱位或半脱位：半脱位时，可见部分虹膜震颤，患者可有散光或复视。全脱位脱入前房，前房角受阻可继发青光眼，脱入玻璃体前房变深，出现高度远视。有时角巩膜破裂，晶状体也可以脱位于球结膜下。

② 晶状体混浊。

（4）玻璃体出血 由睫状体、脉络膜、视网膜血管破裂进入玻璃体所致出血多时，眼底看不清。

（5）脉络膜挫伤 脉络膜破裂，裂口呈弧形，凹面对向视盘。

（6）视网膜震荡与挫伤 视力下降，有中心暗点，视网膜后极部出现水肿渗出，重者兼有视网膜出血、脱离、黄斑裂孔等。

【急救与治疗】

（1）角膜擦伤 涂抗生素眼膏，防止感染。

（2）前房积血

① 半卧位,包盖双眼。

② 口服云南白药或三七粉。

③ 伴有眼压升高者,加用乙酰唑胺。

④ 出血量多,吸收慢,眼压升高,药物不能控制,可行前房穿刺术放出积血。

⑤ 瞳孔不散不缩。

(3) 晶状体脱位 继发青光眼应立即摘除晶状体。

(4) 视网膜震荡及挫伤

① 服用糖皮质激素。

② 服用血管扩张药。

③ 服用维生素类药物。

④ 服用促进出血、渗出吸收药,如普罗碘铵、活血化瘀的中药。

⑤ 外伤性网膜脱离应手术治疗。

⑥ 玻璃体内积血3个月以上不吸收者可考虑做玻璃体切割术。

(5) 预防 眼球钝挫伤首要的是宣传教育,普及眼防范意识,使人们增加爱眼意识。在工农业生产及体育运动中,加强教育、严格操作规程、完善防护措施,能有效地减少眼球钝挫伤的发生。对儿童应重点预防,禁止儿童玩弄危险玩具、放鞭炮、射弹弓等。

五、化学性眼外伤

【概述】

化学物质,主要是酸、碱性化学物质与眼部组织接触所造成的病理性损害,统称为化学性眼外伤(chemical injuries of eye),是眼科常见急症,也是主要致盲原因之一。常见于实验室工作人员或化工厂工人,以及建筑工业中的石灰性损伤。随着化学和制药工业的发展,有机化合物如醇、醚、砷等亦可引起眼部损伤。

通常是在实验或生产操作过程中,液态化学物质溅入眼部致伤。

【诊断】

(1) 有明确的化学性外伤史。

(2) 轻度烧伤　眼睑结膜轻度充血水肿,角膜上皮点状脱落或轻度水肿,视力多不受影响。

(3) 中度烧伤　眼睑皮肤有水疱或糜烂,球结膜水肿甚至有小片缺血坏死,角膜明显水肿混浊,影响视力。

(4) 重度烧伤　眼睑皮肤溃烂,球结膜出现广泛的缺血性坏死,呈灰白色膜样;角膜全层混浊呈瓷白色,继之出现角膜溃疡甚至穿孔。

(5) 有严重的并发症和后遗症　如角膜白斑、角膜葡萄肿、葡萄膜炎、青光眼、白内障、睑球粘连、假性翼状胬肉、眼睑闭合不全、溢泪及眼球萎缩。

【急救与治疗】

伤后若处理不当或稍有延误,轻者可加重患者痛苦,延长治愈时间;重者可导致感染,引起角膜溃疡、穿孔等并发症,甚至导致失明。正确的急救方法可使病情得到控制,临床症状得到缓解,视力得到更好的恢复,还可降低多种眼并发症的发生率。

(1) 急救分秒必争,就近取水,可用大量清水彻底冲洗眼部。特别要注意彻底清除结膜囊及穹窿部存留的化学物质。

因此,应在受伤第一时间寻找水源彻底冲洗,最好是眼睛对着水龙头用流动的自来水反复冲洗。若是在户外受伤者,不要因为清水来源而延误冲洗时机,可就地取材,用井水、河水等相对澄清的淡水进行冲洗,以减少酸碱化学物质的损伤。

冲洗要求:一只眼受伤者,冲洗时,患者可以是坐位或卧位,头偏向患侧,使受伤的眼睛朝下,防止冲洗水流入另一只眼中。冲洗时先撑开眼睑,使结膜面均能全面冲洗。对儿童应帮助其扒开眼皮,把头固定好再冲洗。双眼受伤者,可将双眼浸入水中,整个过程要轻柔,冲洗时间不少于20min。冲洗后,仔细检查眼睑内是否残留化学物质,要用棉签或夹子去取,不可用手去拿。然后将双眼用纱布或干净手帕蒙起,迅速到医院眼科看急诊。

若颗粒进入眼睛,应该在冲洗前将其取出,避免异物的进一步物理损伤和化学损伤,如高浓度结晶的石灰渣遇水可瞬间放出热量灼伤眼睛。

(2)可口服及静脉输入大量维生素C,抑制胶原酶,促进角膜胶原合成。也可以做结膜下注射,每次2mL,一日1～2次。

(3)严重碱烧伤,可在伤后4～8h内切开球结膜,在结膜下冲洗,或行前房穿刺术,放出含碱性房水,促使生成新鲜房水。

(4)切除坏死组织,如球结膜有广泛坏死,或角膜上皮坏死,可做早期切除。球结膜缺损多时可做口腔黏膜或对侧球结膜移植,角膜溶解变薄时可做全角膜板层移植术。

(5)应用胶原酶抑制剂防止角膜穿孔。

(6)应用抗生素控制感染。

(7)石灰烧伤可用0.5%依地酸二钠(EDTA-Na_2)促使钙质排出。

(8)散瞳 每日用1%阿托品眼液和眼膏。

(9)局部或全身应用糖皮质激素。

(10)点用自身血清、纤维连接蛋白等。

(11)治疗并发症 手术矫正睑外翻、睑球粘连,角膜瘢痕可做角膜移植术。

六、眼部热烧伤

【概述】

眼部热烧伤(ocular heat injury)系高温通过直接传导或辐射所引起的眼组织损伤,主要分为两类,一类为火焰灼伤,一类为接触灼伤。高温液体如铁水、沸水、热油等溅入眼内引起的热烧伤称为接触性热烧伤;由火焰喷射引起的烧伤称火焰性热烧伤。

【诊断】

眼部热烧伤的轻重取决于热物体的大小、温度和接触时间的长短等。沸水、沸油的烧伤一般较轻。眼睑发生红斑、水泡，结膜充血水肿，角膜轻度浑浊。热烧伤严重时，如铁水溅入眼内，可引起眼睑、结膜、角膜和巩膜的深度烧伤，组织坏死。组织愈合后可出现瘢痕性睑外翻、睑闭合不全、角膜瘢痕、睑球粘连甚至眼球萎缩。

【急救与治疗】

治疗原则是防止感染，促进创面愈合，预防睑球粘连等并发症。

（1）对轻度热烧伤，局部点用散瞳药及抗生素眼液。治疗过程中注意严格无菌操作，预防感染。

（2）严重的热烧伤应除去坏死组织，处理大致同严重碱烧伤。

（3）有角膜坏死时，可进行羊膜移植，或带角膜上缘上皮的全角膜板层移植。

（4）晚期根据病情治疗并发症。

七、角膜、结膜异物

【概述】

眼结膜或角膜有异物时俗称"迷眼"，在生活和劳动中常见，在眼外伤中发病率最高，其危害的轻重依异物侵入的深浅、部位、是否感染而定。

【诊断】

临床上诊断不难，患者往往主诉有异物进入眼睛，并伴有眼内明显异物感及流泪、红肿等症状。

【急救与治疗】

(1) 异物入眼后,首先要用手轻轻拉起上眼皮,使眼皮和眼球之间的空隙扩大,这样反复多次后便可引起流泪,将异物冲出。不能冲出的异物,可以把上眼皮翻过来,用干净的手帕或纱布沾凉开水或眼药水轻轻擦去。如果是粉末状异物,要及时用清洁的水洗眼或将清水装入水壶,然后用水壶冲洗眼内异物。如果异物嵌入结膜或角膜内,用以上方法仍不能取出或肉眼看不到异物,但眼睛总感到不自然时,应立即到医院进行检查治疗。

① 取出异物后要涂抗生素眼膏,如红霉素眼药膏、金霉素眼药膏等,然后包扎以防感染,每日更换敷料,直至痊愈。

② 如果发生感染,则按角膜炎治疗。

③ 异物取出后,因角膜结瘢而严重影响视力者,早期可用退翳药,如1%～2%盐酸乙基吗啡(狄奥宁)滴眼剂点眼,一日3次,1%黄降汞或白降汞眼药膏涂眼,一日3次。

(2) 在劳动、工作之中注意劳动保护,减少粉尘、碎屑飞扬,可戴防护罩或眼镜作业,平时注意保护眼睛。一旦有异物入眼,不能用手揉擦,以免将异物揉入更深的组织内,即使把异物揉掉,娇嫩的角膜表面也容易被擦伤,同时手上有许多细菌,进入眼内还可引起感染。不要用不干净的物品挑取异物,以防感染及损伤更多的角膜组织。

(3) 一般情况下,异物取出后稍有疼痛,几小时后就会减轻。若疼痛越来越重,不能忍受,要警惕角膜伤口感染,应立即到医院就诊。

八、电光性眼炎

【概述】

电光性眼炎 (electric ophthalmia) 是由于紫外线引起的损

伤,如高原、雪地、工业电焊、沙漠及水面反光造成眼部损伤。

雪盲就是电光性眼炎,主要是紫外线对眼角膜和结膜上皮造成损害引起的炎症,特点是眼睑红肿、结膜充血水肿、有剧烈的异物感和疼痛,症状有怕光、流泪和睁不开眼,发病期间会有视物模糊的情况。

【诊断】

（1）有紫外线照射史。

（2）潜伏期3～8h,随即出现双眼异物感、刺痛、畏光、流泪、眼睑痉挛。

（3）眼睑皮肤潮红,结膜混合性充血,角膜上皮点状剥脱,荧光素钠染色阳性。

（4）24h后症状减轻或痊愈。

【急救与治疗】

（1）在黑暗处,以眼罩蒙住眼睛,用冷毛巾冰镇眼睛,涂抗生素眼膏。

（2）重症者可滴0.5%丁卡因2～3次镇痛,不可多用,因为该药会抑制角膜上皮再生。

（3）如有条件,可用新鲜人乳或牛乳滴眼。

（4）在观赏雪景或在雪地里行走时,最好戴上黑色的太阳镜或防护眼镜,这样就可避免雪地反射的紫外线伤害眼睛。

第九章 常用急救技术操作

一、心肺复苏

【概述】

心搏骤停后的心肺复苏（cardiopulmonary resuscitation，CPR）必须在现场立即进行。

【操作方法】

1. 先判断患者有无意识

拍摇患者并大声询问，手指甲掐压人中（水沟）约5s，如无反应表示意识丧失。这时应使患者水平仰卧，解开颈部纽扣，注意清除口腔异物，使患者仰头抬颏，用耳贴近口鼻，如未感到有气流或胸部无起伏，则表示已无呼吸。检查心脏是否跳动，最简易、最可靠的是颈动脉。抢救者用2~3个手指放在患者气管与颈部肌肉间轻轻按压，时间不少于10s。

2. C-A-B

即心肺复苏的操作顺序：C 胸外按压→A 开放气道→B 人工呼吸

C (circulation)：建立有效的人工循环

A (airway)：保持呼吸顺畅

B (breathing)：口对口人工呼吸

(1) C：建立有效的人工循环

如果患者停止心跳，抢救者应握紧拳头，拳眼向上，快速有力猛击患者胸骨正中下段一次。此举有可能使患者心脏复跳，如一次不成功可按上述要求再次猛击一次。如心脏不能复跳，就要通过胸外按压，使心脏和大血管血液产生流动。以维持心、脑等主要器官最低血液需要量。

① 选择胸外心脏按压部位：先以左手的中指、示指定出肋骨下缘，而后将右手掌侧放在胸骨下 1/3 处，再将左手放在胸骨上方，左手拇指邻近右手指，使左手掌底部在剑突上。右手置于左手上，手指间互相交错或伸展。按压力量经掌根而向下，手指应抬离胸部。

② 胸外心脏按压方法：急救者两臂位于患者胸骨的正上方，双肘关节伸直，利用上身重量垂直下压，对中等体重的成人下压深度应大于 5cm，而后迅速放松，解除压力，让胸廓自行复位。如此有节奏地反复进行，按压与放松时间大致相等，频率为每分钟不低于 100 次。

(2) A：保持呼吸顺畅

昏迷的患者常因舌后移而堵塞气道，所以心肺复苏的首要步骤是畅通气道。急救者以一手置于患者额部使头部后仰，并以另一手抬起后颈部或托起下颌，保持呼吸道通畅。对怀疑有颈部损伤者只能托举下颌而不能使头部后仰；若疑有气道异物，应从患者背部双手环抱于患者上腹部，用力、突击性挤压。

(3) B：口对口人工呼吸

在保持患者仰头抬颏前提下，施救者用一手捏闭鼻孔（或口唇），然后深吸一大口气，迅速用力向患者口唇（或鼻孔）内吹气，然后放松鼻孔（或口唇），照此每 5s 反复一次，直到恢复自主呼吸。

每次吹气间隔 1.5s，在这个时间抢救者应自己深呼吸一次，以便继续口对口呼吸,直至专业抢救人员的到来。

2010年(新)CPR操作顺序的变化:A-B-C→C-A-B。

3. 心肺复苏有效的体征和终止抢救的指征

(1) 观察颈动脉搏动,有效时每次按压后就可触到一次搏动。若停止按压后搏动停止,表明应继续进行按压。如停止按压后搏动继续存在,说明患者自主心搏已恢复,可以停止胸外心脏按压。

(2) 若无自主呼吸,人工呼吸应继续进行,或自主呼吸很微弱时仍应坚持人工呼吸。

(3) 复苏有效时,可见患者有眼球活动,口唇、甲床转红,甚至脚可动;观察瞳孔时,可由大变小,并有对光反射。

(4) 当有下列情况可考虑终止复苏。

① 心肺复苏持续30min以上,仍无心搏及自主呼吸,现场又无进一步救治和送治条件,可考虑终止复苏。

② 脑死亡,如深度昏迷,瞳孔固定、角膜反射消失,将患者头向两侧转动,眼球原来位置不变等,如无进一步救治和送治条件,现场可考虑停止复苏。

【适应证】

适用于对心搏骤停和呼吸骤停的患者进行紧急抢救。婴幼儿或胸骨骨折者禁用。

【注意事项】

(1) 口对口吹气量不宜过大,一般不超过1200mL,胸廓稍起伏即可。吹气时间不宜过长,过长会引起急性胃扩张、胃胀气和呕吐。

(2) 口对口吹气和胸外心脏按压应同时进行,严格按吹气和按压的比例操作,吹气和按压的次数过多和过少均会影响复苏的成败。

(3) 胸外心脏按压的位置必须准确。不准确容易损伤其他脏器。按压的力度要适宜,过大过猛容易使胸骨骨折,引起气胸、血胸；按压的力度过轻，胸腔压力小，不足以推动血液循环。

(4) 施行心肺复苏术时应将患（伤）者的衣扣及裤带解松，以免引起内脏损伤。

(5) 美国心脏学会（AHA）2010 国际心肺复苏（CPR）和心血管急救（ECC）指南标准比较 2005 年版标准，强烈建议普通施救者仅做胸外按压的 CPR，弱化人工呼吸的作用，对普通目击者要求对"ABC"改变为"CAB"即胸外按压、开放气道和人工呼吸；肾上腺素用法用量不变，不推荐对心脏停搏或 PEA 者常规使用阿托品；强化按压的重要性，按压间断时间不超过 5s。

二、心脏体外自动除颤器操作

【概述】

心脏体外自动除颤器（automated external defibrillator, AED）又称自动体外电击器、自动电击器、自动除颤器、心脏除颤器及傻瓜电击器等，是一种便携式的医疗设备，它可以诊断特定的心律失常，并且给予电击除颤，是可被非专业人员使用的用于抢救心源性猝死患者的医疗设备。

从某种意义上讲，AED 又不仅是种急救设备，更是一种急救新观念，一种由现场目击者最早进行有效急救的观念。它有别于传统除颤器，可以经内置电脑分析确定发病者是否需要电除颤。除颤过程中，AED 的语音提示和屏幕显示使操作更为简便易行。自动体外除颤器对多数人来说，只需几小时的培训便能操作。美国心脏协会（AHA）认为，学用 AED 比学心肺复苏（CPR）更为简单。

【操作方法】

与医院中专业除颤器不同的是，心脏体外自动除颤器只需要短期的教学即会使用。机器本身会自动判读心电图然后决定是否需要电击。全自动的机型甚至只要求施救者替病患贴上电击贴片后，它即可自己判断并产生电击。半自动机型则会提醒施救者去按下电击钮。有些机型更可使用在儿童身上（体重低于25kg或小于8岁），但一般必须选择儿童专用的电极贴片。美国心脏学会更建议即使没有儿童专用贴片仍可以使用成人贴片取代；目前没有证据显示成人用的贴片电极会造成更严重的损害。

在美国的心脏体外自动除颤器皆采用机器合成语音对施救者下指令。但因为施救者有可能是听力障碍、重听患者或是听不懂英语，很多机型目前同时都附有屏幕提供讯息及图示以提醒施救者。

（1）开启 AED 打开 AED 的盖子，依据视觉和声音的提示操作（有些型号需要先按下电源）。

（2）给患者贴电极 在患者胸部适当的位置上，紧密地贴上电极。通常而言，两块电极板分别贴在右胸上部和左胸左乳头外侧，具体位置可以参考 AED 机壳上的图样和电极板上的图片说明。

（3）将电极板插头插入 AED 主机插孔。

（4）开始分析心律 在必要时除颤，按下"分析"键，AED 将会开始分析心率。分析完毕后，AED 将会发出是否进行除颤的建议。当有除颤指征时，不要与患者接触，同时告诉附近的其他任何人远离患者，由操作者按下"放电"键除颤。

（5）一次除颤结束后，AED 会再次分析心律，如未恢复有效灌注心律，操作者应进行 5 个周期 CPR，然后再次分析心律、除颤、CPR，反复至急救人员到来。

【适应证】

心脏体外自动除颤器是为心室颤动（或心室扑动）、无脉性室性心动过速患者而设计的。这两种患者和无心率一样不会有脉搏，在这两种心律失常时，心肌虽有一定的运动但却无法有效将血液送至全身，因此须紧急以电击矫正。在发生心室颤动时，心脏的电活动处于严重混乱的状态，心室无法有效泵出血液。在心动过速时，心脏则是因为跳动太快而无法有效打出充足的血液，通常心动过速最终会变成心室颤动。

【注意事项】

（1）心脏体外自动除颤器本身并不能让患者恢复心跳，而是通过电击使致命性心律失常终止，如心室颤动、心室扑动等。

（2）心脏体外自动除颤器提示没有除颤指征，应立即进行心肺复苏。

（3）插入电极板后 AED 开始分析心率，在此过程中请不要接触患者，即使是轻微的触动都有可能影响分析结果。

三、静脉切开术

【概述】

静脉切开术（venesection）是一种手术，为肿瘤患者，急需补液或输血、烦躁不安、静脉穿刺困难、无法持久固定者提供一个良好的输液通道。一般选择四肢表浅静脉切开，最常用的是内踝前或卵圆窝处大隐静脉。

【操作方法】

以内踝前大隐静脉切开为例。

（1）准备无菌静脉切开包、清洁盘及常规消毒用品、输液器材。

（2）患者仰卧位，术侧下肢外旋，静脉切开部位皮肤常规消毒，铺无菌洞巾，用普鲁卡因或利多卡因作局部麻醉。

（3）在内踝前上方3cm处，横形切开皮肤，长2～2.5cm。

（4）用小弯止血钳分离皮下组织，将静脉挑出并在静脉下穿过细丝线2根，用1根先结扎静脉远侧端，暂不剪断丝线，留作安置导管时作牵引用。

（5）牵引远侧丝线将静脉提起，用小剪刀在静脉壁上剪一"V"型切口，以无齿镊夹起切口上唇静脉壁，将静脉切开导管快速插入静脉腔，深约5cm，结扎近侧丝线，并将导管缚牢。将备好之输液器接头与导管连接，观察液体输入是否畅通及有无外渗。

（6）剪去多余丝线，缝合皮肤切口。用1根皮肤缝线环绕导管结扎固定，以防滑脱。外用无菌敷料覆盖，胶布固定。

（7）不再使用时，消毒，剪断结扎线，拔出导管，局部加压，覆盖纱布包扎，胶布固定。术后7天拆除皮肤缝线。

【适应证】

（1）病情紧急如休克、大出血等，急需快速大量输血、输液而静脉穿刺有困难时。

（2）需较长时间维持静脉输液，而表浅静脉和深静脉穿刺有困难或已阻塞者。

（3）施行某些特殊检查如心导管检查、中心静脉压测定等。

【注意事项】

（1）切口不可太深，以免损伤血管。

（2）分离皮下组织时应仔细，以免损伤静脉。

（3）剪开静脉壁时，剪刀口应斜向近心端，且不可太深，以免剪断静脉。

（4）静脉切开导管插入静脉前，应用无菌生理盐水冲洗干净，并充满液体，以防空气窜入。

（5）注意无菌技术，慎防感染。导管留置时间一般不超过3天，如系硅胶管，留置时间可稍长。如无禁忌，可每日定时用小剂量肝素溶液冲洗导管。若发生静脉炎，应立即拔管。

（6）静脉周围皮肤有炎症或有静脉炎、已有血栓形成或有出血倾向者禁忌。

四、气管内插管术

【概述】

气管内插管术（endotracheal intubation）是指将特制的气管导管，通过口腔或鼻腔插入患者气管内。是一种气管内麻醉和抢救患者的技术，也是保持上呼吸道通畅的最可靠手段。气管或支气管内插管是实施麻醉的一项安全措施。

【操作方法】

1. 插管前检查

插管前应常规实施有关检查（鼻腔、牙齿、张口度、颈部活动度、咽喉部情况），决定选用何种插管途径和麻醉方法。

2. 插管前准备

准备合适的喉镜，导管内导丝、吸引管、牙垫、注射器等；准备麻醉面罩和通气装置，以及听诊器、氧饱和度监测仪等。

3. 经口腔明视气管内插管方法

借助喉镜在直视下暴露声门后，将导管经口腔插入气管内。

（1）将患者头后仰，双手将下颌向前、向上托起以使口张开，或以右手拇指对着下齿列、示指对着上齿列，借旋转力量使口腔张开。

（2）左手持喉镜柄将喉镜片由右口角放入口腔，将舌体推向左侧后缓慢推进，可见到悬雍垂。将镜片垂直提起前进，直到会厌显露。挑起会厌以显露声门。

（3）如采用弯镜片插管则将镜片置于会厌与舌根交界处（会厌谷），用力向前上方提起，使舌骨会厌韧带紧张，会厌翘起紧贴喉镜片，即显露声门。如用直镜片插管，应直接挑起会厌，声门即可显露。

（4）以右手拇指、示指及中指如持笔式持住导管的中、上段，由右口角进入口腔，直到导管接近喉头时再将管端移至喉镜片处，同时双目经过镜片与管壁间的狭窄间隙监视导管前进方向，准确轻巧地将导管尖端插入声门。借助管芯插管时，当导管尖端入声门后，应拔出管芯后再将导管插入气管内。导管插入气管内的深度成人为 4~5cm，导管尖端至门齿的距离为 18~22cm。

（5）插管完成后，要确认导管已进入气管内再固定。确认方法如下。

① 压胸部时，导管口有气流。

② 人工呼吸时，可见双侧胸廓对称起伏，并可听到清晰的肺泡呼吸音。

③ 如用透明导管时，吸气时管壁清亮，呼气时可见明显的"白雾"样变化。

④ 患者如有自主呼吸，接麻醉机后可见呼吸囊随呼吸而张缩。

⑤ 如能监测呼气末 $ETCO_2$ 则更易判断，$ETCO_2$ 图形有显示则可确认无误。

4. 经鼻腔盲探气管内插管方法

将气管导管经鼻腔在非明视条件下，插入气管内。

（1）插管时必须保留自主呼吸，可根据呼出气流的强弱来判断导管前进的方向。

（2）以 1% 丁卡因作鼻腔内表面麻醉，并滴入 3% 麻黄碱使鼻腔黏膜的血管收缩，以增加鼻腔容积，并可减少出血。

（3）选用合适管径的气管导管，以右手持管插入鼻腔。在插管过程中边前进边侧耳听呼出气流的强弱，同时左手调整患者头部位置，以寻找呼出气流最强的位置。

（4）在声门张开时将导管迅速推进。导管进入声门感到推进阻力减小，呼出气流明显，有时患者有咳嗽反射，接麻醉机可见呼吸囊随患者呼吸而伸缩，表明导管插入气管内。

（5）如导管推进后呼出气流消失，为插入食管的表现。应将导管退至鼻咽部，将头部稍仰使导管尖端向上翘起，可对准声门利于插入。

【适应证】

(1) 适用于呼吸道难以保证通畅者如颅内手术、开胸手术、需俯卧位或坐位等特殊体位的全身麻醉手术。

(2) 适用于颈部肿瘤压迫气管，颌、面、颈、五官等全身麻醉大手术。某些特殊麻醉，如并用降温术、降压术及静脉普鲁卡因复合麻醉等，也需要行气管内插管。

(3) 呼吸衰竭需要进行机械通气者，心肺复苏、药物中毒以及新生儿严重窒息时，也需要行气管内插管。

(4) 喉头水肿、急性喉炎、喉头黏膜下血肿，插管损伤可引起严重出血；除非急救，禁忌气管内插管。

(5) 出血性血液病，插管损伤易诱发喉头声门或气管黏膜下出血或血肿，继发呼吸道急性梗阻，为相对禁忌证。主动脉瘤压迫气管者，插管可能导致主动脉瘤破裂，亦为相对禁忌证。

【注意事项】

(1) 插管操作用力不宜过猛。

(2) 气管导管内径过小，可使呼吸阻力增加；导管内径过大或质地过硬都容易损伤呼吸道黏膜，甚至引起急性喉头水肿或慢性肉芽肿。

(3) 导管插入太深可误入一侧支气管内，引起通气不足、缺氧或术后肺不张。导管插入太浅时，可因患者体位变动而意外脱出，导致严重意外发生。

(4) 浅麻醉下行气管内插管可引起剧烈呛咳、喉头及支气管痉挛；心率增快及血压剧烈波动而导致心肌缺血。

五、气管切开术

【概述】

气管切开术（tracheotomy）系切开颈段气管，放入金属气管套管。气管切开术是解除喉源性呼吸困难、呼吸功能失常或下呼吸道分泌物潴留所致呼吸困难的一种常见手术。目前，气管切开有 4 种方法：常规气管切开术；环甲膜切开术；经皮气管切开术；微创气管切开术（minitrachestomy）。临床医师均应掌握这一抢救技能。

【操作方法】

1. 常规气管切开术

术前应作好充分准备，除准备手术器械外，并应备好氧气、吸引器以及各种抢救药品。

（1）体位 一般取仰卧位，肩下垫一小枕，头后仰，使气管接近皮肤，暴露明显，以利于手术，助手坐于头侧，以固定头部保持正中位。常规消毒，铺无菌巾。

（2）麻醉 采用局部麻醉。沿颈前正中，上自甲状软骨下缘，下至胸骨上窝，以 1%普鲁卡因浸润麻醉，对于昏迷、危重或窒息患者，若患者已无知觉也可不予麻醉。

（3）切口 多采用直切口，自甲状软骨下缘至接近胸骨上窝处，沿颈前正中线切开皮肤和皮下组织。

（4）分离气管前组织 用血管钳沿中线分离胸骨舌骨肌及胸骨甲状肌，暴露甲状腺峡部，若峡部过宽，可在其下缘稍加分离，用小钩将峡部向上牵引，必要时也可将峡部夹持切断缝扎，以便暴露气管。分离过程中，两个拉钩用力应均匀，使手术野始终保持在中线，并经常以手指探查环状软骨及气管，确定是否保持在正中位置。

（5）切开气管 确定气管后，一般于第 2～4 气管环处，用尖刀片自下向上挑开 2 个气管环（切开 4～5 环者为低位气管切开术），刀尖勿插入过深，以免刺伤气管后壁和食管前壁，引起气管食管瘘。可在气管前壁上切除部分软骨环，以防切口过小，放管时将气管壁压进气管内，造成气管狭窄。

（6）插入气管套管 以弯钳或气管切口扩张器，撑开气管切口，插入大小适合、带有管芯的气管套管，插入外管后，立即取出管芯，放入内管，吸净分泌物，并检查有无出血。

(7) 创口处理　气管套管上的带子系于颈部，打成死结以牢固固定。切口一般不予缝合，以免引起皮下气肿。最后用一块开口纱布垫于伤口与套管之间。

对于小儿，特别是婴幼儿，术前先行插管或置入气管镜，待呼吸困难缓解后，再作气管切开，更为安全。

2. 环甲膜切开术

对于病情危急，需立即抢救者，可先行环甲膜切开术，待呼吸困难缓解后，再作常规气管切开术。

(1) 于甲状软骨和环状软骨间作一长2～4cm的横行皮肤切口，于接近环状软骨处切开环甲膜，以弯血管钳扩大切口，插入气管套管或橡胶管或塑料管，并妥善固定。

(2) 手术时应避免损伤环状软骨，以免术后引起喉狭窄。

(3) 环甲膜切开术后的插管时间一般不应超过24h。

(4) 对情况十分紧急者，也可用粗针头经环甲膜直接刺入声门下区，亦可暂时减轻喉阻塞症状。穿刺深度要掌握恰当，防止刺入气管后壁。

3. 经皮气管切开术

患者体位、皮肤消毒及铺单与传统的气管切开相同。提供的经皮导入器械包括成套的气管穿刺针和把穿刺孔扩大到合适直径的扩张器，事先应准备好气管切开托盘和插管设备。安全的手术需要3个人：手术者、助手及麻醉师。常规将一根较长的喷射通气导管（置于气管插管内的通气导管）插到气管插管内作为导引，一旦需要时即可迅速再次插入气管插管。

(1) 一般需要镇静药或少量麻醉药，第2、3气管环处的皮肤注射含1:100000肾上腺素的利多卡因浸润麻醉。从环状软骨下缘起垂直向下作1cm长皮肤切口。

(2) 将气管插管撤至顶端，位于声带下。

(3) 将气管穿刺针以45°斜向尾端刺入气管前壁，直到可抽出大量气体。

（4）把尖端呈"J"形的导丝及导管插入气管，以之引导，用直径逐步增大（12～36Fr）的扩张器扩张气管开口，直到达到合适大小。

（5）将气管插管通过扩张器及导丝和导管插入气管。撤出扩张器、导丝及导管，把插管缝于皮肤上。

4. 微创气管切开术

环甲膜前方皮肤注射1：100000肾上腺素局部麻醉药。在环甲膜上刺出1cm长的开口（曾称之为弹性圆锥切开术），然后将一根内径4mm的套管插入气管。套管有侧翼，通过它可用系带绕过颈部固定（Mini-Trach Ⅱ Set）。这种方法可以有效地处理术后痰潴留和肺不张。

【适应证】

（1）适用于由喉部炎症、肿瘤、外伤、异物等引起的严重喉阻塞。呼吸困难较明显，而病因又不能很快解除时，应及时行气管切开术。喉邻近组织的病变，使咽腔、喉腔变窄发生呼吸困难者，根据具体情况亦可考虑气管切开术。

（2）由各种原因引起的下呼吸道分泌物潴留，为了吸痰，保持气道通畅，可考虑气管切开，如重度颅脑损伤、呼吸道烧伤严重胸部外伤、颅脑肿瘤、昏迷、神经系统病变等。

（3）气管异物经内镜下钳取未成功，估计再取有窒息危险，或无施行气管镜检查设备和技术者，可经气管切开途径取出异物。

（4）有些破伤风患者容易发生喉痉挛，可考虑预防性气管切开，以防发生窒息。

【注意事项】

（1）应经常吸痰，每日定时清洗内管，煮沸消毒数次。术后1周内不宜更换外管，以免因气管前软组织尚未形成窦道，使插管困难而造成意外。

（2）由于痰液污染，术后伤口易于感染，故至少每日换药一次。如已发生感染,可酌情给以抗生素。

(3) 要经常注意套管是否在气管内,若套管脱出,又未及时发现,可引起窒息。

(4) 长期带管者,由于切开部位上皮长入瘘孔内与气管黏膜愈合,形成瘘管,故应行瘘孔修补术。

(5) Ⅰ度和Ⅱ度呼吸困难禁用;呼吸道暂时性阻塞,可暂缓气管切开;有明显出血倾向时要慎重。

六、洗 胃

【概述】

洗胃(gastric lavage)是指将一定成分的液体灌入胃腔内,混合胃内容物后再抽出,如此反复多次。其目的是为了清除胃内未被吸收的毒物或清洁胃腔。

【操作方法】

患者应取下活动义齿,清理口腔,清醒患者应向其说明洗胃目的和简要程序,取得合作。洗胃液最常用 37~40℃温开水,也常用生理盐水。

临床上常用的有催吐洗胃术和胃管洗胃术。

1. 催吐洗胃术

一般情况较好的清醒患者,让患者口服洗胃液(1000~1500mL),用压舌板刺激咽部引起呕吐。如此反复进行,直至胃内容物洗净为止。

2. 胃管洗胃术

洗胃术可分为胃管法、洗胃器法和电动洗胃机法等数种。

(1) 患者卧位靠近床边,头偏斜,将橡皮布治疗巾分别铺于颈肩后和颌下胸部。

(2) 向胃内置入导管及灌洗

① 胃管法:成人用大型号胃管,小儿可用导尿管,一般可

经鼻插入。确认导管入胃内后即可用注射器注入洗胃液,每次300~500mL,如此反复进行,直至毒物洗净。

② 洗胃器法:洗胃器尾端有一漏斗,中段装备一橡皮球,前段为胃导管,对意识不清、不易合作者可用开口器打开口腔、用舌钳轻轻拉出舌头,再将导管置入胃内。然后提高洗胃器漏斗距口腔30～40cm高度,经漏斗缓缓灌入洗胃液,1次约500mL。当漏斗内液体灌注将毕时,再将漏斗放低于胃水平一下,并倒置漏斗,利用虹吸作用可将胃内液体引出,如引流不畅可用手捏橡皮球以加强虹吸向外引流,同样,灌注时如速度太慢,也可手捏皮球加快灌注速度。上述操作宜反复多次,以清洗彻底为止。

③ 电动洗胃机法:该洗胃机装有两个有刻度可计量的大玻璃瓶(一个用于装洗胃液,另一个为收集胃内抽出液)和一正负双向电动机,打开正压向胃内灌注洗胃液,达预定量(一般每次500mL)后关闭正压改用负压吸引即可抽出胃内液体。如此反复多次直至清洗干净为止。其插入胃内的导管宜选用较粗胃管或其他胶管,多需经口插入。

(3) 拔管 上述任一方法均应反复灌洗,直至抽出液清亮与洗胃液色泽透亮度基本相同,无异味(如农药中毒的大蒜味),即可考虑停止洗胃,拔出导管。一般洗胃液量多需在5000mL甚至10000mL。拔管前可向胃内注入导泻剂如50%硫酸镁60mL或甘露醇250mL,以通过腹泻清除已进入肠道内的毒物。因镁离子对中枢神经系统有抑制作用,对昏迷患者会使其昏迷加重,且甘露醇导泻效果、口感均优于硫酸镁,故常规推荐使用20%甘露醇进行导泻。洗胃完毕可用清水或0.9%氯化钠溶液反复清洁口腔。

【适应证】

(1) 用以胃部手术、检查前准备。

(2) 对于经口急性中毒,如短时间内吞服有机磷、无机磷、生物碱、巴比妥类药物等,洗胃是一项重要的抢救措施。

【注意事项】

（1）洗胃术用于急性中毒，要求突出一个"快"字，迅速准备物品，立即实施洗胃术。一般原则服毒后 4～6h 内洗胃最有效。

（2）向胃内置入导管应轻柔、敏捷、熟练，并确认导管已进入胃内（以抽出胃液最可靠）后开始灌洗，切忌将导管误入呼吸道而进行灌洗。置管时如出现剧咳、呼吸急促或发绀挣扎，表明误入气道，应迅速拔出重新插管。

（3）昏迷和插管时伴呕吐者易发生吸入性肺炎，应予以警惕预防。昏迷患者洗胃必须去枕平卧，头偏向一侧，防治误吸而引起窒息。

（4）食管静脉曲张患者不宜洗胃。

（5）如为强腐蚀性毒物洗胃会造成一定损害，插管时有可能引起穿孔，一般不宜进行洗胃，且当大量液体进入时极易造成胃穿孔、撕裂。

（6）洗胃时每次灌注量不宜过多，一般每次灌入 300～500mL 即应进行抽吸。

（7）首次灌洗后抽出液应留取标本送验，以鉴定毒物品种，便于指导治疗。

七、海姆立克急救法

【概述】

海姆立克急救法（Heimlich Maneuver）即海姆立克腹部冲击法。海姆立克腹部冲击法是美国医生海姆立克先生发明的一种异物卡住气管后的腹部冲击急救法。1974 年他首先应用该法成功抢救了一名因食物堵塞了呼吸道而发生窒息的患者，从此该法在全世界被广泛应用。

【操作方法】

1. 应用于成人

（1）急救者站在患者背后，用两臂从患者两腋下前伸并环抱患者，手臂环绕患者的腰部。左手握拳，右手从前方握住左手手腕，使左拳虎口贴在患者胸部下方，脐上方的上腹部中央，形成"合围"之势。

（2）然后突然用力收紧双臂，用左拳虎口向患者上腹部内上方猛烈施压，迫使其上腹部下陷。这样由于腹部下陷，腹腔内容上移，迫使膈肌上升而挤压肺及支气管，这样每次冲击可以为气道提供一定的气量，从而将异物从气管内冲出。

（3）施压完毕后立即放松手臂，然后再重复操作，直到异物被排出。

2. 应用于婴幼儿

使患儿平卧，面向上，躺在坚硬的地面或床板上，抢救者跪下或立于其足侧，或取坐位，并使患儿骑在抢救者的两大腿上，面朝前。抢救者以两手的中指或示指，放在患儿胸廓下和脐上的腹部，快速向上重击压迫，但要很轻柔。重复之，直至异物排出（见图9-1）。

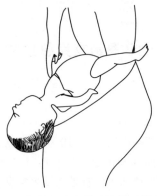

图9-1 海姆立克急救法应用于婴幼儿

3. 应用于无意识的患者

急救者可以先使患者成为仰卧位，然后骑跨在患者大腿上或在患者两边，双手两掌重叠置于患者肚脐上方，用掌根向前、下方突然施压，反复进行，直至异物排出（见图 9-2）。

4. 应用于极度肥胖及妊娠后期

对于极度肥胖及妊娠后期发生呼吸道异物堵塞的患者，应当采用胸部冲击法，姿势不变，只是将左手的虎口贴在患者胸骨下端即可，注意不要偏离胸骨，以免造成肋骨骨折。

5. 自救

如果在紧急情况下，患者周围无一人在场，则可采用自救法。患者可用自己的拳头和另一只手掌猛捅，或用圆角或椅背快速挤压腹部。重复之，直至异物排出（见图 9-3）。

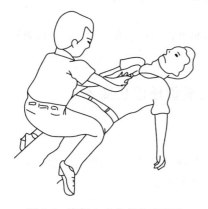

图 9-2 海姆立克急救法应用于无意识患者

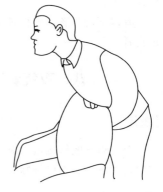

图 9-3 自救

【适应证】

用于呼吸道异物的排出，主要用于呼吸道完全堵塞或严重堵塞的患者。

另外，可用于溺水患者，以排出其呼吸道的液体。但也有认为该法不能从气道或肺排出足够的水以帮助复苏,还有可能导致胃食管反流造成吸入性肺炎,同时使用该法可能会使心肺复苏的时间延后,从而不利于成功复苏。

【注意事项】

海姆立克急救法虽然有一定的效果,但也可产生并发症,如肋骨骨折、腹部或胸腔内脏的破裂或撕裂,尤其对老年人,因其胸腹部组织的弹性及顺应性差,故容易导致损伤的发生。故发生呼吸道堵塞时,应首先采用其他方法排除异物,在其他方法无效且患者情况紧急时才能使用该法。

当然,重要的还在于预防进食时避免食物和异物卡喉,应注意以下几点:①将食物切成细块;②充分咀嚼;③口中含有食物时,应避免大笑、讲话、行走或跑步;④不允许儿童将小的玩具放在口中。

有以下情况者,进食时应格外注意:①有义齿者;②饮酒后进食者。

八、双气囊三腔管压迫止血术

【概述】

双气囊三腔管压迫止血术是一个手术,适用于门静脉高压所致的食管下端、胃底静脉曲张破裂出血。

【操作方法】

(1) 体位 安置患者于半坐卧位或平卧位,头偏向一侧,颌下铺治疗巾。

(2) 清洁鼻腔 用湿棉签清洁患者插管侧鼻腔。

(3) 协助插三腔管 将三腔管前端及气囊外面涂上液体石蜡,然后由患者鼻孔慢慢插入,管端到达咽喉部或喉部时嘱患者做吞咽动作。当三腔管插入 50~60cm 时,抽吸可见胃液证实已达胃腔，可暂做固定。

（4）协助充气、牵引　先向胃气囊内注气200～300mL，压力维持在40～45mmHg，末端即刻用弹簧夹夹住，然后反折以细纱绳扎紧，将三腔管轻轻外拉，至有阻力感为止，表示胃气囊已压在胃底部。再在距三腔管尾端10～20cm处用蜡绳扎住，穿过牵引架上的滑轮以牵引物进行持续牵引，牵引角度呈40°左右，牵引物离地面30cm左右。如仍有出血，再向食管气囊注气100～150mL，压力维持在30～40mmHg，以压迫食管静脉，同样将该管末端反折夹紧。

（5）拔管　出血停止后，放松牵引，放出囊内气体，保留管道继续观察24h，未再出血可考虑拔管。拔管前口服液体石蜡20～30mL，使黏膜与管外壁润滑后，再缓慢拔出二腔管。压迫总时间不宜超过24h，否则易导致黏膜糜烂。这是一项暂时的止血措施，可为急救治疗赢得时间，也为进一步内镜治疗创造条件。

（6）定时放气　三腔管放置12～24h后，食管气囊应放气15～30min，同时放松牵引，并将三腔管向胃内送少许，以解除胃底贲门压力，然后再充气牵引，避免局部黏膜因受压过久而发生糜烂、坏死。

【适应证】

适用于门静脉高压所致的食管下端、胃底静脉曲张破裂出血。由于其他原因引起的上消化道出血禁止使用该法。

【注意事项】

使用前检查三腔管的性能，如气囊是否漏气、气囊膨胀是否均匀、管道是否通畅等。

附录A
急诊科医生岗位职责

① 在院长、医务科领导下,在科主任领导和上级医师指导下,承担本科室急诊患者的诊疗、急救工作。

② 认真执行首诊医师负责制,严格遵守急诊工作制度和操作规程,密切观察急诊留观患者病情变化,力求尽早明确诊断,及时治疗抢救。遇危重疑难病例,及时请示上级医师或申请其他科室会诊。

③ 按规定书写急诊急救患者病历或留观记录,开好医嘱。留观患者早晚各查房一次,急、危患者要随找随到。遇重大抢救,应立即报科主任和院领导。凡涉及法律、纠纷的患者,在积极救治的同时,要及时向有关部门报告。

④ 参加科内查房时,要及时向查房的科主任和上级医师报告病情和诊疗情况,提出问题,听取意见。请其他科室会诊时,应陪同诊视。

⑤ 熟悉并掌握急诊急救仪器设备的使用方法,掌握必要的急诊抢救操作技术,能够处理一般急诊抢救,如心肺复苏术、心脏电复律、辅助机械通气等。

⑥ 认真执行各项规章制度和技术操作规程,严防差错事故发生。一旦发生差错事故,应及时向上级医师汇报并注意医疗保护制度。

⑦ 严格执行国家有关传染病、农药、食物中毒等管理规定,

承担传染病疫情报告义务，并采取相应措施，进行消毒、隔离。

⑧ 积极参与院外急救小组，配齐药品器材，放在固定位置，随时处于应急状态，适时组织院前急救。

⑨ 提高专业理论、技术操作水平和解决较复杂、疑难技术问题的能力，开展新业务和科学研究，并及时总结经验，撰写高水平学术论文。

⑩ 担任临床教学工作，以及指导进修、实习医师的培训。

⑪ 加强精神文明建设和医德医风教育。

附录B
常用急救药物

1. 盐酸肾上腺素注射液（1mL：1mg）

用法及用量：皮下注射，一次0.25～1mg；极量一次1mg（1支）。

注意事项：高血压、器质性心脏病、冠状动脉疾病、糖尿病、甲状腺功能亢进症、洋地黄中毒、外伤性及出血性休克、心源性哮喘等患者禁用；运动员慎用。

临床应用：现在临床应用以肌内注射为主，抢救时缓慢静脉注射（以0.9%氯化钠注射液稀释到10mL）。

2. 硫酸阿托品注射液（1mL：0.5mg；2mL：1mg）

用法及用量：皮下注射、肌内注射或静脉注射，成人常用量每次0.3～0.5mg，一日0.5～3mg；极量一次2mg。儿童皮下注射，每次0.01～0.02mg/kg，每日2～3次。

注意事项：注意观察，以防阿托品中毒

临床应用：用于抢救有机磷中毒时，由于用量较大，可选择1mg/支的规格。

3. 盐酸利多卡因注射液（5mL：0.1g；10mL：0.2g）

用法及用量：静脉注射，1～1.5mg/kg（一般用50～100mg）作首次负荷量静脉注射2～3min，必要时每5min后重复静脉注射1～2次，1h内总量不得超过300mg。极量静脉注射

1h内最大负荷量4.5mg/kg（或300mg）。最大维持量为每分钟4mg。

注意事项：非静脉给药时，应防止误入血管，并注意局部麻醉药中毒症状的诊治；用药期间应注意检查血压，监测心电图，并备有抢救准备；心电图P-R间期延长或QRS波增宽，出现其他心律失常或原有心率失常加重者，应立即停药。

临床应用：维持量以输液泵给药为宜。

4. 尼可刹米注射液（1.5mL：0.375g）

用法及用量：皮下注射、肌内注射、静脉注射，成人常用量一次0.25~0.5g，必要时1~2h重复用药；极量一次1.25g。

注意事项：作用时间短暂，应视病情间隔给药。运动员慎用。

临床应用：临床以静脉注射为主。抽搐及惊厥患者禁用。

5. 盐酸洛贝林注射液（1mL：3mg）

用法及用量：静脉注射，常用量成人一次3mg（1支）；极量一次6mg（2支），一日20mg。皮下注射或肌内注射，常用量成人一次10mg；极量一次20mg，一日50mg。小儿一次1~3mg。

注意事项：剂量较大时，能引起心动过速、传导阻滞、呼吸抑制甚至惊厥。

临床应用：用法较广，可皮下注射、肌内注射、静脉注射或滴注。特大剂量可引起惊厥、呼吸麻痹，不良反应有恶心、呕吐、头痛、心悸。

6. 盐酸多巴胺注射液（2mL：20mg）

用法及用量：成人常用量，静脉注射时，开始时每分钟按体重1~5μg/kg，10min内以每分钟1~4μg/kg速度递增，以达到最大疗效。危重病例，先按每分钟5μg/kg静脉滴注，然后以每分钟5~10μg/kg递增至20~50μg/kg，以达到满意效应。

注意事项：注意交叉过敏反应的出现；闭塞性血管病慎用；肢端循环不良的患者须严密监测，注意坏死及坏疽的可能性；频繁的室性心律失常时应用也须谨慎。

临床应用：强调按个体差异用药，用药前要注意补足血容量。不能与碱性药物合用。静脉注射不应漏出血管。心动过速者禁用。静脉滴注时须进行血压、心排血量、心电图及尿量的监测。休克纠正时即减慢滴速。

7. 盐酸多巴酚丁胺注射液（2mL：20mg）

用法及用量：加入5%葡萄糖液或0.9%氯化钠注射液中稀释后，以滴速每分钟2.5~10μg/kg给予。

注意事项：注意交叉过敏反应的出现；禁用于梗阻型肥厚性心肌病；心房颤动、高血压、室性心律失常、心肌梗死等患者慎用。

临床应用：用药期间应定时或连续监测心电图、血压、心排血量。

8. 重酒石酸去甲肾上腺素（1mL：2mg）

用法及用量：用5%葡萄糖或葡萄糖氯化钠液稀释后静脉滴注。成人常用量，开始以每分钟8~12μg速度滴注，调整滴速以达到血压升到理想水平。维持量为每分钟2~4μg。

注意事项：缺氧、高血压、动脉硬化、甲状腺功能亢进症、糖尿病、闭塞性血管炎、血栓病患者慎用。用药过程中必须监测动脉压，中心静脉压、尿量、心电图。

临床应用：严防外渗，以免局部组织坏死。应重视的反应包括静脉输注时沿静脉皮肤发白，注射局部皮肤破溃，皮肤发绀、发红。

9. 重酒石酸间羟胺注射液（1mL：10mg）

用法及用量：肌内注射或皮下注射，一次2~10mg；静脉滴注，15~100mg，加入5%葡萄糖或氯化钠注射液500mL中静脉滴注，调节滴速以维持合适的血压。

注意事项：甲状腺功能亢进症、高血压、充血性心力衰竭、糖尿病患者慎用；纠正血容量不足后使用；该药有蓄积作用。

临床应用：避免药物外渗。不宜与碱性药物共同滴注，因可引起其分解。

10. 毛花苷 C（2mL：0.4mg）

用法及用量：静脉注射，用 5% 葡萄糖注射液稀释后缓慢注射，首剂 0.4～0.6mg。

注意事项：低钾血症、不完全性房室传导阻滞、高钙血症、甲状腺功能减退症、缺血性心脏病、急性心肌梗死早期、心肌炎活动期、肾功能损害患者慎用。

临床应用：用药期间注意监测血压、心率、心律、心电图、心功能、电解质、肾功能；疑有洋地黄中毒时，应作地高辛血药浓度测定。

11. 硝酸甘油注射液（1mL：5mg）

用法及用量：用量应根据患者的个体需要进行调整，并应监测患者的血流动力学参数。推荐剂量范围 10～200μg/min。

注意事项：输注过程中必须密切注意患者的脉搏和血压。甲状腺功能减退症、严重肝病或肾病、低体温和营养不良的患者慎用。药物一经开启应立即使用，不要用任何丢弃的药物。

临床应用：避光静脉滴注，必要时泵入。

12. 盐酸胺碘酮注射液（3mL：0.15g）

用法及用量：初始剂量为 24h 内给予 1000mg，可根据患者个体化给药。

注意事项：尽量通过中心静脉途径给药。不推荐静脉注射，任何时候需尽可能采用静脉滴注。静脉注射仅用于心肺复苏等紧急情况下，且应在持续监护下使用，推荐在 ICU 中应用。应监测低血压、重度呼吸衰竭、失代偿性或重度心力衰竭的发生。

临床应用：不要向输液中加入任何其他制剂。应用不含 DEHP 的 PVC 或玻璃器具，应用前临时配制和稀释。同一注射器中不可混入其他制剂。

13. 多索茶碱注射液（10mL：0.1g）

用法及用量：成人每次 2 支，12h 一次，以 50% 葡萄糖注射液稀释至 40mL 缓慢静脉注射，时间应在 20min 以上，5～10 日为 1 疗程或遵医嘱。

注意事项：心脏病、高血压、慢性阻塞性肺疾病、甲状腺功能亢进症、肝病、消化道溃疡、肾功能不全或合并感染的患者慎用。增大使用剂量时，应注意监测血药浓度。急性心肌梗死患者禁用。

临床应用：缓慢静脉注射，时间应在 20min 以上。临床以静脉滴注为主。

14. 注射用巴曲酶（1.0KU/瓶）

用法及用量：静脉注射、肌内注射，也可局部使用。成人每次 1.0～2.0KU，紧急情况下，立即静脉注射 1.0KU，同时肌内注射。

注意事项：用药期间，应注意观察患者的出血时间、凝血时间。防止用药过量，否则疗效会下降。DIC 导致的出血时慎用。

临床应用：临床以静脉注射为主。

15. 地西泮注射液（10mg：2mL）

用法及用量：静脉给药用于镇静、催眠或急性酒精戒断，开始 10mg，以后按需给药，24h 总量以 40～50mg 为限。癫痫持续状态，开始静注 10mg，每隔 10～15min 可按需增加。

注意事项：肝肾功能损害者能延长清除半衰期。避免长期大量应用而成瘾。长期应用应递减，不宜骤停。有成瘾史者、长期卧床患者、重症肌无力患者，以及严重的酒精中毒患者可加重中枢神经系统抑制作用，慎用。

临床应用：肌内注射容易形成硬结，吸收不完全，急需用药应静脉注射。

16. 盐酸氯丙嗪注射液（50mg：2mL）

用法及用量：用于精神分裂症或躁狂症，肌内注射：一次 25～50mg，一日 2 次，待患者合作后，改为口服。缓慢静脉滴注，不宜静脉推注。

注意事项：有心血管疾病的患者慎用。用药后引起直立性低血压应卧床,血压过低可静滴去甲肾上腺素,禁用肾上腺素。癫痫患者慎用,用药期间不宜驾驶车辆。不宜皮下注射。静脉注射可引起血栓性静脉炎,应稀释后缓慢注射。

临床应用:静脉注射应稀释。

17. 盐酸异丙嗪注射液(25mg:1mL;50mg:2mL)

用法及用量:肌内注射,抗过敏,一次25mg,必要时2h后重复。镇静催眠,一次25~50mg。

注意事项:急性哮喘、骨髓抑制、心血管疾病、昏迷、肝功能不全、癫痫、黄疸等疾病慎用。应用时应特别注意有无肠梗阻或药物过量等问题,因其症状可被掩盖。

临床应用:肌内注射最安全。中毒解救可注射地西泮,必要时吸氧、静脉输液。

18. 葡萄糖酸钙注射液(10mL:1g)

用法及用量:用10%葡萄糖注射液稀释后缓慢注射,每分钟不超过5mL。

注意事项:静脉注射严防外漏,可出现注射部位脱皮和组织坏死。若发现药物外渗,应立即停止注射,并用氯化钠注射液局部冲洗注射,局部给予氢化可的松、1%利多卡因等,抬高患肢并热敷。应用强心苷期间禁止用本药。

临床应用:严防外漏出血管外,静脉注射应缓慢。

19. 地塞米松磷酸钠注射液(1mL:2mg;1mL:5mg)

用法及用量:一般剂量静脉注射每次2~20mg;静脉滴注时,应以5%葡萄糖注射液稀释,可2~6h重复给药至病情稳定,但大剂量连续给药一般不超过72h。

注意事项:结核病、急性细菌性或病毒性感染患者应用时,必须给予适当的抗感染治疗。长期服药后,停药前应逐渐减量。糖尿病、骨质疏松症、肝硬化、肾功能不良、甲状腺功能减退症患者慎用。大剂量可出现库欣综合征,长期服用可导致精神症状。

临床应用:长期用药,停药前应逐渐减量。

20. 呋塞米注射液（2mL：20mg）

用法及用量：静脉注射，开始20～40mg，必要时每2h追加剂量，直至出现满意疗效。

注意事项：运动员慎用；有交叉过敏；可致血糖升高、尿糖阳性，尤其是糖尿病患者。无尿或严重肝、肾功能损害、糖尿病、高尿酸血症、急性心肌梗死、胰腺炎、低钾血症、红斑狼疮、前列腺肥大等患者慎用。注意补钾。

临床应用：静脉注射时宜用氯化钠注射液稀释，不宜用葡萄糖注射液稀释。

21. 盐酸纳洛酮注射液（1mL：0.4mg；1mL：1mg；2mL：2mg；10mL：4mg）

用法及用量：可静脉输注、静脉注射或肌内注射给药。首次可静脉注射0.4mg～2mg，可隔2～3min重复注射给药。急救时以静脉注射为主。2mg+500mL氯化钠或葡萄糖注射液静脉滴注，24h使用，超过24h未用完的混合液必须丢弃。

注意事项：对本药过敏者禁用。应用拮抗大剂量麻醉镇痛药后，由于痛觉恢复，可产生高度兴奋，表现为血压升高、心率增快、心率失常，甚至肺水肿和心室颤动。过量患者应进行对症治疗，并严格监护。

临床应用：根据患者反应控制滴速。不能静脉给药者，可肌内注射。

附录C
儿童用药剂量的计算方法

1. 方法一：简易快速计算法

此法适用于药品说明书未规定小儿剂量，或忘记按千克体重计算的剂量。公式如下。

1岁以内剂量：成人剂量×0.01×(月龄+3)

1岁以上剂量：成人剂量×0.05×(年龄+2)

例：成人服呋喃唑酮（痢特灵）每次100mg（即1片），8岁儿童1次该服多少？按上式计算，100（mg）×0.05×(8+2)=50（mg），即8岁儿童服呋喃唑酮（痢特灵）剂量每次为50mg（即半片）。

2. 方法二：根据小儿体重计算

多数药物已算出每千克体重、每天或每次的用量，因此根据小儿体重决定用药剂量的方法，目前应用相当广泛。对于已测知体重的小儿，可按实际测得的体重（kg）计算用药量。公式如下。

小儿剂量=每千克每天(或每次)用药量×体重(kg)

3. 方法三：按千克折算剂量

小儿剂量=成人剂量×儿童体重/50（即成人平均体重）。

对没有测知体重的小儿可按下列公式推算。

婴儿6个月前体重(kg)=月龄×0.6+3

7～12个月体重(kg)=月龄×0.5+3

1周岁以上体重(kg)=年龄×2+7

4. 方法四：根据体表面积计算

近年来，国外推荐药物按小儿体表面积计算，既适于儿童，也适用于成人，科学性较强。其计算方法如下。

(1) 体重在30kg以下者，其体表现积计算公式为：

$$体重(kg)×0.035+0.1=体表面积(m^2)$$

(2) 体重在30kg以上者，在前公式基础上每增加体重5kg，体表面积增加$0.1m^2$。

比如30kg体重者，体表面积为$1.15m^2$，35kg体重者为$1.25m^2$，40kg体重者为$1.35m^2$。

5. 方法五：根据成人剂量折算

这种计算方法只要知道成人剂量就可以按年龄比例推算出小儿剂量，所以简便易行，但每个小儿的个体生长发育不同，虽是同一年龄，但体重各有差异，这种方法比较粗糙。

小儿年龄相当于成人用量的比例如下。

出生～1个月：1/18～1/14。

1～6个月：1/14～1/7。

6个月～1岁：1/7～1/5。

1～2岁：1/5～1/4。

2～4岁：1/4～1/3。

4～6岁：1/3～2/5。

6～9岁：2/5～1/2。

9～14岁：1/2～2/3。

14～18岁：2/3～3/4。

以上是儿童用药剂量计算方法，供参考。

附录D
格拉斯哥昏迷评分法

格拉斯哥昏迷评分法（Glasgow coma scale，GCS）是医学上评估患者昏迷程度的方法，是由英国格拉斯哥大学的两位神经外科教授 Graham Teasdale 与 Bryan J. Jennett 在 1974 年发明的测评昏迷的方法。昏迷程度以三者分数相加来评估，得分值越高，提示意识状态越好，格拉斯哥昏迷评分法（GCS）来判断患者的意识情况，比较客观。

1. 格拉斯哥昏迷评分法内容

格拉斯哥昏迷指数的评估有睁眼反应、语言反应和肢体运动三个方面，三个方面的分数总和即为昏迷指数。

（1）睁眼反应（eye opening，E）

4分：自然睁眼（spontaneous）。靠近患者时，患者能自主睁眼，术者不应说话、不应接触患者。

3分：呼唤会睁眼（to speech）。正常音量呼叫患者，或高音量呼叫，不能接触患者。

2分：有刺激或痛楚会睁眼（to pain）。先轻拍或摇晃患者，无反应后予强刺激，如以笔尖刺激患者第2或第3指外侧，并在10s内增加刺激至最大，强刺激睁眼评2分，若仅皱眉、闭眼、痛苦表情，不能评2分。

1分：对于刺激无反应（none）。

C分:如因眼肿、骨折等不能睁眼,应以"C"(closed)表示。

(2) 语言反应(verbal response,V)

5分:说话有条理(oriented)。定向能力正确,能清晰表达自己的名字、居住城市或当前所在地点、当年年份和月份。

4分:可应答,但有答非所问的情形(confused)。定向能力障碍,有答错情况。

3分:可说出单字(inappropriate words)。完全不能进行对话,只能说简短句或单个字。

2分:可发出声音(unintelligible sounds)。对疼痛刺激仅能发出无意义叫声。

1分:无任何反应(none)。

T分:因气管插管或切开而无法正常发声,以"T"(tube)表示。

D分:平素有言语障碍史,以"D"(dysphasic)表示。

(3) 肢体运动(motor response,M)

6分:可依指令动作(obey commands)。按指令完成2次不同的动作。

5分:施以刺激时,可定位出疼痛位置(localize)。予疼痛刺激时,患者能移动肢体尝试去除刺激。疼痛刺激以压眶上神经为金标准。

4分:对疼痛刺激有反应,肢体会回缩(withdrawal)。

3分:对疼痛刺激有反应,肢体会弯曲(decorticate flexion)。呈"去皮质强直"姿势。

2分:对疼痛刺激有反应,肢体会伸直(decerebrate extension)。呈"去脑强直"姿势。

1分:无任何反应(no response)。

2. 昏迷程度判定

格拉斯哥昏迷评分法最高分为15分,表示意识清楚;12~14分为轻度意识障碍;9~11分为中度意识障碍;8分以下为昏迷;分数越低则意识障碍越重。

选评判时的最好反应计分。注意运动评分左侧右侧可能不同，用较高的分数进行评分。改良的GCS评分应记录最好反应/最差反应和左侧/右侧运动评分。

3. 记录方式

例：GCS评分15分（4+5+6）。

附录E
临床常用检验正常参考值及意义

临床常用检验正常参考值及意义

项目名称		英文缩略语	正常参考值	临床意义
血常规检查	白细胞	白细胞计数	WBC	成人:(4~10)×10^9/L 儿童:(5~12)×10^9/L 新生儿:(15~20)×10^9/L	增高见于各种炎症、烧伤、大出血、白血病、组织损伤、手术创伤等 减少见于某些传染病、非白血性白血病、脾功能亢进症、严重感染、病毒感染、肿瘤化疗后、X线照射等
		中性粒细胞百分比	NEUT%	50%~70%	增多见于多种急性化脓性感染、应激性反应、粒细胞白血病、急性出血、溶血、手术后、尿毒症、酸中毒、重金属中毒等 减少见于伤寒、副伤寒、病毒感染、粒细胞缺乏症、再生障碍性贫血、极度严重感染、化疗、X线照射、化学药物中毒等

续表

项目名称		英文缩略语	正常参考值	临床意义
血常规检查	白细胞 嗜酸性粒细胞百分比	EO%	0.5%~5%	增多见于过敏反应、寄生虫病、某些皮肤病、慢性粒细胞白血病、嗜酸性粒细胞白血病、手术后、烧伤等 减少见于伤寒、副伤寒以及应用肾上腺皮质激素后等
	嗜碱性粒细胞百分比	BASO%	0~1%	增多见于慢性粒细胞白血病、霍奇金病、癌转移、铅及铋中毒等
	单核细胞百分比	MONO%	3%~8%	增多见于疟疾、活动性肺结核、单核细胞白血病、伤寒、亚急性感染性心内膜炎、黑热病、急性传染病恢复期等
	淋巴细胞百分比	LYMPM%	20%~40%	增多见于急性感染、结核病、传染病恢复期、淋巴细胞白血病、白血性淋巴肉瘤 减少见于应用肾上腺皮质激素、接触放射线、粒细胞增多时
血小板计数		PLT	$(100\sim300)\times10^9/L$	增多见于原发性血小板增多症、慢性粒细胞白血病、手术后、创伤、骨折、缺氧等 减少见于原发性血小板减少性紫癜、再生障碍性贫血、恶性贫血、结核、败血症等
血红蛋白		HB	成人 男:120~160g/L 女:110~150g/L 新生儿 170~200g/L	HB 90~120g/L 轻度贫血(男) HB 90~110g/L 轻度贫血(女) HB 60~90g/L 中度贫血 HB 30~60g/L 重度贫血 HB<30g/L 极度贫血

续表

	项目名称	英文缩略语	正常参考值	临床意义
	血沉	ESR	男:0~15mm/h 女:0~20mm/h	血沉加快见于全身性感染、局部炎症、结核病、风湿病、心肌梗死、出血性疾病、肿瘤、中毒、流产、妊娠等
血凝检查	凝血酶原时间	PT	11~14s	时间延长见于广泛严重的肝实质损害、维生素K不足、弥散性血管内凝血、新生儿自然出血症、先天性凝血酶原缺乏病等 时间缩短见于心肌梗死、脑血栓形成
	凝血酶时间	TT	16~18s	时间延长见于纤维蛋白原减少、抗凝血酶Ⅲ活性显著增加、多发性骨髓瘤、应用肝素或肝素样物质
	凝血酶原活动度	PA	80%~120%	凝血酶原活动度和凝血酶原时间的意义相同。凝血酶原活动度<40%,常提示肝细胞大片坏死的急性重型肝炎先兆,故常作为重型肝炎的早期诊断方法
	国际标准比值	INR	0.8~1.5	
	部分凝血酶原时间	APTT	26~36s	
	纤维蛋白原定量	FIB	2~4g/L	增多见于结缔组织疾病、放射病、休克、肿瘤、心肌梗死等 减少见于原发性纤维蛋白溶解症、恶性肿瘤、严重结核病等
	血糖	BS	3.89~6.10mmol/L	增高见于糖尿病、甲状腺功能亢进症、垂体前叶功能亢进症、皮质醇增多症等 降低见于运动、饥饿、急性肝损害等

续表

项目名称		英文缩略语	正常参考值	临床意义
糖化血红蛋白		GHB	<7%	反应患者抽血前3个月内血糖的平均水平
血脂检查	胆固醇	CH	3.6～5.2mmol/L	增高见于原发性高胆固醇血症、动脉粥样硬化、阻塞性黄疸等 降低见于恶性贫血、溶血性贫血、营养不良等
	甘油三酯	TG	0.57～1.71mmol/L	增高见于高脂血症、冠心病、糖尿病、肾病综合征等 降低见于先天性酶缺乏
	载脂蛋白A_1	Apo-A_1	1.00～1.60g/L	增加可能见于高脂蛋白血症、糖尿病、动脉粥样硬化、心肌梗死等疾病
	载脂蛋白B	Apo-B	0.60～1.10g/L	增加可能见于高脂蛋白血症、糖尿病、动脉粥样硬化、心肌梗死等疾病
	低密度脂蛋白胆固醇	LDL-C	2.84～3.10mmol/L	增高见于Ⅱ型高脂蛋白血症
	高密度脂蛋白胆固醇	HDL-C	1.03～1.55mmol/L	增高一般无临床意义,但能表示患冠心病的机会少
血电解质测定	钾	K	3.5～5.5mmol/L	
	钠	Na	135～145mmol/L	
	氯	Cl	96～108mmol/L	
	钙	Ca	2～3mmol/L	增高见于甲状腺功能亢进症、维生素D过多症、高钙血症等 降低见于甲状腺功能减退症、佝偻病、维生素D缺乏症、低钙血症等
	磷	P	0.8～1.5mmol/L	
	镁	Mg	0.66～1.07mmol/L	

续表

	项目名称	英文缩略语	正常参考值	临床意义
血气分析	酸碱度	pH 值	7.34~7.45	增高见于碱中毒 降低见于酸中毒
	氧分压	PO_2	成人:80~100mmHg 新生儿:60~90mmHg	降低表示肺通气不足、缺氧
	二氧化碳分压	PCO_2	动脉血:35~45mmHg 静脉血:39~52mmHg	增高可能为呼吸性酸中毒或代谢性碱中毒的呼吸代偿 降低可能为呼吸性碱中毒或代谢性酸中毒的呼吸代偿
	碳酸氢根离子	HCO_3^-	22~27mmol/L	是判断代谢性酸、碱中毒的指标之一
	总二氧化碳	TCO_2	24~32mmol/L	是判断代谢性酸、碱中毒的指标之一
	氧饱和度	SaO_2	92%~99%	降低见于肺换气或通气障碍性疾病,如肺炎、肺气肿、供氧不足、呼吸道阻塞、呼吸肌麻痹等
	剩余碱	BE	±3mmol/L	BE 负值减少见于代谢性酸中毒 BE 正值增加见于代谢性碱中毒
	二氧化碳结合力	CO_2CP	22~29mmol/L	增高见于代谢性碱中毒和呼吸性酸中毒 降低见于代谢性酸中毒和呼吸性碱中毒
肝功能检查	总胆红素	TBIL	8~21μmol/L	增高见于胆道结石、恶性肿瘤等造成的胆道阻塞、急慢性黄疸型肝炎、急性重型肝炎、各种溶血性疾病等
	直接胆红素	DBIL	0~6μmol/L	增高主要见于阻塞性黄疸、肝细胞性黄疸、肝癌、胰头癌、胆石症、胆管癌等

续表

项目名称		英文缩略语	正常参考值	临床意义
肝功能检查	间接胆红素	IBIL	2～12μmol/L	血清间接胆红素升高,主要与各种溶血性疾病有关
	麝香草酚浊度试验	TTT	0～6U	增高见于病毒性肝炎、肝硬化、风湿性关节炎、高脂血症等
	谷丙转氨酶	SGPT	0～40U/L	增高见于急性病毒性肝炎、慢性肝炎、肝硬化、阻塞性黄疸等
	谷草转氨酶	SGOT	0～40U/L	
	γ-谷氨酰转肽酶	γ-GGT	5～38U/L	在急性肝炎、慢性活动性肝炎及肝硬化失代偿时仅轻中度升高。当阻塞性黄疸、原发性肝癌、酒精中毒时,明显升高
	甲胎蛋白	AFP	<20μg/L	阳性见于原发性肝癌,也可见于病毒性肝炎、肝硬化、睾丸或卵巢的胚胎性癌等
蛋白质测定	血清总蛋白	TP	60～83g/L	增高见于呕吐、腹泻、高热、休克等 降低见于恶性肿瘤、肺结核、甲状腺功能亢进症、肝硬化、大面积烧伤等
	血清白蛋白	A	35～55g/L	增高见于脱水和血液浓缩 降低见于糖尿病、大量出血、肾病综合征、恶病质等
	血清球蛋白	G	20～30g/L	增高见于感染引起的机体免疫反应增强、自身免疫性疾病、骨髓瘤、淋巴瘤
	血清白球比	A/G	(1.5～2.5):1	A/G<1见于慢性活动性肝炎、肝硬化、肾病综合征等 比值倒置的临床意义决定于白蛋白降低或球蛋白增高的意义

续表

项目名称		英文缩略语	正常参考值	临床意义
肾功能检查	血尿素氮	BUN	2.5~6.3mmol/L	可用于鉴别急性肾衰竭和功能性少尿
	血尿酸	BUA	210~430μmol/L	增高见于痛风等 降低见于急性重型肝炎等
	血肌酐	Cr	50~120μmol/L	增高见于巨人症、肾衰竭、休克等 降低见于严重肝病、肌萎缩等
酶类检查	心肌酶谱 谷草转氨酶	GOT	0~40U/L	增高见于心肌梗死急性期、急性肝炎、心肌炎、肌炎、肾炎等
	乳酸脱氢酶	LDH	114~240U/L	增高见于心肌梗死急性期、肝炎、心肌炎、白血病、淋巴瘤、肝硬化、阻塞性黄疸等
	羟丁酸脱氢酶	HDBH	72~182U/L	增高见于心肌梗死、活动性风湿性心肌炎、急性病毒性心肌炎、溶血性贫血等
	肌酸激酶	CK	25~200U/L	生理性增高见于①剧烈、长时间运动后;②分娩者和新生儿;③安装人工心脏起搏器、电休克、放射治疗、心脏按压、心导管检查、泌尿系检查等之后;④男性肌肉容量大者;⑤肌内注射某些药物,如麻醉药、镇痛药、抗生素、地塞米松等之后;⑥口服某些药物,如氯贝丁酯等之后 病理性增高见于心肌梗死、病毒性心肌炎、皮肌炎、肌营养不良、心包炎、脑血管意外等 降低见于甲状腺功能亢进症
	肌酸激酶同工酶	CK-MB	0~24U/L	增高见于心肌梗死、甲状腺功能减退症等

续表

项目名称			英文缩略语	正常参考值	临床意义
酶类检查	血清碱性磷酸酶		AKP	15~112U/L	增高于黄疸、肝癌、结核病等
	淀粉酶		AMY	血:80~180U/L 尿:120~1200U/L	增高见于急、慢性胰腺炎,胰腺肿瘤等 降低见于肝炎、肝硬化、肝癌等
甲状腺功能检查	游离三碘甲状腺原氨酸素		FT_3	3.19~9.15pmol/L	诊断甲状腺功能亢进症最灵敏的指标。增高见于甲状腺功能亢进症
	游离甲状腺素		FT_4	9.11~25.47pmol/L	增高见于甲状腺功能亢进症 降低见于甲状腺功能减退症
	促甲状腺素		TSH	0~10μIU/mL	用于鉴别原发性和继发性甲状腺功能减退症。原发性甲状腺功能减退症常明显升高,继发性甲状腺功能减退症常明显降低
	基础代谢率		BMR	±10%	BMR=(脉率+脉压-111)% 增高见于甲状腺功能亢进症、发热、高血压、肾上腺皮质功能亢进症等 降低见于黏液性水肿、肾上腺皮质功能减退症等
妊娠实验	绒毛膜促性腺激素		HCG	<8mIU/L	增高见于妊娠、恶性葡萄胎、绒毛膜上皮细胞癌
免疫学检查	肝病免疫学检查	甲型肝炎抗体	抗-HAV	阴性	阳性提示急性甲型肝炎感染
		乙型肝炎六项 乙型肝炎表面抗原	HBsAg	阴性	阳性:乙型肝炎潜伏期或急性乙型肝炎、慢性乙型肝炎、乙型肝炎后肝硬化、慢性乙型肝炎抗原携带者

续表

项目名称			英文缩略语	正常参考值	临床意义
免疫学检查	肝病免疫学检查	乙型肝炎表面抗体	抗-HBs	阴性	阳性：表示曾感染过乙型肝炎病毒
		乙型肝炎e抗原	HBeAg	阴性	阳性：表示病毒正在增殖且传染性很大
		乙型肝炎e抗体	抗-HBe	阴性	阳性：表示病毒增殖在下降，有传染性，但很小
	乙型肝炎六项	乙型肝炎核心抗体	抗-HBc	阴性	阳性：表示病毒正在增殖且传染性很大，也表示感染过乙型肝炎或乙型肝炎处于活动期
		乙型肝炎核心抗体 IgG	抗-HBcIgG	阴性	阳性：表示感染正处于急性期，有病毒增殖
		乙型肝炎核心抗体 IgM	抗-HBcIgM	阴性	阳性：表示既往感染
	丙型肝炎抗体		抗-HCV	阴性	
	外-斐反应		WFR	$OX_{19} < 80$	增高见于斑疹伤寒
	肥达反应			O<1∶80 A<1∶80 H<1∶160 B<1∶80 C<1∶80	O、H凝集价增高见于伤寒；O及A、B、C中任何一项增高见于副伤寒甲、乙或丙型
	抗链"O"试验		ASO	阴性	阳性见于溶血性链球菌感染，如扁桃体炎、猩红热、丹毒等
	类风湿因子试验		RF	阴性	阳性见于类风湿关节炎、干燥综合征、系统性红斑狼疮等

续表

项目名称		英文缩略语	正常参考值	临床意义
免疫学检查	结核菌素试验	OT	阴性	阳性表示曾感染过结核 强阳性表示正患结核病，可能为活动性感染
	免疫球蛋白 免疫球蛋白G	IgG	7～16g/L	增高见于各种自身免疫性疾病和各种感染性疾病 降低见于某些白血病、继发性免疫缺陷病等
	免疫球蛋白 免疫球蛋白A	IgA	0.7～4g/L	增高见于黏膜炎症和皮肤病变 降低见于继发性免疫缺陷病、自身免疫性疾病等
	免疫球蛋白 免疫球蛋白M	IgM	0.4～3g/L	增高见于毒血症和感染性疾病早期 降低见于原发性无丙种球蛋白血症
	补体		C_3:0.9～1.8g/L C_4:0.1～0.4g/L	增高见于风湿热急性期、各种关节炎、心肌梗死等 降低见于急性乙型肝炎的前驱期
	C反应蛋白	CRP	<10mg/L	
	肺炎支原体抗体IgM		阴性	
	梅毒抗体	TP	阴性	
	艾滋病病毒	HIV	阴性	
尿液检查	尿量		1000～2000mL/24h	增多：>2500mL/24h，病理性见于糖尿病、尿崩症、慢性肾炎、神经性多尿等 减少：<400mL/24h，病理性见于休克、脱水、严重烧伤、急慢性肾炎、心力衰竭、肝硬化腹水、尿毒症、急性肾衰竭等 尿闭：<100mL/24h，见于肾炎的晚期、急性肾衰竭无尿期等

续表

项目名称		英文缩略语	正常参考值	临床意义
尿液检查	尿比重		1.015~1.025，最大范围1.003~1.030	增高见于脱水、糖尿病 降低见于慢性肾炎、尿崩症
	尿pH值		5.4~8.4，平均6.0	强酸性尿见于代谢酸中毒、糖尿病酮症酸中毒、肾炎、痛风、服用氯化铵后 强碱性尿见于代谢性碱中毒、服用碱性药物、严重呕吐、输血后等
	24h尿蛋白定量		0~120mg/24h	病理性蛋白尿见于各种肾小球性疾病、糖尿病性肾病变、肾动脉硬化、心力衰竭、肝豆状核变性、肾小管间质性炎症和肿瘤等
	尿糖		定性：阴性 定量：<0.9g/24h，一般0.1~0.3g/24h	病理性增高见于糖尿病、甲状腺功能亢进症、垂体前叶功能亢进症、肾上腺皮质功能亢进症、嗜铬细胞瘤、胰岛小细胞瘤、颅内压增高、慢性肝病、胰腺病变等
	血尿		阴性	阳性见于肾、输尿管、膀胱、前列腺肿瘤，尿路结石，尿路感染，肾小球疾病等
	脓尿		阴性	阳性见于肾盂肾炎、膀胱炎、尿道炎、肾结石等
	管型尿		无或偶见	阳性见于急性肾小球肾炎、肾硬化、肾炎等，正常人偶见透明管型
	结晶尿		阴性	阳性见于尿路结石
粪便常规检查	颜色与性状		正常人新鲜粪便：棕黄色、成形便 婴幼儿：金黄色	水样便见于腹泻；绿色稀便见于消化不良；黏液脓血便见于痢疾、结肠炎；柏油便见于上消化道出血；白陶土样便见于阻塞性黄疸和钡餐造影；米汤样便见于霍乱、副霍乱；细条便见于直肠癌、直肠或肛门狭窄；球形硬便见于便秘

续表

项目名称		英文缩略语	正常参考值	临床意义
粪便常规检查	气味		粪臭味	恶臭味见于慢性胰腺炎、肠道吸收不良、直肠癌溃烂等
	寄生虫		无	见于蛔虫病、蛲虫病等寄生虫病
痰液检查	量		无或少量	增多见于慢性气管炎、支气管哮喘、早期肺炎、肺结核、肺脓肿、支气管扩张症等
	气味		无臭味	有臭味见于肺癌、支气管扩张症、肺脓肿等
	颜色		白色或灰白色	黄色痰见于呼吸系统感染；粉红色泡沫痰见于急性肺水肿；红色或棕红色痰见于肺癌、肺结核；绿痰见于肺部铜绿假单胞菌感染；铁锈色痰见于大叶性肺炎；棕褐色痰见于阿米巴肺脓肿
脑脊液检查	压力		70～180mmH$_2$O	增高见于脑膜炎、乙型脑炎、脑出血、脑肿瘤、脑脓肿、高血压、动脉硬化等
	颜色		无色透明	淡红色见于蛛网膜下腔出血或脑出血；黄色见于脑瘤、脑脓肿、脑血栓形成、化脓性脑膜炎等
	透明度		清晰透明	微混见于乙型脑炎、脊髓灰质炎；米汤样见于化脓性脑膜炎；毛玻璃样见于结核性脑膜炎、病毒性脑膜炎
	蛋白总量		0.15～0.45g/L	阳性见于脑膜炎、脑炎、多发性硬化症、肿瘤、脑出血、蛛网膜下腔出血等
	白细胞计数		成人：(0～8)×10^6/L 儿童：(0～15)×10^6/L	增多见于化脓性脑膜炎、脑肿瘤、蛛网膜下腔出血、结核性脑膜炎、脑血栓等

续表

项目名称		英文缩略语	正常参考值	临床意义
脑脊液检查	葡萄糖测定		成人:2.5~4.5mmol/L 儿童:2.8~4.5mmol/L	增高见于病毒性脑膜炎、乙型脑炎、脑肿瘤、糖尿病等 降低见于化脓性脑膜炎、结核性脑膜炎等
	氯化物测定		120~132mmol/L	降低见于化脓性脑膜炎、结核性脑膜炎、脑出血等
精液检查	精子计数		$(10\sim130)\times10^9/L$	降低见于各种原因所致的男性不育症,包括生精能力下降、精液射出受阻及精子存活力降低等
	精子活动率		>70%	精子活动力按WHO方法分为以下四级: Ⅰ:活动不良,前向运动微弱(射精后30~60min) Ⅱ:活动一般,有中等的前向运动 Ⅲ:活动良好,前向运动活跃 正常:≥Ⅲ级
	精子形态观察		异常精子<20%	畸形精子比率超过20%,是男性不育的重要原因之一,常见的畸形精子可分为下列数种:大头(<2%)、上头(<2%)、尖头(<2%)、梨形头(<4%)、双头(<1%)、无定形头(<6蹦)、缺尾(<3%)
	精液pH值		7.2~8.0	pH<7或pH>9时,精子活力明显下降,下降见于前列腺液分泌过多或精囊液分泌减少
	精液量		3~5mL	减少见于睾丸功能不全、睾丸炎、性交过频等